U0293132

手术室护理质量管理

主编　刘春英　王　悦

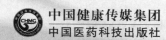

中国健康传媒集团

中国医药科技出版社

内 容 简 介

本书为介绍手术室护理质量管理的专著。全书共分十二章，从手术室护理质量管理概述、手术室护理人力资源管理、手术室环境质量管理、手术室物品质量管理、手术室器械集中管理等多方面出发，全面系统地阐述了手术室管理的概念、方法、细则以及注意事项等，内容丰富，结构严谨，有很强的理论性与实用性，可操作性强。本书可供手术室安全质量管理人员参考或手术室护士规范化培训使用。

图书在版编目（CIP）数据

手术室护理质量管理/刘春英，王悦主编. —北京：中国医药科技出版社，2018.9

ISBN 978 - 7 - 5214 - 0445 - 6

Ⅰ. ①手… Ⅱ. ①刘… ②王… Ⅲ. ①手术室—护理 ②手术室—管理 Ⅳ. ①R472.3②R612

中国版本图书馆 CIP 数据核字（2018）第 213632 号

美术编辑　陈君杞
版式设计　张　璐

出版　**中国健康传媒集团** | 中国医药科技出版社
地址　北京市海淀区文慧园北路甲 22 号
邮编　100082
电话　发行：010 - 62227427　邮购：010 - 62236938
网址　www.cmstp.com
规格　710×1000mm $^1/_{16}$
印张　23
字数　381 千字
版次　2018 年 9 月第 1 版
印次　2021 年 2 月第 3 次印刷
印刷　三河市万龙印装有限公司
经销　全国各地新华书店
书号　ISBN 978 - 7 - 5214 - 0445 - 6
定价　**58.00 元**

编委会

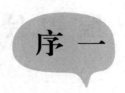

序　一

随着循证医学的发展，外科手术技术在机遇与挑战中正走向规范化和精细化，手术室护理专业更是与时俱进，在创新中不断发展，在发展中迎来变革。《中国护理事业发展纲要（2016－2020）》中明确提出，"十三五"期间护理事业主要任务之一就是加强护士队伍建设，提高专科护理水平。手术室作为外科手术治疗和危急重症抢救的重要场所，其护理人员也时刻面临着各种新理念、新技术、新设备的不断考验。

为顺应专业发展需求，提升手术室护理人员素质及专业水平，为患者提供更高质量、更加安全的护理服务，天津市护理学会手术室专业委员会组织多位手术室护理管理专家，共同撰写了此书。此书既是手术室质量管理、操作规范、护理服务、科研教学等多方面知识的融合，同时也是手术室护理专业多年经验的积累和成果的积淀。全书内容系统详细，结构清晰明了，对手术室护士、教学老师及管理人员均有较强的实用性。

作为国内为数不多的手术室管理类书籍，此书的出版不仅会推动天津地区乃至全国手术室护理专业的发展，同时也会对规范护理操作、拓宽管理思维、推动质量改善起到专业指导和方向引领作用，最终达到为患者提供品质化、标准化、人文化的优质护理服务的目标。

希望此书的推广，能够使我们的护理队伍准确地把握新形势、新动态，并能以深化医药卫生体制改革为契机，以手术患者安全为目标，在新时期实现护理事业的新发展！

陈荣秀
2018 年 9 月

序二

随着医药卫生体制改革的不断深化，护理事业的发展取得了突破性的进展。手术室护理专业作为护理事业的重要组成部分，也在不断地运用科学的管理理念、先进的知识技术，有效地优化服务流程，强化全面的质量安全理念，探索手术室护理发展变革之路，以进一步提升手术室护理人员素质及专业水平，更好地保证手术患者安全。

天津市护理学会手术室专业委员会，秉承历史、不忘初心，组织了天津市 30 位护理管理专家、手术室中青年护士长、临床教学老师以及临床护理骨干共同探讨编写了《手术室护理管理》一书。此书不仅仅汇集了专家们丰富的临床管理、护理技能、优质服务、教学科研等多方面经验，同时也吸取了国内外相关知识和最新进展，是对手术室护理专科知识的进一步规范与传承。

此书共分为十二个章节及附录和参考文献，内容上涉及了从护理质量管理的概论到人力资源、环境、物品、器械、仪器设备的管理；从基础操作的规范到专业特色的提升；从患者的安全到医护工作者的职业防护；从应急预案到标准操作规程，结构清晰明了、内容详尽新颖、实用性强，在一定程度上代表了手术室最新的管理理念和实践水平。

相信本书的问世，将会有助于手术室专科护理事业的进一步发展。

孙　玫

2018 年 9 月

前 言

现代医学科学技术在不断地飞速发展，优秀科研成果层出不穷，外科手术在发展的大潮之中逐渐扩大着其应用的范围和探索的领域，同时也给手术室护理工作带来了巨大的挑战。如何体现手术室作为外科手术治疗和急危重症抢救前沿阵地的独特作用？如何持续提升专业水平，密切配合有效实现手术治疗？如何提升手术室护理服务质量，实现专业的持续发展？这些是我们一直在思索的问题。

2017年6月，天津市护理学会手术室专业委员会在天津市护理质量控制中心、天津市护理学会的倡导下，组织了多位长期从事手术室临床管理、护理、教学、科研等领域的专家共同编写了本书。在广泛征询意见的情况下，编写人员经过三次讨论，五次修订，在本书中汇聚了手术室临床护理的最基础、最实用、最新的学术成果。全书力争从整体着眼进行手术室护理质量的管理，从人力资源、环境、物品、器械、仪器等多方位细致讲述质量控制的内涵；同时，也更加强调了手术室基础操作知识，强化了应急处理能力，全方面聚焦于患者安全、预防感染以及医务人员的职业安全的防护。本书内容丰富，结构层次清晰，彰显了独特的实践性、专业性、专科性的护理特色。

"不忘初心，方得始终"。天津市护理学会手术室专业委员会将用实际行动全面贯彻"十九大"精神及"健康中国"的战略思想，积极投入到手术室护理专业化以及人才专业化培养的建设中，为手术室护理专业的蓬勃发展贡献力量！

刘春英
2018 年 9 月

目　录

第一章　手术室护理质量管理概述

国际医院管理标准（JCI）认为医院的工作精髓是"质量与安全"。手术室护理质量是医院总体质量的重要组成部分，对于现代医疗护理服务的效果也起着关键的作用。因此手术室护理质量管理必须引进科学的管理模式，建立完善的管理体系、使用科学的管理方法，在术前、术中和术后对护理质量进行全面管理和控制，把手术安全和患者满意作为第一目标和最终结果。

第一节　手术室护理全面质量管理体系的建立

手术室是医院对患者实施手术治疗、检查、诊断并承担抢救工作的关键场所，是一个高风险部门。源于其特殊的工作性质和工作环境，任何工作环节的疏忽都可能对手术患者造成严重的伤害，影响手术的效果和成败，甚至危及患者的生命安全。因此，手术室的护理质量管理应遵循全面质量管理这样一种预先控制和全面控制的原则，进行持续质量改进。

一、相关概念

1. 手术室护理质量管理　手术室护理质量管理是指为达到手术室质量管理目标，按照质量形成的过程和规律，对其构成要素进行计划、组织、领导和指导，协调和控制，以保证护理服务达到规定的标准并满足服务对象需求的活动过程。质量管理是手术室护理工作的核心，是为患者提供优质、安全医疗服务的重要保证。

2. 持续质量改进　持续质量改进是指在现有水平上不断提高服务质量、过程及管理效率的循环活动。通常有两种方式促进持续质量改进，一是出现护理质量问题后的改进，针对护理质控检查、不良事件中呈现的问题，调查、分析原因，采取纠正措施，予以改进；二是尚未发现质量问题时的改进，主要是指主动寻求改进机会，识别患者服务过程中潜在风险，在与国内外同行比较中寻求改进方向和目标，并予以落实。

3. 全面质量管理 全面质量管理是指一个组织以质量为中心，以全体全员参与为基础，目的在于通过让患者满意和本部门所有成员及社会受益而达到长期成功的管理活动。

4. 质量管理体系 质量管理体系指为实施质量管理所构建的组织结构、实施程序和所需资源的总和。

二、手术室质量管理体系

完善质量管理体系，对于提升护理质量至关重要。手术室护理工作是对患者直接或间接提供护理服务，在护理过程中所涉及的各项工作内容均按系统的管理方法进行规范管理，从而使得手术室的护理工作目标明确，责权分明。其基本要素包括：一是手术室护理工作过程中的各种安排必须为特定目标而设立；二是分析护士的工作程序，优化工作流程，减少变动；三是加强与患者的沟通，了解患者对服务质量的需求。

根据层次管理原则，手术室全面质量管理的组织架构体系通常分为四级，即决策级、管理级、执行级、操作级（图1-1-1）。层级越高责任越大，反之则相对较小。每一层管理都有自己管辖的内容和范围，强调管理的职能作用。

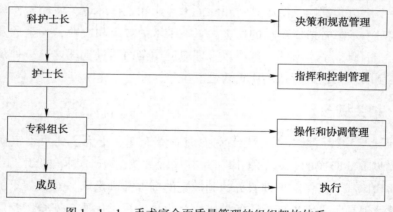

图1-1-1 手术室全面质量管理的组织架构体系

三、手术室全面质量管理

手术室全面质量管理首先是要设立必需的组织结构，并配备一定的设备和人力；要制定并落实管理者职责、工作制度、规范流程、质量标准和实施质量持续改进；要建立护理质量管理体系并有效运行，使各种影响护理质量的因素都在控制范围内，以杜绝和减少护理不良事件的发生。只有这样护理质量才能有保证、才能满足服务对象需求。

手术室质量管理中，体现三级护理质量管理，即手术前、手术中、手术后的过程管理，也反映了基础护理质量、专业护理质量及护理服务质量全方位管理的内容。

1. 基础质量管理 作为科室硬件、软件和支撑条件，是手术室护理工作的基础，具有较强的稳定性，包括规章制度、人员配置、设施环境、业务技术、物资药品供应、仪器设备、手术时间安排及科室文化等。以"患者满意、手术医生满意"为中心，制定以手术安全为核心的工作职责、标准、内容和流程，健全以专科护士培养为基础的全员培训计划和内容，建立以质量效益为持续改进的绩效考核与用人管理机制等，满足专业、快捷、有效、安全的护理保障。

2. 环节质量管理 是指护理过程中的质量管理，针对动态性最强、最易出现质量问题的环节进行重点防控。具体表现在对护理过程中执行制度和操作规程的依从性、规范性、准确性和舒适性进行监管。如考核规章制度和操作流程、手术环境、手术物品与设备、消毒隔离技术、无菌技术操作、手术配合、护理文件书写等的完成情况是否符合质量管理的要求。

3. 终末质量管理 最常用的是病案质量、统计质量和管理指标，它代表科室管理水平和技术水平。手术室终末质量主要反映在质量指标上，如护理指标的检查结果、手术患者的安全、护理缺陷与投诉、器械物品、环境消毒灭菌效果、感染控制、服务满意度等。

四、手术室护理质量管理的原则

1. 管理人性化 护理质量管理必须强调管理的人性化，坚持以人为本。尤其对于手术室这样高强度高风险的工作来说，更需要护理人员的坚守和配合。因此在确定管理计划时，要听取护理人员的心声，考虑护士的实际情况和需求，借此提升护理人员对工作的热情和责任心。同时也要考虑患者和医生的不同需求，提供更高水平的护理服务。

2. 管理标准化 护理质量管理的基础工作首先是要制定护理工作质量标准。手术室护理质量管理应以完善的规章制度、规范的操作流程、健全的岗位职责及完善的质量检查标准为前提，使一切管理始于标准且忠于标准。这是检验护理质量管理水平的主要依据，同时可以将此作为护理工作的指导。

3. 事实数据化 数据是现代护理质量管理的依据，可分析判断护理质量水平的高低。在实际工作中，通过对数据的收集、整理和分析，来发现护理质量出现的问题，为管理者提供具体、客观、准确的动态数据，便于制定出精准的解决方案。

4. 预防常态化 手术室是高风险科室，任何的疏忽大意都可能会造成严重的不良事件，给患者造成严重后果。所以，在手术室护理质量管理过程中必须贯彻手术风险预防常态化的意识，日常工作中积极排查可能的风险，并制定工作规范和指南，避免安全事故的发生，保障手术室工作顺利开展，保证患者的安全。

第二节　手术室常用的护理质量管理方法

本节主要介绍手术室护理管理中最常用、最实用的几项管理方法和分析技术，包括基础的 PDCA 循环、深入且系统的根本原因分析以及用于过程管理的流程重组等方法，以帮助护理管理者即学即用，学以致用，使护理管理的质量、效果和效率等得到改善和提高。

一、PDCA 循环

1. PDCA 循环简介

PDCA 循环又称戴明循环（Deming cycle），美国著名统计学家沃特·阿曼德·修哈特率先提出"计划—执行—检查"的概念，后由美国质量管理专家戴明发展成计划—执行—检查—处理（plan – do – check – action）的 PDCA 模式，又被称为"戴明环"。PDCA 循环是计划、执行、检查、处理四个阶段的循环反复的过程，是一种程序化、标准化、科学化的管理方式，是发现问题和解决问题的过程，目前在质量管理领域已经得到了认可，现已成为医院护理管理体系中最基本的科学工作方式。

PDCA 的特点是细节量化、环节控制、全程启动。每循环一次，质量提高一步，不断循环则质量不断提高：①大环套小环，相互促进。如果把手术室的工作作为一个大的 PDCA 循环，那么各个部门、小组还有各自小的 PDCA 循环，就像一个行星轮系一样，大环带动小环，一级带动一级，有机地构成一个运转的体系。②螺旋上升模式，在这个循环过程中，必须解决一些问题，才能推动管理质量的提高，下一阶段又会出现新问题去解决，从而质量不断提升。③PDCA 循环的最重要阶段是"A"，在这个阶段要把循环中成功和失败的经验教训加以总结，并将其规范化和系统化，成为日后工作的指南，从而推动护理质量水平的不断提高。

PDCA 循环的优点是：①适用于日常管理，既适用于个人的管理，也适用于组织或团队管理。在手术室的护理管理中应用 PDCA 循环法，既可以提高手术室护士个人的职业技能和基本素质，又可以加强手术室护士与手术医生及麻醉医生在手术过程中的配合，引导护理管理工作逐渐标准化和规范化。②PDCA循环是发现问题、解决问题的过程，会随着一个问题的解决，随之产生新的变化，演变出新的问题，有助于临床持续的改进和提高。③适用于项目管理，在护理管理中特别适用于护理专项管理工作的改进，包括护理质量管理、护理人力资源管理等方面。④适用于护理管理服务的改进或护理新技术的研发和应用，如护理服务流程等的不断改进，不断提高护理服务质量。

2. PDCA循环的主要内容　　PDCA循环是一个质量持续改进模型，包括持续改进与不断提高的4个阶段8个步骤。

（1）计划阶段（plan）　　确定质量提高目标。通过分析问题出现的原因，寻找出发生问题的主要因素，据此制订出计划。手术室护士应在术前访视的基础上针对每个手术患者的疾病特点和手术问题制订护理安全计划，保证实施的各种措施有效并在手术后得到反馈。

（2）实施阶段（do）　　正确的执行可保证各项工作严格按照计划实施，确保工作在可控制范围内有条不紊地开展。无论多么完美的计划，如果没有执行，终究是一堆废纸。因此，执行过程中发现问题要及时解决，未按标准执行或执行中发生的各种问题都应及时记录，并将问题归类、分析，理清是人员、物力还是沟通协调等方面的原因。

（3）检查阶段（check）　　按照已经制订的计划，对于实际工作的流程和情况展开检查，对比计划和实际工作之间的差别，从而发现问题，更正问题。检查的目的在于找出问题，分析原因，解决问题，促进各项工作达到质量标准。检查中将影响质量标准的问题进行记录、归类和分析，找出解决阻力和困难的办法。

（4）处理阶段（action）　　对检查结果进行分析、评价和总结，分析经验和不足之处，通过记录未解决和新出现的困难，帮助下阶段开展计划，提供信息。

3. 注意事项

（1）PDCA循环模式作为科学的工作程序，是一个有机的整体，缺少任何一个环节都不可能产生预期效果。护理质量管理是医院质量管理的子循环，手术室护理质量管理又是护理质量管理的子循环，这些大小循环相互影响，相互作用，带动起整个医院质量管理，而这些子循环、各个部门和环节又必须围绕医院总的质量目标协同行动，因此，医院作为大循环是子循环的依据，子循环又是大循环的基础，PDCA循环将医院各系统、各部门、各项工作有机地组织起来，彼此影响和促进，持续改进和提高。

（2）PDCA循环是持续改进型，需要不断改进和完善。每次循环的结束，都意味着新的循环的开始，使管理的效果从一个水平上升到另一个水平。

（3）应用 PDCA 循环解决问题时，需要采用科学的方法收集和整理信息，用数据、事实说话，使 PDCA 循环建立在科学可靠、直观坚实的问题提出和分析的基础上。最常用排列图、因果图、直方图、分层法、相关图、控制图及统计分析表七种统计方法。

二、根本原因分析

1. 根因分析简介　根本原因分析（root cause analysis，RCA）是系统化的问题处理模式，它主要的流程是确定问题，研究问题产生的因素，提出解决方案并且确定具体的方式。这种分析法可以针对严重的安全事件，发现其根源问题，并且通过系统性检讨等科学手段，分析出真正的原因，了解事件发生的过程和根源，从而针对该根源提出解决方案，也就是找出造成潜在执行偏差的最基本或有因果关系的程序。

2. 根本原因分析的主要内容　根本原因分析是一种回溯性医疗不良事件分析工具，在分析的过程中，它主要是针对如何改善工作流程来进行的，也就是说，根本原因分析法强调的是改善整个系统，通过对事件根源的分析来帮助工作流程的规范化，并不是为了找出某个人的过错。根本原因分析法的目的就是要努力找出问题的作用因素，并对所有的原因进行分析。这种方法通过反复问一个为什么，能够把问题逐渐引向深入，直到你发现根本原因。RCA 执行的基本方法包括如下步骤：①组成 RCA 团队。一般由具有与事件相关专业知识并能主导团队运作的人员构成。②问题描述。帮助 RCA 团队在分析问题及制定改善措施时能够清楚地关注重点。③收集相关资料，回执时间序列图、标识导致事件发生因素。④针对每个导致事件发生因素，采用根本原因决策图识别根本原因；针对根本原因制定改进建议和行动计划。⑤对根本原因制定改进建议和改动计划。⑥对根本原因分析结果进行汇总，将报告分给所有与被分析事件相关的人员或可能分析结果中受益人员。⑦效果评价。判定纠正性行动是否存在解决问题方面有效、可行。

3. 注意事项

（1）国内根本原因分析法常常被用在护理不良事件讨论分析过程中，如根本原因分析法在住院患者压力性损伤管理中的应用、在减少输液外渗中的应用、在预防患者跌倒中的应用等。除此，根本原因分析法还应用在手术室、消毒供应中心、新生儿室及血液净化中心等重点部门的护理质量管理过程中。

（2）RCA 方法并不只是针对某一个单一的事件，而是可以帮助医院发现存在于现有系统和流程当中的问题，并采取正确的行动。强调发现根本原因后优化流程，可以解决根本问题。此外，在运用 RCA 方法的时候，还可以在过程中总结经验和教训，建立完整的数据库，作为案例来提示和预防其他相似不良事件的发生。最重要的是，在进行 RCA 方法的时候，有助于在医院当中树立安全文化，提高安全意识，为患者营造一种安全环境。

三、全面质量管理

1. 全面质量管理简介　在 20 世纪 50 年代末期，美国通用电气公司的费根堡姆和质量管理专家朱兰提出了全面质量管理（total quality management，TQM），全面质量管理应用于医疗机构的目的，就是促使医院构建一个"以患者为中心的安全有效并令人满意的医疗环境"，同时可提高管理效率，降低医疗成本，改善服务态度，美化整体环境，提升医院品质，从而使医院获得持久的竞争能力。

在 20 世纪 60 年代初，美国有一些医疗结构通过分析和研究行为管理学，在医疗机构的质量管理中开展自我控制等活动，日本在工业医疗机构中开展质量管理小组活动，使全面质量管理活动迅速发展起来。1978 年，与改革开放同步，全面质量管理引入国内，这一种管理方式是以质量为中心，保证全员的参与，目标是保障所有人员都能够满足自身的需求，并实现长期的成功管理。

2. 全面质量管理主要内容　全面质量管理把患者的需求放在首位，强调全员参与，并力争形成一种文化，帮助所有护理人员提高质量管理意识，不断改进业务水平和服务质量，更加高效地反馈和解决出现的问题。此管理方式主要组成要素为：结构、技术、人员和变革推动者，这四者是缺一不可的。其三个主要特征为：一是全员参与，二是贯穿全过程，三是全面管理。

（1）全员参与，指的是手术室护理工作中的所有工作人员，不管是管理层，还是普通的护理人员，都必须参与到质量改进活动中。这是全面质量管理方式的主要原则之一。

（2）全过程的质量管理必须在护理服务提供的各个环节中都把好质量关。

（3）全面质量管理，指的是运用全面的方法来统筹管理全面质量。全面的方法包括科学的管理方法、数理统计的方法、信息学技术等。全面的质量包括服务质量、工作质量、工程质量和服务质量。

全面质量管理实施以后，医院应该成为一个以医疗服务为主，集科学研究、医学管理、人文教育为一体的为百姓健康保驾护航的机构，人民群众也将把医院当作一个医疗、保健的场所，享受更高品质的医疗服务和保健服务。

3. 注意事项

（1）树立服务对象第一的理念，不将问题留给服务对象。

（2）提高防范意识，也就是说在服务过程中要避免可能会造成严重后果的安全隐患。

（3）建立定量分析的观点，通过量化来明确质量控制的标准和目标。

全面质量管理有助于服务质量的不断提升，同时优化服务流程，提高效率，增强工作人员的责任意识，从而提高患者对护理服务的满意度，避免投诉和责任事故。所以，全面质量管理与其他管理方式的差别在于，其管理的宗旨是满足患者的要求，最终达到患者满意。

四、流程重组

1. 流程重组简介　1993年美国学者创造性地提出了"企业流程重组（business process reengineering，BPR）"的概念，这一理论是把企业的业务流程作为研究核心，旨在帮助公司找出内部结构存在的问题，并进行重新的设计。

BPR一经产生便受到管理学者及企业界的普遍关注，在20世纪90年代中期首次引入中国，逐渐被国内医疗机构所熟悉。其管理方式通过优化医院的业务流程，提高工作效率，提高患者满意度。

2. 流程重组主要内容　流程指的是多项不同的过程，但是相互之间有连接关系，也就是说在同一个目标的指导下，通过这些多项进行来达到预定目标。流程包括输入资源、活动、活动的相互作用（即结构），输出结果、顾客和价值等要素。流程可以创造价值，是由一系列相互关联但又相对独立的活动组成的，应是精心设计的，在为顾客创造价值的同时实现组织价值的增加。

BPR模式是以作业流程为中心，打破金字塔状的组织结构，逐渐改为"扁平化"模式。通过改革现有的组织结构，把医院的各个部门和各个环节有机的进行重新整合，各部门之间要互相协调和配合，建立一个更加完善的管理体系，使医疗机构能适应信息社会的高效率和快节奏，有较强的应变能力和较大的灵活性。鼓励护理人员参与到管理流程，帮助分析工作当中存在的缺陷，进而改善流程方法。提高他们的参与感和责任意识。

3. 注意事项　BPR对医疗机构的改造是全面、彻底的。业务流程是一组为患者创造价值的相关活动，主要特征是协同，而不是按职级顺序。流程式管理强调管理面向业务流程，流程决策机构。管理以流程为中心，将决策点定位于业务流程执行的部门。在业务流程中建立控制程序，压缩管理层次，建立扁平式管理组织，以提高管理效率。作为一种极其前卫的管理思想，业务流程重组具有管理理念更新、管理思想解放和流程模式创新的意义。

五、五常法

1. 五常法简介 "五常法"（seiri，seilon，seiso，seikclsu and shilsue，5S）最早是在日本开始使用的，后来为世界各国广泛接受，20世纪90年代初，中国香港引进了这一方法，并在医院开始推广使用。包括常组织、常整顿、常清洁、常规范和常自律。因其日文相应第一个字母均为"S"，故又称"5S"管理法"。

五常法管理思路简单、易懂，管理定位明确，它能充分发挥医护人员的创造性和能动性，有效地提高工作质量，改善工作环境，合理利用资源，是改善品质、确保安全、提升形象、减少工作差错的一种有效管理手段。

2. 五常法主要内容

（1）常组织：是"五常法"管理的第一步，目的是避免凌乱、节约空间。例如将物品分类，判断物品的使用频率。

（2）常整顿：目的是解决问题、实现目标、节约时间。如将物品定位放置，要求30秒内能取出或放回。或者是弹性排班安排休假，合理调配现有人员和知识结构。

（3）常清洁：确保环境的干净整齐。

（4）常规范：健全体系，避免事故的发生。

（5）常自律：提高个人工作水平和能力，加强责任感。

3. 注意事项 "五常法"的逻辑是工作现场的"常组织""常整顿""常清洁""常规范"和"常自律"，是生产高品质产品、提供高品质服务、减少或杜绝浪费和提高生产力的最根本要求。任何工作场所都可能存在物品摆放凌乱、设备放置不当、设备保养不良、工具摆放不当、现场通道不畅、工作人员仪表不整等不良现象。"五常法"是改善工作程序及环境的工具。其原则要求手术室全员参与，自行管理，人人互相监督、互相检查，护士既是决策者又是管理者，将每位工作者的责、权、利联系起来，充分调动手术室全员的积极性和创造性，保证各项工作制度的落实和各项操作规程能正确规范执行，实现人、物、场所在时间和空间上的优化组合。

六、目标管理

1. 目标管理简介 目标管理是由单位管理人员和工作人员共同参加目标的制定，在工作中实行自我控制并努力完成工作目标的管理方法。这种管理方式能够调动和激励成员的积极性，通过目标来指导他们的工作，将个人的需求和整体的目标相结合起来。

目标管理是组织内管理人员与下属在具体和特定的目标上共同协商，并写成书面文件，定期（如每月、每年）以共同制定的目标为依据来检查和评价目标是否达到的一种管理方法。

2. 目标管理主要内容

（1）护理部设定工作目标：这是一个暂时的、可以改变的目标预案。这个目标要通过大家的共同努力来制定。管理者要按照目前医院的总体计划和未来的发展计划，同时考虑到客观环境所带来的影响，了解并考虑到每个工作人员的个体差异，从而制订出切实可行的目标。

（2）各层级管理者责任、分工分明：对于每个分目标都要确立责任主体。因此在目标预订之后，要确定责任人是否能够承担起责任或者工作是否能够兼顾，如果不能应及时调整。

（3）设定科室目标：在护理部和科内的总体目标指导下，结合实际情况制订相应的具体目标。并制订出明确的实现目标的时间期限。制订目标时应注意目标的可考核性和目标合理性。

3. 注意事项　目标管理的主要特点就是方向明确。统一的目标可以帮助整个团队实现高度统一，这样能够保证手术室护理工作效率更高，质量也会不断提升。

（1）各层级目标统一：目标管理中新目标的制订，包括实现目标的措施及目标的评价方法，让目标的实现者同时成为目标的制订者。

（2）全员参与、自我管理：目标管理是一种民主的、强调员工自我管理的管理制度，即"自我控制"。科室可以采取更适合自己科室特性的措施进行自我管理和自我控制，这样可以提高科室员工的工作热情、工作积极性和创新性。

（3）关注结果、强调反馈：目标管理关注结果，关注目标是否能达到。护士长可以权力下放，在实施目标管理的过程中，各层级管理人员要定期评价，通过检查、考核反馈信息，在反馈中强调护理人员自我检查，并制订绩效考核制度和措施，促进护理人员更好地发挥自身作用。

（4）目标管理具有整体性：目标管理是将总目标聚集分解，各分解目标要以总目标为依据，方向要一致，每个部门、每个成员需要相互合作、共同努力、协调一致，才能完成总体目标。

七、品管圈

1. 品管圈的简介　品管圈（quality control circle，QCC）是由日本石川馨博士于 1962 年所创，是由在相同、相近或有互补性质工作场所的人们自动自发组成数人一圈的活动团队，通过全体合作、集思广益，按照一定的活动程序，活用科学统计工具及品管手法，来解决工作现场、管理、文化等方面所发生的问题及课题。通过轻松愉快的现场管理方式，使工作人员参与管理活动，在工作中获得满足感与成就感。

品管圈的优点：

（1）促进工作人员间的人际关系，提高工作士气。

（2）培养工作人员积极的工作态度，改善工作现场。

（3）于品管圈活动中发掘领导与执行人才，并培养其规划、统领能力。

（4）培养工作人员的问题意识，具有独立改善作业的能力。

（5）提升工作人员满意度。

（6）提升组织服务质量、降低组织成本。

品管圈的推动适用于各类组织，推行于医疗机构也能获得相同益处，如提高患者满意度、节约医院成本、提高工作效率、优化流程等，若品管圈活动推行成效卓著，亦可成为医院同行标杆，提升医院知名度，更重要的是能提升医疗质量，为患者提供更多的优质服务。

2. 品管圈的主要内容

（1）组圈 由工作目标相同、场所相同、性质相同的 3～10 人组成品管圈，选出圈长。圈长通常由班、组长或部门主管、技术骨干担任。圈名由圈员共同商讨决定，最好选择富有持久性及象征性工作性质和意义的名字。如 HOPE 圈（寓意希望，我们全方位护理工作给患者带来希望）、轱辘圈（意为性能良好的运送患者，隐喻加强患者转运安全）等。

（2）选定主题 在充分了解、掌握部门工作现场问题的基础上。工作现场的问题大致有效率问题、服务问题、品质问题等。选定主题应该慎重，要考虑其共通性，是圈能力可以解决的，可以数据量化，可以收到预期效果并且符合主要目标方针的主题。明确的主题应具有具体性及用来衡量的指标，一般而言，明确的主题应包含三项元素：动词（正向或者负向）＋名词（改善的主体）＋衡量指标。例如："降低＋病理标本＋管理缺陷发生例数""降低＋手术室器械＋遗失率""缩短＋手术＋衔接时间""提高＋手术室环境＋清洁合格率"等。

说明衡量指标的定义及计算公式，如选出的主题为"提高手术室环境清洁合格率"，需针对衡量指标"清洁合格率"计算方式加以说明。

计算公式： 合格率＝合格检查点数/检查点总数×100%

（3）拟定活动计划主题选定后，应拟定活动计划，事先拟定计划表对品管圈活动能否顺利推行并取得显著成效具有十分重要的作用。活动计划表一般绘制甘特图，可以以周为单位来拟定，一般用虚线表示计划线，用实线表示实施线，且计划线应在实施线之上。在实施过程中，如发现实际与计划有出入或停止不前，应立即找出问题所在并及时加以改进。在拟定计划表时应明确各步骤具体负责人在活动推进过程中，需明确标注实施线。拟定活动计划时，可按下列规则分配时间。①Plan（步骤一至六，从主题拟定到对策拟定）：30%的时间。②Do（步骤七，对策实施与检讨）：40%的时间。③Check（步骤八和九，效果确认和标准化）：20%的时间，④Action（步骤十，检讨与改进）：10%的时间。⑤也可根据实际情况和圈的经验及能力做适当调整。最后是成果发表。

（4）现况把握与分析　对工作现场进行调查分析，分析需用数据说话，这种数据的客观性、可比性、时限性，通过数据整理，分层分析，找到问题的症结。针对存在的问题进行原因分析，对诸多原因进行鉴别，找到主要原因，为制订策略提供依据，并画出流程图。如表1-2-1所示。

表1-2-1　流程符号

符号名称	符号	说　明
开始/结束	⬭	工作的开始与结束
工作处理	▭	收发、执行、控制、检查、处理等工作
文件		工作中所产生的报表、记录或数据等文件
判断	◇	选择流向路径
档案储存		电脑档案或文件数据储存
连接	○	流程的出口和入口
流程方向	→	工作进行方向

表 1 - 2 - 2　活动计划表

月份 周次 步骤	3周	4周	1周	2周	3周	4周	5周	1周	2周	3周	4周	1周	2周	3周	4周	1周	2周	3周	4周	5周	1周	2周	负责人
主题拟定		▭																					××
计划拟定			▭																				××
现况把握				▭																			××
目标设定						▭																	××
解析							▭																××
对策拟定								▭															××
对策实施与检讨									▭	▭	▭	▭	▭	▭	▭								××
效果确认																▭	▭	▭	▭	▭			××
标准化																▭	▭	▭	▭	▭			××
检讨改进																					▭		××
成果发表																						▭	××

（5）现况把握需要做的工作

①将现行工作内容充分掌握：可通过各种形式的小组讨论，把现行工作进行归纳总结，绘制成流程图，以便查找原因和制订对策。如图1-2-1所示。

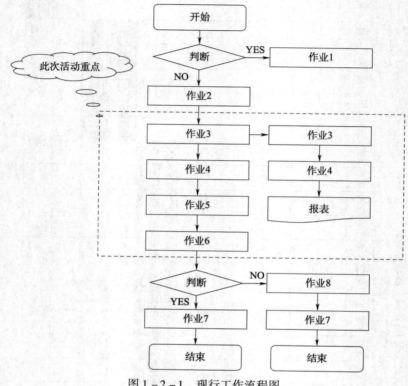

图1-2-1 现行工作流程图

②到现场，针对现物，做现实观察（三现原则）：制订查检表，把现状与标准的差距、不对的地方及变化加以观察和记录。为了解数据的意义，必须将之加以整理，缩小范围，就可找到重点，此时最常用的手法就是柏拉图分析。如表1-2-1、图1-2-2所示。

表1-2-3 现况调查者检表

项目	例数	百分比	累计百分比
项目一			
项目二			
项目三			
项目四			
项目五			
总计		100%	100%

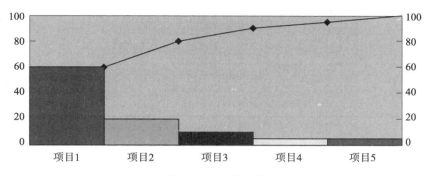

图 1 - 2 - 2　柏拉图

根据"二八"选定原则，选定改善重点

（5）制订活动目标并解析　设定与主题对应的改善目标，目标要明确，最好用数据表示目标值并说明制定目标值的依据。可以依下列公式或方式来制订，目标值＝现况值±（现况值×改善重点×圈能力）。其中：①改善重点是现况把握中需要改善的特征的累计影响度，数值可根据柏拉图得到。②目标需根据医院或单位的方针及计划并考虑目前圈能力，由全体圈员共同制订。

此外，在解析中以头脑风暴、名目团体法或问卷调查的方式找出要因。某一项结果的形成，必有其原因的存在，应设法把原因找出来，可绘制成鱼骨图，其他解析的方法还有系统图（树图）和关联图等，可根据实际情况选用。

鱼骨图的绘制方法为：①列出问题，即需要分析的原因或需要拟定的对策。②决定大要因（4M1E）。方法（method）、人员（man）、材料（material）、设备或工具（machine）、环境（environment），可根据流程中包含的项目来选取相应的大要因（大骨）。③决定中小要因（中骨和小骨），可通过小组讨论来归纳。④选出重要的原因（要因）。⑤填写鱼骨图制作的目的、日期及制作者等基本资料。如图 1 - 2 - 3 所示。

（6）检查对策确定对策　用5W2H做法，具体为做什么（what）；为什么做（why）；谁来做（who）；何地进行（where）；何时（when）；如何做（how）；成本如何（how much）。讨论出的改善计划内容包括：改善项目主题、发生原因、对策措施、责任人、预定完成时间。根据上面的鱼骨图制订对策，拟定方案，如表 1 - 2 - 4 所示。

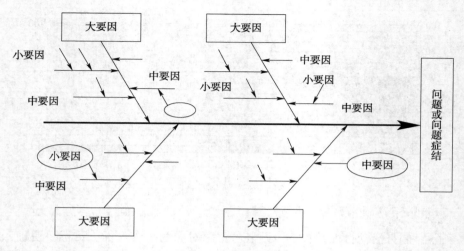

图 1 - 2 - 3 　鱼骨图

注：　　　　　表示要因

表 1 - 2 - 4 　对策拟订

问题点	原因分析	对策方案	评价			总分	采行	提案人	实施计划					负责者	对策编号
			可行性	经济性	圈能力										

注：全体圈员就每一评价项目，依可行性、经济性、圈能力等项目进行对策选定，评价方式：优 5 分、可 3 分、差 1 分，圈员共：___人，总分___分，以 80/20 定律___分以上为实行对策，但本圈希望能有较高之达标率，全体圈员决定以_____分以上为实行对策，共圈选出_____个对策

（7）实施对策　实施前召集相关人员进行适当培训。实施过程中，负责专项责任的圈员应该负责担起教导的责任，并控制过程的正确做法。小组成员严格

按照对策表列出的改进措施计划加以实施。每条对策实施完毕，应再次收集数据，与对策表中锁定的目标进行比较，检查对策是否彻底实施并达到要求。并做出相应表格（表 1 − 2 − 5）。

表 1 − 2 − 5　实施对策

对策一	对策名称	
	主要原因	why

改善前：

改善对象（what）

实施步骤（how）

对策内容：

1.
2.

对策实施：

负责人：（who）

实施时间：（when）

实施地点：（where）

P　D

A　C

对策处置：

1. 达目标继续实施或列入标准
2. 未达目标再对策

对策效果确认：

1. 对策执行结果
2. 列问题点改善效果

（8）确认成效　把对策实施后的数据与实施前的现状以及小组制订的目标进行比较，计算经济效益，鼓舞士气，增加成就感，调动积极性。此成果分为有形成果和无形成果。

有形成果是直接的、可定量的、经过确认的效果。目标达成率与进步率的计算：①达成率 = ［（改善后数据 − 改善前数据）／（目标设定值 − 改善前数据）］×100％；②进步率 = ［（改善后数据 − 改善前数据）／ 改善前数据］×100％。目标达成率高于150％或低于80％者应提出说明。有形成果的效果确认可用柱状图、推移图、柏拉图来直观表示。

无形成果是间接的、衍生的、无形的效果。无形成果的效果确认可以用文字条例的方式表示，也可以用直观的雷达图评价法表示。如表1-2-6、图1-2-4所示。

表1-2-6　无形成果的效果确认

项目	改善前		改善后		活动成长
	总分	平均	总分	平均	
QCC手法					
团队精神					
脑力开发					
沟通协调					
活动信心					
责任荣誉					

注：由圈员_____人评分，每项每人最高10分，最低1分，总分为_____分

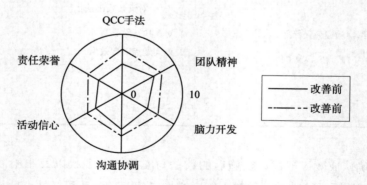

图1-2-4　无形成果雷达图评价法

（9）标准化评估活动效果　优秀或良好者应保持下去，并将实施方案标准化，写成标准操作程序，并经有关部门确定。已经标准化的作业方法，要进行认真培训，并确定遵守，确保活动收获成效。如表1-2-7所示。

表 1 - 2 - 7 标准化评估活动效果

类别：□流程改善 □提升质量 □临床路径	名称：	编号： 主办部门：

一、目的：

二、适用范围：

三、说明：

（一）操作程序（流程图）

（二）内容

四、注意事项：

五、附则：

（一）实施日期

（二）修订依据

修订次数： 修订日期： 制订日期：	核 定	审 核	主 办 人	

（10）检讨与改进据实评价活动　开展过程中每个步骤的实施效果，分析其中优缺点，总结经验，探讨今后应努力的方向，为下一圈活动的顺利推行提供经验。如表 1 - 2 - 8 所示。

表 1 - 2 - 8 检讨与改进

活动项目	优点	缺点或今后努力方向
主题选定		
活动计划拟定		
现况把握		
目标设定		
解析		
对策拟订		
对策实施与检讨		
效果确认		
标准化		
圈会运作情形		

3. 注意事项

（1）品管圈已广泛应用于病房管理、专科护理、健康教育等护理质量管理的层面，实现了护理质量管理以物为中心的传统管理模式向以人为中心的现代管理模式的转化，体现并强调了全员、全过程、全部门质量控制的全面质量管理理念，对促进护理人才队伍发展亦有重要实践意义。

（2）推行以单位为主的品管圈是护理人员作为改善护理工作问题常用策略，通过活动的不断改进，提升医疗护理水平。品管圈方法的应用，提高了圈员质量意识，充分调动了基层护理人员的积极性，开发了管理潜能，引导他们在临床工作中以护理质量为核心，能满足患者需求为向导，发现及寻求方法解决工作中的一些实际问题，包括工作流程的改进、相关制度的落实、质量监控的方法、护理程序的应用、护理表格的制作等。通过品质改善活动，提高管理效益和执行力，提高护理质量。

（3）在护理质量管理过程中成功推行品管圈活动的关键是准确把握问题点。来自临床一线工作现场的问题点往往很多，以手术室护理质量管理为例，常见的护理质量相关问题，手术体位安全摆放、术后标本正确处置等，当圈员从不同角度提出问题后，如何准确把握关键问题，确保品管圈活动能顺利推行并收获实效，需要把问题整理分类，从各个角度加以分析，确定上述哪些是将来可能解决的，哪些是当下亟须解决的，哪些是潜在问题；其次是要考虑问题的共通性；同时要兼顾圈能力，对上述问题的把握能定量化，可用数据表示；并且要评估项目实施的预期效果。只有通过这样严谨的流程确定的问题点，才是关键问题点，只有准确把握好关键问题点才能为品管圈活动顺利推行打下坚实基础。

八、六西格玛质量管理

1. 六西格玛质量管理简介　六西格玛（six sigma，6σ）质量管理的说法是从20 世纪 80 年代开始的，是品质管理理论的一部分，已成为全世界上追求管理卓越性的医疗机构最为重要的战略举措。西格玛代表的是和平均值的标准偏差，将这个概念放在这里是要解释和阐述管理流程中如何规避缺陷，避免造成意外状况，提升服务水平。6σ 在以下方面表现出极大优势。

（1）六西格玛质量管理在医院业绩改善中的应用。6σ 管理是可以帮助医院改善经营状况，在最大限度内提升业务能力和水平，有助于医院更进一步发展。经营业绩的改善包括：①医疗服务市场占有率的提高。②患者回头率的提高。③成本降低。④周期缩短。⑤缺陷率降低。⑥服务质量和效率的提升。

（2）六西格玛质量管理在护理组织文化建设中的应用。在研究分析和对比成功案例后发现，优秀的医院在制定战略措施的时候，不仅从改变服务质量的角度出发，而且更上升到文化的高度，进而确保全体医护人员的信念、价值观能够保持高度的一致，从而创造出高水平的护理质量。

（3）六西格玛质量管理在质量提升中的应用。运用六西格玛质量管理模式，改革是自上开始的，需要领导层来带头确立新的改革目标、资源和时间要求。6σ模式的改进流程可用于以下三种基本改进计划：①6σ与服务实现过程改进；②6σ业务流程改进；③6σ服务标准设计过程改进。

2. 六西格玛质量管理主要内容　主要是通过统计评估法来追求完美服务，将此作为目标。为达到目标而不断规避风险，减少成本，使患者收获满意的服务，最终目的是为了改善经营状况，提高业绩。这种管理方法可以帮助服务水平和质量的提高，除此之外还可以对原有的管理方法进行改革，这种改革主要针对医院的服务流程。流程执行的能力用西格玛来表示，如果数值越大，表示流程的意外情况越少，那么成本、时间周期和患者满意度都能达到最理想的程度。这样的管理模式可以帮助医院实现科学管理的规范化流程。

6σ质量管理是一种以数据为说明方式，它以客户的满意为目标，以关注客户需求为特征，是一个强调持续改进的过程，将其融入医院管理对提高医疗护理质量具有很大价值。研究发现，6σ质量管理方法适合用于手术室护理管理。手术室护理质量的高低不仅反映医院整体医疗护理水平，而且还会影响患者的生命安全，在护理质量管理中起着非常重要的作用。

3. 注意事项

（1）运用这一方法可以帮助医院改变固有思想，强调管理要随着科学和社会的发展进行改革，可以帮助医院更好地提高自身的能力和水平。

（2）六西格玛质量管理模式包括下列几个不同的阶段：①界定，在这个时期，要确定管理目标和改革的进程，这样才可以通过目标来指导工作，通过进度来规范流程；②测量，这一过程指的是对各项数据进行对比分析，了解当前的状况和实际操作流程，确立存在的各种不同问题；③分析，通过运用不同的工具和方法，对流程展开研究和分析；④改进，通过上述过程中查找出来的问题，对现有的流程进行改进；⑤控制，在改进阶段完成后，要监控新的流程和方法发挥作用。

第三节　手术室护理全面质量管理的实施

手术室护理全面质量管理的实施是通过成立质量小组，各小组确立标准，采用定期检查与随机抽查相结合的方式，对手术室环境、消毒隔离、物资、仪器设备管理等各个方面进行检查评估，针对存在的质量缺陷，提出整改措施，跟踪效果，再评估，实现手术室的持续质量改进。

一、建立手术室护理质量管理组织

1. 建立质量管理组织及质控内容　手术室质量管理小组成员包括科护士长、护士长、护理骨干及质量控制人员等，组成质量管理体系，体现做到人人有事做，事事有人管。

2. 制定质量管理的计划、目标　在制定工作计划和目标时注意以下几点。

（1）明确目标：要具体到人员、时间、内容、达到的标准等，即 Why（为什么做）、What（做什么）、Who（谁去做）、When（何时做）、Where（何地做）、How（怎么做）。

（2）目标要适度：必须是经过努力或极大努力 90% 以上可达到的目标。若经过努力达到目标率不足 85%，说明标准定过高，易流于形式；反之目标过低，质量无法提高。

（3）强调时间和人员职责：要明确规定完成任务的时间节点，提高效率。小组成员必须明确各自的分工，做到各司其职，并且要定期进行工作总结汇报工作，让全组人员了解工作进度。

（4）突出重点：质量管理的重点要找出薄弱环节及关键问题，重点防控。

（5）用数据说话：数据能客观反映出护理的质量，使质量管理可以定性定量，更具有科学性，是质量控制重要的基本观点和方法。包括计量数据（如量杯配制消毒液、手术脏器测量）、计数数据（如手术例数、手术时数）和比例数据（如手术部位感染率、体位摆放合格率、患者和手术医生满意率）。统计数据时要客观、真实、实事求是，这样才能为质量控制提供依据。

二、制定手术室工作质量评价标准

手术室护理质量评价标准是实施全面质量管理的工具，也是规范护理人员行为的依据。使护理人员在日常工作能够有据可依、自我控制，降低质控人员的盲目性和随意性。只有建立完整的护理质量评价标准体系，才能保障在护理工作开展的过程各种影响质量因素不会失控，实现手术室标准化管理，并定期结合新规范、条例进行适时的修订和补充使其具有可操作性和有效性。

三、定期组织培训，掌握手术室工作质量评价标准

1. 基础知识培训　根据不同岗位要求、不同层级和不同年资的人员情况选

择不同的培训内容和方式，重点是新入职、轮转或进修的护士。培训内容包括工作职责、规章制度、手术配合、输血输液、手术核查、体位安置、物品清点、标本管理、设备设施使用、应急处理、职业防护、患者转运、污染物品处理等。培训方式可以采用早交班、小讲课、操作演示、业务查房、学习园地等，适时、定期、随机培训，以强化学习效果，提高工作执行力。

2. 新知识培训　随着外科手术技术的更新及手术室学科发展动态等，及时开展专题培训，帮助护士掌握新知识和提高技能。手术室新增加的专业设备，请专业人员培训使用方法和注意事项，使每项操作流程都有章可循。

3. 专科护士培养　建立长效培训与考核机制，提升专科护士职业内涵。

四、质量检查与评价

为促进各项工作达到质量标准，必须进行质量检查，从中发现问题，分析原因，找出解决的措施。

1. 定期完成质量检查　可通过护士长的巡查、护士自查或互查等环节，了解护士工作情况，如手术间物品准备是否齐全、手术器械性能是否正常、种类数量是否够用、清洗灭菌是否彻底和达标等，针对日常工作中的问题，及时进行记录，定期归类、分析和报告。

2. 专项工作考核　根据手术室岗位职责及考核标准进行考核。可在工作中进行，实行过程管理。例如，考核巡回护士包括三部分：①术前准备。着装是否规范、用物准备是否齐全、核查患者信息是否准确。②术中配合。建立静脉通路、协助麻醉、正确安置体位、执行无菌操作、清点用物、连接各种仪器、保持术间整洁、清除无用物品、监管无菌操作等。③术后整理。安置各种管道、护送患者到复苏室，与复苏室人员做好交接工作、物品归位。考核洗手护士手术配合包括三部分：①对手术器械和手术配合的熟悉。手术器械准备齐全适用，配合医生操作熟练。②手术器械与敷料清点规范。清点清晰完整、无遗漏。③操作过程中的无菌技术。包括从手术器械台准备到手术无菌区域的建立以及整个手术过程中的无菌技术。

3. 实施绩效考核制度　绩效考核是实施质量控制和提高工作效率的工具，也是测量每个被考核者的"尺"，它所反映出的数据是客观、公平的，以数据说话让人心服口服，提高工作质量及工作人员的积极性。绩效考核应依据本医院护理部评价体系，结合手术室人员和工作特点及要求列出人员和工作相关的关键指标，按照不同人员，不同责任细化和设计各项关键指标的客观衡量标准。体现科学、合理、动态及客观。通过绩效考核，使护士一方面加强自身建设，通过个人价值自发提高促进科室团队整体价值的提升，为科室长远发展打下坚实人才基础；另一方面护士通过持续改进工作，实现科室目标同时得到相应绩效奖励。

质量控制小组成员应按照计划完成检查工作，针对存在或隐患问题、不良事件、问卷调查结果等，每月组织召开质量安全分析会，从人机料法环来分析查找原因，并针对问题提出预防措施或预案。每月或每季度通过召开工作例会，开展护理培训及安全教育，不断提高护理质量。

五、持续质量改进

持续质量改进，是质量管理的灵魂，是提高护理质量的根本动力。它强调的并不是一次性的活动，而是需要长期坚持的过程。手术室持续质量改进由护士长、护理骨干负责，体现全员参与。包括了解现状，建立目标，对有关数据进行分析、总结、改进，把改进的项目纳入文件等。并检测和评估过程中的不足，发现问题及时进行调整。

科室质量小组开展的品管圈（QC）活动，是全面质量改进的一种表现形式，遵循 PDCA 管理法，是针对护理存在的难点问题、重点问题，开展有效推进护理质量持续改进的措施。

六、建立护理质量督查制度

手术室护理质量控制管理分为三级，即科护士长负责的一级质控、护士长负责的二级质控、各专科组长负责的三级质控。上一级质控组织应对下一级质控组织进行业务指导和帮带，形成人人是管理者，人人又都是被管理者。通过巡查和考核等，了解护士对规范和标准的执行与掌握程度，并通过质量查房、小讲课、演示等手段推进制度和规范的落实。

要做好质量控制，就要保证每个措施和制度落到实处。尤其对于刚入职的护士，首先加强规章制度的培训，使他们能够自觉将规章制度、操作规范当作自己的工作指南，避免和减少差错的发生。一旦出现问题，应及时查找原因。属违反规章制度的要认真对待、严肃处理，引以为戒；属制度不完善的，要及时修改和补充；属管理方法欠缺的，护士长要承担起责任，完善管理方法。

七、加强危机意识教育，建立危机快速反应的处理办法

手术室的工作特点决定了其护理安全的高风险性，任何的疏忽大意都可能造成严重的后果。因此要加强护理人员的危机意识教育，提高预见性，对现存的或潜在的护理危机进行原因分析、制订对策，在工作中防患于未然。首先教育全员

要对工作高度负责，要养成良好的自查行为。其次提高护理人员应对危机的能力。正确处理危机的态度是临危不乱、处变不惊，要以患者利益为原则。一旦发生不良事件，首先要采取积极补救措施将损失减少到最小，避免事态扩大，同时保护现场，留存证据；其次是调查研究，组织会议分析原因，吸取经验教训、建立警示制度、健全各种预案；最后是及时主动向护理部上报，听取职能部门意见和建议，进一步做好危机管理。

第四节 手术室护士长在全面质量管理中的作用

手术室护理质量是医院整体护理质量重要的组成部分。手术室护士长是一线的管理者，也是手术室质量管理的核心及直接责任人，对于护理质量管理起到至关重要的作用。护士长的管理水平直接影响着护理质量的高低。随着新的医院管理标准、手术室建设规范和手术室安全目标管理等新内容的出台以及护理管理模式的转变，对手术室护士长提出了更高的要求。因此，手术室管理者必须思路清晰、与时俱进、勇于创新、履职尽责，才能带领手术室全体成员实现护理质量最终的目标，将手术室护理工作全面质量管理落实到位。

一、重内涵建设，提高管理水平

护士长作为临床一线管理者，首先是学科的带头人，并能在临床实践中率先垂范，以过硬的业务本领、严格的工作标准做到以身作则。同时，手术室护士长要加强前馈控制的行为，要具备敏锐的洞察能力，能够发现他人未曾注意的潜在的各种危机，提前做好防控危机出现的准备，使控制变得积极而有效或在危机发生时能够得到及时的处置。护士长要有较强的掌控能力，在繁杂的护理工作中确保护理秩序的正态维持，在紧急情况下能够准确判断，沉着、冷静、果断地进行处置，避免伤害的发生。护士长也要有良好的沟通能力承上启下上传下达协调医护、护护、医患、护患关系。护士长只有不断地学习，努力提升自身的专业水平，同时注重综合能力的提升，才能有信心有能力做好护理管理工作。

二、落实培训计划，提升护士专业能力

护士长要根据科室护理人员现状以及手术专科护理要点，针对性地对护理人员分层级、分岗位的培训。对于培训后的效果要进行评价，使培训工作真正达到预期效果，从而提升护士的专业护理服务技能。尤其要重视新护士临床带教以及在职护士的继续教育，帮助护士们不断成长进步，并把素质教育与专业教育结合

起来。可采取多种教育方式，如小组讨论、模拟操作、知识竞赛等，还可以通过走出去、请进来的方法达到全员参与、共同提高的目的。总之，通过系统、规范、有针对性的教育把护士们培养成为合格的护理人员。

三、发挥专业组长作用

随着外科手术技术的迅速发展，手术种类繁多，使用的仪器设备也越来越多，尤其是随着微创技术和医疗信息技术的快速发展，大量精密复杂的手术器械的涌入以及光学技术、摄影成像技术和机器人手术、杂交手术室的启用，使得手术室护理工作难度越来越高。因此，需要根据各医院手术专业建立不同的工作小组，如普外、泌尿外科、妇产科、脑外科、胸科、五官科等。可按工作性质分为教学组、感控组、仪器设备组、物资供应组等，并赋予其权限职责。

四、打造高素质的专业团队

手术是一项团队合作性的工作，要维持高水平的工作质量，仅有好的制度、优化的流程是远远不够的，关键还要有一支高素质的护理骨干队伍。

管理者在团队中扮演着"教练"的角色，除了要强化自身专业素养外，还要关注团队里的每一位队员的成长，发现她们的闪光点，发挥每一个人的潜能，增强职业认同感和归属感，将科室目标管理变成每个人的工作准则和努力方向，人人参与管理，发挥集体智慧，竭力提高团队的凝集力，营造一个爱业、敬业、乐业、专业的工作氛围。同时，密切协调科室间关系，增强团队服务意识，提高应急能力和综合协调处理能力，善于听取意见和建议，不断改进工作，让追求卓越的质量管理深入人心。只有这样，才能将全面质量管理进行到底。

五、持续开展优质护理服务活动

在深化医药卫生体制改革的今天，强调优质护理服务为主的护理改革，已经获得社会及患者的认可，也让护理队伍进入了生机勃勃、快速发展的不平凡历史时期。作为临床一线最基础的护理管理者，护士长既是改革的亲历者与受益者，也是改革探索者与推动者。这对手术室护士提出了更高的要求，护士不仅仅要配合手术的完成，还要利用专业知识为患者提供优质的护理服务。

手术室实现优质护理服务，具体表现在：①制度、标准、流程的制定。除了体现以患者为中心，强调安全、规范等原则，还要满足医生和患者家属的需求。②手术配合专业化。熟悉掌握每位医生的手术习惯、操作特点，为各科医生提供专业化、个性化的服务，使手术配合更加默契。③加强人员培训。内容包含护理理念、礼仪规范、沟通技巧和健康教育等，提高护士的综合素质和能力，让所有成员在与患者的交往中都能表现出礼貌、体贴和关心。④实施有效、规范的访视，尽量为每个患者提供个性化的服务。⑤尊重病患并保护病患隐私。⑥手术团队合作，能共同对患者负责。⑦对患者提出的意见、建议甚至投诉迅速做出反应。

第二章　手术室护理人力资源管理

人力资源（human pesources，HR）是指一定时期内组织中的人所拥有的能够被企业所用，且对价值创造起贡献作用的教育、能力、技能、经验、体力等的总称。经济学把为了创造物质财富而投入于生产活动中的一切要素通称为资源，包括人力资源、物力资源、财力资源、信息资源、时间资源等，其中人力资源是一切资源中最宝贵的资源，是第一资源。

第一节　手术室护理人员管理

手术室是医院的重要保障部门，手术室护理人员则是保障日常工作质量持续，安全、有效，确保手术安全的主体，如何对有限的人力资源进行合理配置，最大限度激发护理人员的潜能和工作积极性，是每一位手术室管理者关心的重点。

一、手术室人员配置

根据各医院手术室的手术间数量、工作任务特点、每日手术间持续使用时间等实际情况合理的配置护士数量，以保证医疗护理工作的正常进行，提高工作效率。

1. 人员编制　一般情况下综合医院手术室数量与外科床位数比例为 1∶（20～25）；手术室护士与手术间之比为 3∶1，教学医院的比例相对提高为 3.5∶1。各个医院由于所承接的手术量与手术类型不一致，也可以参考护理人力资源配置公式：所需护理人数 = 每年所需工作总时数/每名护理人员实际可提供的工作时数 + 机动数（20%～25%）。

2. 人员结构

（1）护士的编制可包括在编、人事代理（合同护士）等人员编制形式。根据护士从事手术室护理工作的时间，人员结构上可分为 3 个层次，即 10 年以上工龄为高年资护士，5～10 年工龄护士为中年资护士，5 年以下工龄的护士为低年资护士。一般高∶中∶低年资护士比例为1∶5∶10。

（2）《全国护理事业发展规划（2016~2020年)》中提出："建立符合护理工作特点的护士分层级管理制度。以护士临床护理服务能力和专业技术水平为主要指标，结合工作年限、职称和学历等，对护士进行合理分层。将护士分层管理与护士的薪酬分配、晋升晋级等有机结合，明确护士职业发展路径，拓宽护士职业发展空间。"因此，临床工作中可将护理人员分为 N_0、N_1、N_2、N_3、N_4 五个层次，有效提高了护理人员工作的自主性、积极性，充分发挥专长，职责明晰，提升工作效率。

3. 组织结构　手术室的护理工作是医院护理工作的重要组成部分，受护理部主任直接领导，下设手术室科护士长、手术室护士长、职能护士（总务护士、教学护士、专科护士等）和手术护士（洗手护士和巡回护士），每个人根据其在组织结构中的角色承担着不同的工作任务和职责，共同默契配合，提供一个安全、高效的手术工作平台。

二、手术室护理人员的素质要求

1. 思想素质　应具备良好的医德和奉献精神，自爱、自强的思想品质。热爱本职工作，对患者有高度的责任感和同情心。在工作中必须做到忠于职守、任劳任怨、遵章守纪、具有慎独精神、严格无菌技术操作。

2. 心理素质　手术室护士需要具有反应敏捷、灵活主动、适应能力强、耐受力强等心理素质。在工作中能做到沉着稳定，从容面对各种事件，同时要具有良好的协作精神，与各相关科室建立良好的人际关系及和谐的工作氛围，及时调整心态，保持良好的心理状态，以适应和胜任长期紧张的工作。

3. 身体素质　手术室护士需要具有良好的身体素质和强健的体魄，保持良好的耐力和适应力，以胜任紧张繁忙、长期站立、高度集中的工作，并且可以长时间持续工作。

4. 业务素质　手术室护士需要不断更新知识、熟练掌握各种抢救技术、熟练操作各种仪器设备、精通各种手术配合技能，来适应医学的快速发展和新技术、新设备的不断出现，高质量地完成手术配合，高质量地完成患者的术中护理工作。

三、各岗护理人员岗位职责

（一）手术室护士长职责

1. 手术室护士长在护理部主任和科主任的领导下，负责手术室业务、教学、科研和管理工作，带领手术室护士完成护理部交给的各项任务。

2. 负责手术室工作计划和质量监控方案的制订、实施、检查和总结。

3. 负责手术室护理人员分工，协调手术科室的手术安排，密切配合医生完成手术。

4. 监督检查进入手术室人员认真执行各项规章制度和技术操作常规，防止差错事故的发生。

5. 指导各级护理人员完成各种手术的护理配合和抢救工作。

6. 检查各级人员的消毒、灭菌工作，定期进行各种细菌培养，监测消毒灭菌效果，预防院内感染。

7. 定期组织业务学习、护理查房及考核，积极开展科研工作，组织指导新业务、新技术的开展，安排进修人员、实习生的教学培训。

8. 掌握手术室人员的思想动态、业务能力，向护理部提供人才信息，并给予必要的表扬与批评。

9. 负责对外联络及科室间协调，征求意见，接待参观。

（二）手术室教学护士职责

1. 负责科内护士业务培训、实习护生、进修护士的教学管理和带教工作。协助护士长组织业务学习、护理查房及护理问题讨论。

2. 负责按实习进度及实习计划安排各级护生实习内容，做到有计划、有落实、有检查。

3. 负责护生素质的培养，做到以身作则，严格要求、耐心帮助、具体指导。

4. 检查护生实习情况，填写实习手册，了解护生实习进度和技术掌握情况。

5. 每周为护生安排一次小讲课，并定期组织师生座谈会，以了解学生对临床实习的要求及建议。

6. 定期与医学院或护校老师交流，随时跟踪学生的实习动态反应。

7. 负责向护士长反映护士、护生、进修护士教学情况。

8. 学生实习结束出科前认真做好出科考试和评定。对同学医德医风、专业知识、操作技能、劳动态度、组织纪律等方面进行全面考核，做出评语。

（三）手术室专科组长职责

1. 在护士长的领导下，负责本专业组手术患者的手术配合工作。

2. 负责临床教学工作，完成对下级护士、进修护士的临床带教及临床指导任务。

3. 了解本专业技术发展情况，熟悉并掌握专科技能，协助护士长开展本专科的新技术、新业务。

（四） 手术室主班护士职责

1. 由年资较高、临床经验较丰富，且熟悉各科手术配合的护士担任。

2. 科护士长、护士长不在时主持手术室工作。值班时负责急症手术的安排及安全保卫工作。在科护士长、护士长的指导下，主持急症抢救工作。

3. 每日接班后按规定清点各类物品，填写点物本。

4. 检查管理内各项工作完成情况。指导督查门卫、卫生员、护工工作。

5. 每日写交班报告，晨会读交班报告，及时巡视交接班。

（五） 手术室总务（后勤）护士职责

1. 负责科室记账项目核对及登记工作。

2. 负责科室耗材的请领，保证手术物品及时供应。

3. 每日负责一次性物品的添加及整理，保证无菌物品在有效期内。

4. 按手术通知单准备手术所需物品、器械、敷料等。

5. 负责每月工作量统计。

6. 负责核对病理标本并及时送检。

7. 保证无菌室、库房内整齐、无尘、无污迹。

（六） 手术室巡回护士职责

1. 术前进行访视，了解病情，对患者进行心理疏导；讲解手术注意事项；检查手术区域备皮情况；核对血型；了解化验结果，讲明手术步骤与配合要求。

2. 术前检查手术所需物品是否准备齐全好用。调节手术室温湿度。

3. 按手术通知单接患者入室，主动安慰患者，逐项核对患者身份、术式等信息。

4. 根据医嘱建立静脉通道，帮助麻醉医生麻醉，摆放手术体位。

5. 协助洗手护士及手术组人员穿手术衣。与洗手护士共同清点器械及各种物品并记录。术中供应手术用物品，做到主动及时。

6. 执行无菌技术操作，监督有关人员，发现违规者及时纠正。协助洗手护士保存标本，标本标示清楚、正确、准确，不要混淆；术中保持手术间整洁、安静。无故不得随便离开手术间。

7. 关闭体腔前与洗手护士共同清点器械及各类物品，数目与术前相符后，方可关闭。

8. 手术完毕，固定伤口敷料、各种引流管，擦净血迹、污迹；检查患者负极板贴敷处及骨隆突部位有无异常；与手术医生、麻醉医生一起将患者抬至平车上，整理患者衣裤，安好床挡，带齐病历、X 光片、未用完的血液、药品等，与医生共同送患者至复苏室或病房。

9. 检查补充手术间的各种物品、液体、药物。

10. 对手术后患者进行术后随访，并进行健康教育；征求对手术室工作的意见及要求，并及时反馈给护士长，以便改进手术室工作。

（七）手术室洗手护士职责

1. 备齐手术物品，所使用的物品必须在有效日期内，检查化学灭菌指示卡是否合格，铺无菌器械台。

2. 外科手消毒，穿无菌手术衣，无接触式戴无菌手套，铺置无菌器械台。

3. 与巡回护士共同按物品清点原则清点核对手术所需各类物品数目，巡回护士记录。

4. 手术中始终精神集中，积极、主动、敏捷、准确、迅速按手术步骤传递手术器械、纱布。随时收回器械、纱布、线头等。保持无菌台干燥整齐。暂时不用的器械用治疗巾遮盖。传递器械勿从身后传递。注意监督手术人员的无菌技术操作，发现有违反者及时纠正。

5. 关闭体腔前与巡回护士共同清点物品，数目无误后方可关闭体腔。关闭后再次清点。

6. 术中保存标本，术后及时进行登记处理，不可遗失。

7. 正确处理手术后器械及各类敷料。

8. 与巡回护士共同整理手术间。

（八）手术室术前准备间（预麻间）护士岗位职责

1. 负责接入接台手术患者，检查手术患者各项术前准备的完成情况。

2. 根据手术及麻醉要求建立静脉通路。

3. 配合麻醉医生工作。

4. 负责患者安全，严格落实患者交接制度和患者安全核查制度。

5. 做好患者的心理护理工作。

6. 与巡回护士及时沟通，确保患者及时进入术间。

7. 负责相关区域内的环境管理和清洁卫生工作。

（九）手术室感染监控护士的职责

1. 全面负责手术室感染监控工作及医院感染知识的培训工作。

2. 监督、检查手术人员消毒隔离措施和无菌技术操作的执行情况，及时纠正错误，制订出持续改进措施。

3. 定期进行手术室卫生学监测，对于结果进行整理、分析。

4. 发生潜在隐患问题及时上报护士长。

第二节　手术室护理人员分层管理

医院根据工作能力、技术水平、工作年限、职称、学历等要素对护士采取分层管理，合理配置护理人力资源，充分发挥不同层次护士的工作能力，做到人尽其才，才尽其用，实现医院发展与护士自身发展的和谐统一，更体现了以人为本的管理理念。

一、N0 级护士

1. 资质要求

临床工作未满一年的护士。

2. 临床能力

（1）掌握手术室规章制度、工作流程及岗位职责。

（2）能在上级护士的指导下正确执行手术室基础护理操作。

（3）能在上级护士的指导下完成Ⅰ、Ⅱ级手术的洗手护士工作及各种辅助工作。

二、N1 级护士

1. 资质要求

（1）临床工作满 1 年以上。

（2）考试合格的注册护士。

2. 临床能力

（1）能独立完成Ⅰ、Ⅱ级手术的洗手护士工作。

（2）能正确、安全、熟练地执行手术室基础护理技术操作。

（3）具有与患者良好沟通能力。

（4）能在上级护士指导下完成手术间清洁卫生及各项消毒隔离工作。

三、N2 级护士

1. 资质要求

（1）专科及以上学历的护师 N1 岗位工作满 2 年以上或专科学历，综合能力较强 N1 岗位工作满 1 年以上的护士。

（2）在护士执业注册有效期内。

2. 临床能力

（1）能独立完成Ⅱ、Ⅲ级手术洗手及巡回护士工作。

（2）能在上级护士指导下完成手术患者围手术期护理及患者安全管理工作。

（3）具有承担危、急、重症手术配合的能力，掌握急救技术。

（4）具有对低年资护士进行工作指导的能力并参与带教。

四、N3 级护士

1. 资质要求

（1）N2 岗位满 2 年的主管护师或综合能力较强的 N2 岗位工作满 3 年以上的护师。

（2）在护士执业注册有效期内。

2. 临床能力

（1）具有承担重症患者手术护理配合能力。

（2）能够组织、实施危重患者抢救、护理查房、疑难病例讨论及护理教学。

（3）能承担本科内高风险、高难度护理及技术。

（4）能参与护理科研及手术室管理。

五、N4 级护士

1. 资质要求

（1）N3 岗位工作满 3 年的副主任护师或获得专科护士资格证书且 N3 级护理岗位工作满 3 年的主管护师。

（2）在护士执业注册有效期内。

（3）取得专科护士资格证书。

2. 临床能力

（1）具备危重患者护理及全院专科会诊能力。

（2）具有独立、准确评估、判断、处理本专业疑难、复杂护理问题的能力。

（3）运用循证护理及专业知识修订并完成技术内涵、技术流程，不断提高专业技术水平。

（4）能掌握手术室新技术、新业务的进展，具有较强的讲课能力。

（5）具有科研教学能力，能够运用科学的管理方法指导手术室质量持续改进。

第三节 手术室护理人员培训

随着医学水平的发展，手术室护理工作模式也随之发生改变，工作范畴不断扩展，对手术室护理人员的专业知识、业务水平和工作能力都提出了更新、更高的要求，因此需要有计划地对护理人员进行专业化培训。针对手术室护士不同层级的资质要求，进行分级培训，有利于手术室护理专科化发展，进一步提高手术室护理质量与护理水平。

一、N0 级（新入职护士）护士培训

1. 培训目标

（1）掌握手术室规章制度、工作流程及岗位职责。

（2）能在上级护士的指导下正确执行手术室基础护理操作。

（3）能在上级护士的指导下完成Ⅰ、Ⅱ级手术的洗手护士工作及各种辅助工作。

2. 培训周期

1 年。

3. 基础培训内容

（1）相关法律法规：如《护士条例》和《医疗机构管理条例》等。

（2）手术室相关规范、标准：如《手术室护理实践指南》等。

（3）手术室规章制度与流程：如人员管理制度、消毒隔离制度、仪器设备管理制度等。

（4）手术室安全管理：如手术患者查对、药品查对、输血查对、物品查对、标本核对等。

（5）手术室护士职业素养：如素质教育等。

（6）手术室无菌技术操作：如外科手消毒、穿无菌手术衣、无触式戴无菌手套等。

（7）手术室职业危害与防护：如射线手术防护要求等。

（8）手术室护理文化：如医院文化、科室工作目标等。

（9）手术室突发事件应急预案：如停水、停电、火灾、地震等。

4. 培训及晋级考核

（1）科内理论及操作考试均达标。

（2）护理部组织的院内考核达标。

（3）年度继续教育达标。

（4）完成读书报告1篇，并通过护士长审核。

二、N1级护士培训

1. 培训目标

（1）能独立完成Ⅰ、Ⅱ级手术的洗手护士工作。

（2）能正确、安全、熟练地执行手术室基础护理技术操作。

（3）具有与患者良好沟通能力。

（4）能在上级护士指导下完成手术间清洁卫生及各项消毒隔离工作。

2. 培训周期　2年。

3. 基础培训内容

（1）手术室全期护理　如手术前、手术中、手术后护理要求等。

（2）静脉治疗相关知识　如手术室常用液体性质等。

（3）手术室护理文件书写规范　如手术物品清点单书写要求、安全核查单书写要求等。

（4）手术体位的安全摆放　如手术体位摆放原则等。

（5）手术室安全管理　如手术物品清点原则等。

（6）手术室常用仪器设备的使用与管理　如外科仪器安全使用等。

（7）手术室医院感染控制与管理　如特异性感染手术配合要求等。

（8）手术室突发事件的应急处理　如多发复合伤的应急预案等。

（9）麻醉与复苏的护理配合　如麻醉中的护理配合等。

4. 培训及晋级考核

（1）科内理论及操作考试达标。

（2）护理部组织的院内考试达标。

（3）年度继续教育达标。

（4）参与完成至少1项护理质量持续改进项目。

三、N2级护士培训

1. 培训目标

（1）具有承担危、急、重症手术配合的能力。

（2）能参与危重患者的抢救。

（3）能正确执行本科室专科护理及技术操作。

（4）具有对低年资护士进行工作指导的能力并参与带教。

2. 培训周期　2 年。

3. 培训内容

（1）洁净手术室的管理　如洁净手术间管理要求等。

（2）手术患者安全管理　如防止手术异物遗留的措施等。

（3）手术体位护理　如手术体位安全摆放要求等。

（4）专科仪器设备的使用与管理　如仪器设备故障排除方法等。

（5）手术室护理教学　如教学培训方法等。

（6）信息化在手术室的应用　如手术麻醉系统的操作要求等。

（7）评判行思维在手术室护理工作中的应用　如评判行思维概述等。

（8）护理文献检索与专科文献阅读　如文献检索方法等。

4. 培训及晋级考核

（1）科内理论及操作考试均达标。

（2）护理部组织的院内考核达标。

（3）年度继续教育达标。

（4）主参完成至少 1 项护理质量持续改进项目。

（5）完成科内讲座 1 次。

四、N3 级护士培训

1. 培训目标

（1）具有承担重症患者手术护理配合能力。

（2）能够组织、实施危重患者抢救、护理查房、疑难病例讨论及护理教学。

（3）能承担本科内高风险、高难度护理及技术。

（4）能参与护理科研及手术室管理。

2. 培训周期　2 年。

3. 培训内容

（1）手术室常见危重症患者的抢救与配合　如术中突发患者心脏停搏抢救措施等。

（2）手术室护理教学与管理　如手术室护师分级培训等。

（3）专科仪器设备的使用与管理　如手术显微镜的正确操作与维护保养等。

（4）手术室护理管理　如护理质量管理方法等。

（5）临床护理科研与伦理　如论文书写要求等。

4. 培训及晋级考核

（1）科内理论及操作均达标。

（2）护理部组织院内考核达标。

（3）年度继续教育达标。

（4）主参完成至少 1 项护理质量持续改进项目。

（5）完成科内讲座 1 次。

五、N4 级护士培训

1. 培训目标

（1）具备危重患者全手术期护理能力。

（2）具有独立、准确评估、判断、处理本专业疑难、复杂护理问题能力。

（3）运用循证护理及专业知识修订并完善技术内涵及技术流程，不断提高专业技术水平。

（4）能掌握本专业新技术、新业务的进展，具有较强的讲课能力。

（5）具有科研教学能力，能够运用科学的管理方法指导手术室质量持续改进。

2. 培训内容

（1）手术室护理发展与创新　如手术室新进展等。

（2）手术室优质护理　如手术室优质护理措施等。

（3）手术室护士培训与考核　如护理论文与综述的书写技巧等。

（4）手术室护理管理　如手术室护理安全管理等。

（5）循证护理在手术室工作中的应用　如循证护理概述等。

3. 培训及晋级考核

（1）科内理论和操作均达标。

（2）护理部组织的院内考核达标。

（3）年度继续教育达标。

（4）承提及指导 1~2 项院级及以上课题。

（5）完成科内讲座 1 次。

第四节　手术室护理人员绩效管理

手术室的绩效管理是通过建立手术室长期发展目标、目标分解、绩效评价，并将绩效成绩用于日常护理管理活动中，以激励护理工作人员持续改进并最终实现组织目标的一种管理活动。正确和清晰的组织目标可以让所有工作人员朝着一致和正确的方向前进，可以有效地调动和鼓舞工作人员的斗志和士气。手术室的工作发展目标是：以一流的护理质量、严格的规章制度、精益求精的护理技术、满意的服务态度及高水平的教学能力，全心全意为患者提供最优质的服务。这个目标中包括了对护理工作人员技术能力、护理质量、综合素质等多方面的要求，我们需要进一步对这些要求尽可能量化，以建立合理的数据化绩效考核标准。

一、手术室绩效管理概述

1. 手术室绩效管理概念　　所谓绩效管理就是指各级管理者和员工为了达到组织目标共同参与的绩效计划制定、绩效辅导沟通、绩效考核评价、绩效结果应用、绩效目标提升的持续循环过程，绩效管理的目的是持续提升个人、部门和组织的绩效。

所谓手术室绩效管理就是把手术室护理工作强度内容量化成标准值，再对手术室护理工作服务过程进行质量考核的一种管理方法。

2. 手术室绩效管理目的

（1）发展目的　　绩效管理系统将手术室护理人员的护理工作与科室发展目标联系在一起。通过提高护士个人绩效来提高科室的整体绩效。

（2）管理目的　　通过设计科学、规范的绩效评价系统，保障绩效评价的公平性和有效性，从而不断地提高员工的工作绩效和组织管理水平，确保绩效管理目标的达成。

（3）开发目的　　绩效管理的过程能够让科室发现护理人员现存的不足之处，以便对他们进行有针对性的培训，这样才能够有效地提高护理人员的知识、技能和素质，促进护理人员个人发展，实现绩效管理的开发目的。

二、手术室绩效管理流程

1. 绩效计划

（1）定义　　绩效计划是指当新的绩效周期开始的时候，管理者和下属依据组织的发展规划和年度工作计划，通过面谈共同确定组织、部门以及个人的工作任务，并签订绩效目标协议的过程。绩效计划是绩效管理的第一个环节，也是绩效管理成功实施的关键环节。

（2）实施　　手术室护士长应根据医院总体规划和护理发展方向制定中长期发展规划，该计划应具有发展性和可持续性。其次手术室护士长应以中长期计划为指南，结合科室当前工作重点及护理部下达的护理任务制定年度计划，力求目标、时间、措施等具体明确，以期落实。每季度评价目标的完成效率，并通过评价来促进管理方法的改善和计划目标的实现。

2. 绩效监控

（1）定义　绩效监控是指效计划实施过程中，管理者与下属通过持续的绩效沟通，采取有效的监控方式对下属的行为和绩效目标的实施情况进行监控，并提供必要的工作指导与工作支持的过程。绩效监控是绩效管理中耗时最长的一个环节。

（2）实施　最常用的绩效监控的方法有书面报告、绩效会议和走动式管理三种。

①书面报告：以文字的形式上报工作进度或情况，可以获得比较全面且大量的信息，手术室护士长可以准备专项记录本或利用信息平台，让护士以文字形式及时记录上报，护士长上班后进行全面了解与沟通。

②绩效会议：对于重要的问题一般采用会议的形式进行正式沟通，一般包括质控检查情况反馈、不良事件讨论会、重大的工作变化和要求、临时布置的新任务等，会议目的具体明确，不开无谓和冗长的会议。

③走动式管理：管理者利用时间经常抽空前往各个工作区域，以获得更丰富、更直接的护士工作问题，并及时了解护士工作中的困难。不一定每次走动都能获得很重要的信息，但是管理者经常走动对重大事故的防范有很大作用。

3. 绩效评价

（1）定义　绩效评价是指根据绩效目标协议所约定的评价周期和评价标准，由绩效管理部门选定的评价主体，采用有效的评价方法，对组织、部门及个人的绩效目标完成情况进行评价的过程。绩效评价是战略性绩效管理的核心环节，涉及"评价什么""谁来评价""多长时间评价一次"和"如何评价"等重要问题。

（2）实施　划分为工作业绩评价和工作态度评价两部分。业绩评价是最核心的部分，业绩评价一般从数量、质量、时间和成本等角度来考虑。管理者以评价结果为基础来有计划地改进绩效欠佳的方面，从而达到组织发展的要求；工作态度是绩效评价地重要内容，通过对工作态度评价引导评价对象改善工作态度，充分发挥其工作能力，在评价工作态度时，只评价其是否努力、认真地工作，是否遵守各项规章制度等即可。

4. 绩效反馈

（1）定义　绩效反馈是指在绩效评价结束后，管理者与下属通过绩效反馈面谈，将评价结果反馈给下属，并共同分析不足之处，寻找原因，制定绩效改进计划的过程。绩效反馈是绩效管理系统的最后一个环节。

（2）实施　一般意义上讲，反馈包括反馈信息、反馈源和反馈接收者三个要素。绩效反馈分为负面反馈、中立反馈和正面反馈，其中中立反馈和负面反馈是针对错误行为的，正面反馈是针对正确行为的反馈。根据反馈内容进行分析、制定和改进计划、并进行实施与再评价。

第三章 手术室环境质量管理

手术室是医院施行诊疗的重要场所，随着外科医学技术的迅猛发展，多元化、一体化、数字化、功能复合化作为现代手术室发展趋势，广受高度关注，而规范化的手术室环境管理是保障手术顺利进行、提高手术质量、防止术后感染、保证患者安全的先决条件。人工关节置换、人体器官移植、显微外科手术、微创外科手术等高难度手术的开展，对手术室的洁净条件和功能提出更高的要求。一般手术室或洁净手术室的设立并无强制要求或者有优劣之分，需立足于医院发展需要和建设能力加以选择，环境卫生质量符合相应国家标准即可。无洁净空调设施的一般手术室，环境要求须符合原中华人民共和国国家质量监督检验检疫总局所颁布的《医院消毒卫生标准》GB15982 的相关规定；洁净手术室环境要求需符合原中华人民共和国卫生部所颁布的《医院洁净手术部建筑技术规范》GB50333 的相关规定。

第一节 手术室内部环境布局要求

合理的手术室内部环境布局作为保证手术顺利进行的前提条件，其在设计上须以利于手术进行为宗旨，符合清洁、消毒、灭菌规范流程为原则，根据医院实际情况确定手术室位置、内部配置及手术间数量等项目，并选择符合国家现行规定的手术室建筑装饰，从硬件设施科学、合理的布局管理方面，达到保障手术安全的最终目标。

一、手术室的平面布置

（一）一般规定

手术室的平面布置应符合现行国家标准《综合医院建筑设计规范》GB51039中的手术部用房建筑设计的相关规定：独占一层或者自成一区，不宜设在建筑的顶层或底层，需与外科及相关科室临近，方便手术室工作的开展。布局需紧凑合理，分区明确，方便管理与使用。流程设计需以洁污分明为原则，人流、物流走向明确合理，符合无菌操作流程，避免交叉感染。

（二）主要用房设置

手术室用房可根据手术室的规模及经济条件合理配置。

1. 手术间　手术间可分为无菌手术间、一般手术间（相对无菌手术间）、感染手术间（非绝对无菌手术间）三类。手术间建立数量应根据医院类型、床位数和年手术例量核定：可参照外科系统床位数确定，手术间数与其比例为 1:（20～25，即每 20～25 张床位即可设立 1 间手术间；亦可参照《医院洁净手术部建筑技术规范》推荐方式予以确定，即 $A = B \times 365 / (T \times W \times N)$，式中 A——手术室数量；B——需要手术患者的总床位数；T——平均住院天数；W——手术室全年工作日；N——平均每个手术间每日手术台数。根据手术需要，选择设立不同规模类型手术间，以满足临床需求，手术间平面净尺寸严格参照表 3-1-1 相关规定执行。

表 3-1-1　手术室平面净尺寸

手术室类型	平面净尺寸（m^2）
特大型	7.50 × 5.70
大型	5.70 × 5.40
中型	5.40 × 4.80
小型	4.80 × 4.20

2. 刷手间　建议每 2～4 间手术间设立刷手间 1 间，布局以术者行外科手消毒后进入手术间距离最短为原则。配置刷手池和非手动开关洗手水龙头，水龙头数量以每间手术间至少 2 个为标准。

3. 无菌物品存放间　用以储存手术所需的无菌敷料与器械、一次性无菌手术用品，根据手术室规模确定设立数量及面积。室内物品架距天花板≥50cm，距墙≥5cm，距地面高度≥20cm，各类物品按有效期定点存放，标识明确。

4. 药品存放间　室内配备药品柜，按有效期分类，定点存放各种注射溶液、常用药物、麻醉药物、外用药物等。低温储存药品须严格遵循药品说明书置于冰箱内。

5. 麻醉准备间（预麻间）　为使手术间利用效率最大化，可选择设立麻醉准备间，用以对患者施行术前预麻醉。空间设置由开设床位数决定，并预留中心供气系统通道，配置必要的设备及麻醉器械存放柜。

6. 洗涤间　手术室应设洗涤间，配备必要的清洗设备，用以对手术器械进行临时清洗及消毒。

7. 消毒间　手术室应设消毒间，配备小型压力蒸汽灭菌器，用以满足术中临时灭菌器械供应需求。

8. 麻醉苏醒室 用于患者术后苏醒恢复的治疗空间，苏醒后可转入 ICU 或病房。室内配备交换车或病床、氧气、压缩空气、负压吸引等装置。预留设备悬挂功能，保证各类抢救设备使用安全。

9. 污洗间 设清洗池，物品清洗后需进行消毒处理，并干燥存放于固定位置，标识清晰，严格按手术室分区及感染管理要求使用。

10. 电化教学间 可设于手术室外同层或高一层等适宜的非限制区域，用以教学、培训。采取光纤、视频线等连接方式，实现与术间双向视、音频交流。以同步显示手术间内的内镜、全景、术野、显微镜等视频源的影像为最佳。避免非手术人员现场参观手术，防控院内感染。

11. 家属等候间 可设于手术室入口处，用以手术患者家属等候休息，既有利于手术室外围秩序管理，又便于亲属表达对患者的关注，满足情感需求。

12. 医护办公室 医护人员写病历、安排计划、办公等日常事务的场所。

13. 男、女休息室 设于手术室非限制区，供值班人员休息使用。

（三）洁净手术室的平面布置

1. 技术要点

（1）洁净手术室平面必须分洁净区与非洁净区，二者之间的联络必须设缓冲间或传递窗。缓冲间面积不应小于 $3m^2$，可兼作他用。

（2）缓冲间空气洁净度级别应与高级别一侧同级，最高达到 6 级，并设定与邻间的气流方向。

（3）洁净区内手术间宜相对集中布置。负压手术间及感染手术间均需于出入口设准备室作以缓冲，且负压手术间应有独立出入口，以控制污染，方便封闭隔离。

（4）为提升手术室利用率，可将负压手术间设计为正负压转换手术间。非感染性手术采取正压模式，感染性手术切换为负压模式。正负压转换手术间的部分回风口上设高效过滤器，另一部分回风口上设中效过滤器。当供负压使用时，应关闭中效过滤器处密闭阀；当供正压使用时，应关闭高效过滤器处密闭阀。

（5）当人、物用电梯设在洁净区，且电梯井与非洁净区相通时，电梯出口处必须设缓冲间。

2. 分区 手术室可分为洁净区、准洁净区、非洁净区三个区域。各区域之间应标识明确，减少各区域间相互干扰，避免交叉感染。

（1）洁净区 手术间、刷手间、无菌物品及药品存放间、麻醉准备间等。

（2）准洁净区 敷料室、洗涤室、消毒室、苏醒室等。

（3）非洁净区　办公室、休息室、电教室、手术家属等候室等。

3. 类别　洁净手术室平面布置是手术室的管理模式及手术部位感染控制思路的体现，医院应结合楼层建筑布局和本院具体情况选择适合的布局类别。"三条通道"的设计布局为最基础的类别，"中心岛""前室式"的手术室平面布局形成于20世纪70年代的美国，我国在2014年才将此两种布局类型纳入《医院洁净手术部建筑技术规范》进行列举说明。

（1）单通道布置　手术室仅设置单一通道，即手术室进患者手术车的门前设通道。术后的污、废物经打包密封处理后，可进入此通道。这种方式建筑利用率高。

（2）双通道布置　手术室前后均设通道。将医务人员、术前患者、洁净物品供应的洁净路线与术后患者、器械、敷料、污物等污染路线分开。这种方式洁污分明，一般大型综合性医院均采用此种布局方法。

（3）多通道布置　手术室内有纵横多条通道，设置原则与双通道布置相同。一般均用于较大面积的大型手术室，使同一楼层内可容纳多排手术间。既有利于不同手术要求的洁净手术室的布局，又有利于物品、人员、污物的分流。

（4）中心岛布置　设集中供应无菌物品的中心无菌走廊，手术间围绕着无菌走廊布置，以达最短无菌物品供应路径，提高手术室工作效率。

（5）有前室的洁净手术室　仅设置单一通道，术后的污废物经密封包装后运至手术室外，此种布局方式的优点是可以进行单走廊布局，使用方便，既提高洁净手术室利用率，又可有效避免交叉感染。

4. 医疗流程　手术室的人流、物流是影响室内空气洁净度的重要因素，因此流程规划需遵循洁污分明原则，医务人员、手术患者、手术物品进出洁净手术室的路线、操作必须符合无菌操作流程，且明确、可控、可行。

（1）医务人员流程　医务人员需在非洁净区更换手术室专用鞋及刷手衣后，进入洁净区。非参与手术人员直接进入手术间；参与手术人员应在刷手间行外科手消毒后进入手术间。术毕更衣、换鞋即可离开。

（2）患者流程　手术患者从非洁净区进入手术室后，需在洁净区更换洁车或清洁车辆，并于洁净区行麻醉、手术和复苏，术后视患者病情选择转运至病房或ICU。

（3）物流流程

①手术后可复用器械应密闭式回收至消毒供应中心（CSSD），并严格遵循原中华人民共和国国家卫生和计划生育委员会颁布的《中华人民共和国卫生行业标准》WS310－2016的相关规定予以处理，并按需送回手术室供应使用。

②手术后可复用的布类手术用物应密闭式回收至洗衣房，经清洗、消毒处理后，集中由消毒供应中心检查、包装、灭菌，并按要求送回手术室供应使用。

③消毒供应中心灭菌后的无菌物品采取密闭转运或通过专用洁净通道进入中心的洁净区无菌储存。

二、手术室的建筑装饰

（一）一般规定

根据中华人民共和国住房和城乡建设部颁布的《综合医院建筑设计规范》GB51039－2014 的相关规定：手术室建筑装饰应选取不产尘、不易积尘、耐腐蚀、耐碰撞、不开裂、防潮防霉、容易清洁、环保节能和符合防火要求材料。

（二）洁净手术室的建筑装饰

1. 基础设置要求

（1）装饰材料　洁净手术室使用的装饰材料应符合中华人民共和国住房和城乡建设部颁布的《民用建筑工程室内环境污染控制规范》GB50325－2010 的相关规定。材料应无味无毒，与室内空气直接接触的外露材料不得使用木材和石膏。装饰后室内空气品质需符合《室内空气质量标准》GB/T18883 的相关标准。

（2）净高　洁净手术室净高不宜低于 2.7 米，吊顶及吊挂件应采取固定措施，吊顶上不应开设检修孔。检修孔可开在洁净走廊上，并应采取密封措施。

（3）墙面　洁净手术室的墙面应遵循原中华人民共和国住房和城乡建设部颁布的《洁净室施工及验收规范》GB50591－2010 的相关规定，使用抗菌、阻燃、隔声、防腐蚀、抗冲击、易清洗的材料。墙面下部的踢脚不得突出墙面，踢脚与地面交界处的阴角应做成 R≥30mm 的圆角。其他墙体交界处的阴角宜做成小圆角。通道两侧及转角墙上应设防撞板。墙面上的插座、开关、药品柜、器械柜、麻醉柜、护理操作台、控制面板、观片灯、吊顶灯具等均应采取嵌入式布局，在不同材料接缝处予以密封处理，便于清洁卫生，消除潜在污染源。

（4）地面　洁净手术室地面应采用抗菌、耐磨、防滑、耐腐蚀、易清洗、不易起尘与不开裂的材料制作，且保持平整，不设地漏。

（5）门　洁净手术间供手术车进出的门需遵循《医院洁净手术部建筑技术规范》《综合医院建筑设计规范》的相关规定：净宽不得小于 1.4m，并采用具有自动延时关闭和防撞击功能的电动悬挂式自动门，需兼具手动功能。门上宜开玻璃小窗，以利于观察和采光。

（6）窗　手术室不应设外窗，需采用人工照明，避免污染手术室环境、室外光线干扰手术操作。

2. 医用气体、给水排水、配电、消防要求

（1）医用气体 洁净手术室应用气源需遵照原中华人民共和国住房和城乡建设部颁布的《应用气体工程技术规范》GB50751-2012 的相关规定实施。手术气体宜从中心供给站单独接入，中心站气源应设两组，一用一备，备用气体储备不宜少于 3 天日用量需求。应配置的医用气体为氧气、压缩空气、负压吸引装置等，氩气可随设备需要配置。气体终端接口制式统一，可选用悬吊式和暗装壁式各一套，接头应选用插拔式自封快速接头，不同种类气体终端接头不得有互换性，以防误插。

（2）给水排水 洁净手术室供水应同时设置冷热水系统，水质需符合原中华人民共和国卫生部、中国国家标准化管理委员会颁布的《生活饮用水卫生标准》GB5749-2006 的相关规定。外科手消毒用水除符合上述标准外，可考虑进行除菌过滤处理，以保持手术用水质量。热水储存应等于或高于 60℃，循环场合回水温度不得低于 51℃，保证蓄水温度可最大程度抑制肺炎双球菌的生长。排水系统要严格遵照原中华人民共和国建设部《建筑给水排水设计规范》GB50015 的规定执行，排水口下部需设置高度大于 50mm 的水封装置。

（3）配电 洁净手术室的供配电系统应符合原中华人民共和国国家质量监督检验检疫总局颁布的《建筑物电气装置》GB16895.24-2005 的相关规定，采用可自动切换的独立双路电源供电，每间手术间非治疗用电总负荷不应小于 3kVA，治疗用电总负荷不应小于 6kVA，洁净手术室应与辅助用房的用电分开。心脏外科手术室用电系统必须设置隔离变压器。

（4）消防 洁净手术室的消防系统应符合原中华人民共和国住房和城乡建设部颁布的《建筑设计防火规范》GB50016-2014、《综合医院建筑设计规范》GB51039-2014 的相关规定，设自动喷水灭火系统，手术间内应配置气体灭火器，不设喷头。

第二节 手术室环境管理标准

手术室是对环境净化程度有着特殊要求的高危场所，其洁净程度将直接关乎手术成败及患者预后，因此，无论何种分型手术室，都需严格遵循国家现行标准相关规定，予以落实执行，以实现有效手术室环境控制，确保手术安全。一般手术室环境应符合原中华人民共和国国家质量监督检验检疫总局所颁布《医院消毒卫生标准》GB15982 的相关规定；洁净手术室环境应符合原中华人民共和国卫生部所颁布《医院洁净手术部建筑技术规范》GB50333 的相关规定。

一、一般手术室手术环境无菌控制

世界卫生组织（WHO）在医院用房卫生标准中指出非洁净手术室（一般手术室）为Ⅱ类环境，要求室内悬浮菌≤200cfu/m³。

我国现行国家标准《医院消毒卫生标准》GB15982中的相关规定见表3-2-1。

表3-2-1　Ⅱ类环境空气菌落总数卫生标准

环境类别	空气平均菌落数[a] cfu/皿
Ⅱ类环境	≤4.0（15min）[b]

注：a. cfu/皿为平板暴露法。

　　b. 平板暴露法检测时的平板暴露时间。

（一）空气消毒方法

一般手术室无论选择何种空气消毒技术，必须加强空气质量管理，抓住关键环节，以期提高和改善空气质量，有效控制医院内感染。

1. 物理消毒技术　目前一般手术室空气物理除菌洁净技术主要包括过滤除菌技术、紫外线照射技术、静电吸附除菌技术、等离子体净化技术等。现多采用紫外线循环风动态消毒技术，即将高强度紫外线灯安装在金属抛光面反射箱内设计制作成紫外线循环风消毒器，靠风机使室内空气不断地经过消毒器循环，达到空气消毒净化目的，属于间接紫外线照射法。

2. 化学消毒技术　化学消毒法是一种传统方法，即应用化学消毒剂对室内空气进行消毒，包括化学气体熏蒸法、气溶胶消毒法等。一般只适用于无人状态的空气消毒，是对室内污染空气进行彻底消毒的最佳选择。消毒后可即刻达到国家Ⅱ类环境标准，但无法于术中进行持续消毒，随着手术进程，菌落数会持续增加，消毒效果将明显下降。

3. 物理化学复合因子消毒技术　物理化学复合因子消毒技术主要包括3因子（高效过滤＋紫外线＋静电场）、4因子（在3因子基础上紫外线灯照射面整合光触媒）、5因子（在4因子基础上静电场加负离子发生器）。复合因子空气消毒技术可加强空气净化速度和洁净效果，符合一般手术室经济、合理的环境控制需求。

（二）气流组织形式

通过大量数据证实，一般手术室不同气流组织对室内手术环境控制具有重大影响，上送下回的气流组织形式，对手术区域内的微生物浓度和温、湿度控制最为有利，因此应将送风口直接布置于手术台上方，回风口布置于下侧。

（三）环境控制标准

1. 温湿度要求　根据《综合医院建筑设计规范》的相关规定，一般手术室室内温度冬季≥20℃、夏季≤26℃；室内相对湿度冬季≥30%，夏季≤65%。

2. 噪音要求　根据《综合医院建筑设计规范》的相关规定，手术间噪音≤50dB（A）（dB"分贝"代表声压级的大小单位；A代表A声级，一般分A、B、C声级，其中A声级是最接近人耳的听感特性）。

3. 空调系统要求　在美国和欧洲相关医院指南中均强调，一般手术室通风空调系统需适度净化，避免污染。并应采用末端过滤器效率不低于高中效过滤器的空调系统或全新风通风系统。室内应保持正压，换气次数≥6次/小时。

二、洁净手术室的空气调节与净化技术

随着科学技术和医疗水平的迅猛发展，为有效避免微生物的危害，防止术后感染，以空气净化技术为保障的洁净手术室应运而生，使医疗环境得以持久可控。

（一）净化空调设备

净化空调设备组成包括净回风管道，送风静压箱，初、中、高效过滤器，多孔扩散板，洁净室隔断，百叶回风口，新风口等。应使各洁净手术间处于受控状态，运行灵敏。

净化空调系统分独立净化和合用净化空调系统两大类。医院采用何种方式，应在符合《医院洁净手术部建筑技术规范》基础上，充分考虑管理、经济方面的因素。

1. 独立净化空调系统　净化空调机与新风送风机相结合应用于一个固定手术间。Ⅰ、Ⅱ级洁净手术室与负压手术室应每间采用此种净化空调系统。

2. 合用净化空调系统　净化空调机与新风送风机相结合，对应应用于多个（2~3个）手术间。Ⅲ、Ⅳ级洁净手术室可采用此种净化空调系统。

（二）空气调节系统

1. 空气净化技术　空气净化技术是利用空调系统中多级空气过滤装置，使进入房间的空气在温度和湿度调节的同时除去空气中的灰尘、浮游微粒、细菌及有害气体，从而控制手术室内菌浓度，使手术间达到一定的生物洁净标准。

净化空调系统中常用过滤器应符合《医院洁净手术部建筑技术规范》和《空气过滤器》的相关要求（表3-2-2）。

表 3 - 2 - 2　净化空调系统中常用过滤器

过滤器名称	过滤粒径（μm）	洁净手术室等级	效率 E（%）	备注
新风过滤器	参见《医院洁净手术部建筑技术规范》GB50333 - 2013 相关标准			新风口
Z2 中效过滤器	≥0.5	-	40≤E<60	送风系统正压段出口
末级过滤器	≥0.5	I	≥99.99	系统末端或靠近末端静压箱附近
		II	≥99	
		III	≥95	
		IV	≥70	
Z1 中效过滤器	≥0.5	-	60≤E<70	回风口
GZ 高中效过滤器	≥0.5	-	70≤E<95	排风出口

2. 净化空气处理流程　手术间一部分空气经室内排风口，由排风机排至室外。另一部分经回风口过滤器流向循环机组，回风与新风回合后，通过多级过滤器进行净化处理的同时，经加压风机、空气加温器进行温、湿度调节，最终以均压、均流状态由送风口输送至手术间使用。

（三）空气净化分型

1. 按气流形式分型　选配适当层流分型及速度，可使手术室内气流均匀分布，并将空气中悬浮的微粒和尘埃排出手术室，使手术间内空气达到预设净化级别，杜绝手术室内细菌传播的媒介。

（1）层流型（单向流型）

①垂直层流：是目前应用最为广泛的送风方式，即洁净空气由手术间顶部送入室内，再由侧墙下部排出，气流于手术间上部垂直向下，至下部经由排风口倾斜而出。

②水平层流：即于手术室侧墙安装高效过滤装置，洁净空气由侧墙水平送至手术间内，再由其对面回风墙下部低于工作平面排出。

（2）乱流型（非单向流型）　即洁净空气由手术间顶部或侧面送至手术间后，向各个方向迅速扩散，与室内空气混合稀释，使空气中颗粒和微生物数量不断降低以达到预设洁净度，再由回风口排出。适用于 7 级以下手术室。

（3）辅流型　气流流线沿拟定方向流动，性能接近水平单向流。

（4）混流型（局部单向流）　用满布比来区分，垂直流满布比<60%，水平流<40%，均属局部单向流。

2. 按净化空间分型

（1）全室净化　全室净化即采用全天花板或单侧墙送风方式，实现全室净化的气流组织，以使整个手术间达到预设洁净度，是一种较高级的净化方式，但造价较高。目前国际上只有日本执行全室层流净化方式。

（2）局部净化　局部净化即采用由手术台上方集中顶部送风方式，实现局部净化的气流组织，使手术区达到所要求的洁净度。遵照《医院洁净手术部建筑技术规范》GB50333 的相关要求，根据洁净手术室等级不同，送风口集中布置最小面积参照表 3 - 2 - 3 执行。

表 3 - 2 - 3　洁净手术室送风口集中布置的最小面积

手术室等级	送风口面积（m^2）
I	2.4 * 2.6 = 6.24
II	1.8 * 2.6 = 4.68
III	1.4 * 2.6 = 3.64

第三节　手术室环境卫生管理要求

一、手术室环境管理通则

（一）管理要求

1. 手术室应建立健全环境清洁工作的组织管理体系和规章制度，明确各岗位人员职责。

2. 手术室应重点加强环境清洁质量监督，并定期对环境清洁服务机构的人员开展业务指导。

3. 手术室护理人员应负责使用中诊疗设备与仪器的日常清洁与消毒工作，应指导环境清洁卫生人员对医疗仪器设备等进行清洁与消毒。

4. 手术室应对清洁与消毒质量进行审核，并将结果及时反馈给相关部门与人员，促进清洁与消毒质量的持续改进。

（二）清洁与消毒原则

1. 应遵循先清洁再消毒的原则采取湿式卫生的清洁方式。

2. 根据风险等级及清洁等级要求制订标准化操作规程，内容应包括清洁与消毒的工作流程、作业时间和频率、使用的清洁剂与消毒剂名称、配置浓度、作用时间以及更换频率等。

3. 应根据环境表面和污染程度选择适宜的清洁剂。

4. 有明确病原体污染的环境表面应根据病原体抗力选择有效的消毒剂，消毒剂的选择参考 WS – T367 执行。消毒产品的使用遵循其使用说明书执行。

5. 无明显污染时可采用消毒湿巾进行清洁与消毒。

6. 清洁时应遵循由上而下、由里到外、由轻度污染到重度污染的顺序执行。

7. 实施清洁与消毒时应做好个人防护，工作结束时应做好手卫生与人员卫生处理。

8. 对高频接触、易污染、难清洁与消毒的表面可采取屏障保护措施，用于屏障保护的覆盖物（如塑料、薄膜等）实行一用一更换。

9. 清洁工具应分区使用，实行颜色标记。

10. 宜使用微细纤维材料的擦拭布巾和地巾。

11. 对精密仪器设备表面进行清洁与消毒时应参考仪器设备说明书，关注清洁剂与消毒剂的兼容性，选择适合的清洁与消毒产品。

12. 在手术过程中发生患者体液、血液等污染时，应随时进行清洁与消毒。

13. 环境表面不宜采用高水平消毒剂进行日常消毒。

14. 不应将使用后或污染的擦拭布巾和地巾重复浸泡至清洁用水、使用中清洁剂和消毒剂内。

（三）日常清洁与消毒

1. 手术室应按风险等级将所有区域划分为低度风险区域、中度风险区域和高度风险区域。

2. 不同风险区域应实施不同等级的环境清洁与消毒管理，具体要求见表3 – 3 – 1。

3. 应遵循清洁与消毒原则。

4. 被患者体液、血液、排泄物、分泌物等污染的环境表面，应先采用可吸附的材料将其清除，再根据污染的病原体特点选用适宜的消毒剂进行消毒。

5. 在实施清洁与消毒时应设有醒目的警示标志。

表 3 – 3 – 1 不同等级风险区域的日常清洁与消毒管理

风险等级	风险区域	环境清洁等级分类	方式	频率（次/天）	标准
低度风险区域	基本没有患者或患者只做短暂停留的区域	清洁级	湿式卫生	1~2	要求达到区域内环境干净、干燥、无尘、无污垢、无碎屑、无异味等

风险等级	风险区域	环境清洁等级分类	方式	频率（次/天）	标准
中度风险区域	患者体液、血液、排泄物、分泌物对环境表面存在潜在污染可能性的区域	卫生级	湿式卫生，可采用清洁剂辅助清洁	2	要求达到区域内环境表面菌落总数 ≤ 10cfu/cm³ 或自然菌减少 1 个对数值以上
高度风险区域	手术患者长时间停留以及患者体液、血液、排泄物、分泌物随时可能对环境表面造成污染的区域	消毒级	1. 湿式卫生，可采用清洁剂辅助清洁 2. 高频接触的环境表面，实施中、低水平消毒	≥2	要求达到区域内环境表面菌落总数符合 GB15982 要求

注1：各类风险区域的环境表面一旦发生患者体液、血液、排泄物、分泌物等污染时应立即实施清洁与消毒。

注2：手术结束后应立即实施环境清洁与消毒。

注3：在明确病原体污染时，可参考 WS–T367 提供的方法进行消毒。

（四）清洁工具复用处理要求

1. 设置清洁工具复用处理的房间，保持环境干燥通风换气。

2. 清洁工具的配置数量、复用处置设施应与手术室规模相匹配。

3. 清洁工具使用后应及时清洁与消毒，干燥保持，其复用处理方式包括手工清洗和机械清洗。

4. 清洁工具的手工清洗与消毒应执行 WS/T367 的要求。

5. 有条件的宜采用机械清洗、热力消毒、机械干燥、装箱备用的处理流程。热力消毒要求 A0 值达到 600 及以上，相当于 80℃持续 10 分钟、90℃持续 1 分钟或 93℃持续 30 秒。

6. 当需要对清洁工具复用处理质量进行考核时，可参照 GB15982 执行。

二、一般手术室环境卫生管理要求

（一）环境管理要求

1. 手术室建筑设计需全面考虑环境质量、安全性、便捷性等相关因素，应自成一区或独占一层，与外科护理单元、急诊、介入治疗科、重症监护科、病理科、中心（消毒）供应室、血库等科室路径便捷，但不宜建在高层建筑的顶层或底层。

2. 手术室的规划应符合功能流程，分区明确，洁污分流，医务人员和患者均需按规定着装方可由各自通道入室。医务人员通道入口设立专职门卫人员，严控入室人数。

3. 手术室内应安静、清洁、恒温，保持适宜的温、湿度。室内温、湿度参照本章第二节环境控制标准执行。

4. 每个手术间应设一张手术台。手术台长向宜沿手术间长轴布置，台面中心点宜与手术间地面中心点相对应。患者头部位置不宜置于手术间门侧。

5. 手术进行中术间门保持关闭状态，巡回护士应严格管理室内人员，严禁随意走动、外出，避免频繁开、关门。

6. 手术室应采取复合保温措施，以有效维持手术期患者正常体温。

7. 手术结束后，复用器械应密闭回收至消毒供应中心予以集中处理；可复用布类应密闭回收至洗衣房予以处理。医疗废弃物应经打包密封后，予以密封转运。

（二）卫生管理要求

1. 物体表面

（1）手术室所用布巾、地巾等清洁用品，应选取不易掉纤维的织物材料，严格分区使用，标识清晰，用后及时清洗、消毒、干燥保存备用。

（2）每日晨对手术室环境、所有物体表面进行湿式清洁，以去除其表面沉降尘埃，需于手术前 30 分钟完成。

（3）每台手术结束后应对手术床及周边至少 1～1.5m 范围的物体表面、地面进行清洁消毒。术中如遇少量（＜10ml）血液或体液溅污，应立即进行清洁、消毒；遇大量（＞10ml）血液或体液溅污，应及时用吸湿材料去除可见污染，再清洁、消毒。

（4）每日手术结束后，对术间暴露的物体表面和地面进行清洁消毒。

（5）每周对术间暴露和未暴露的物体表面及地面进行彻底清洁消毒。精密贵重仪器表面可使用一次性消毒巾擦拭。

2. 空气

（1）一般手术室如果有外窗，每日手术结束后，可行自然通风换气，通风后对物体表面予以清洁消毒，也可采用卫生主管部门批准的空气消毒装置。

（2）一般手术室空调系统的新风口与回风口应采取防止管道污染的有效措施。

三、洁净手术室环境卫生管理要求

在遵循一般手术室环境、卫生管理要求基础上，还应符合《医院洁净手术部建筑技术规范》的相关规定。

（一）环境管理要求

手术室各项环境参数需严格参照《医院洁净手术部建筑技术规范》标准执行。

1. 洁净手术室环境参数要求　20Pa＞静压差≥5Pa；最低光照度≥350lx；噪声限值参照手术室洁净级别予以限定执行，Ⅰ级洁净手术室≤51dB；Ⅱ～Ⅳ级洁净手术室≤49dB。

2. 洁净手术室空气净化系统运行参数要求　洁净手术Ⅰ级洁净手术室工作区平均风速0.20～0.25m/s。Ⅱ～Ⅳ级洁净手术室最小换气次数为Ⅱ级24次/小时；Ⅲ级18次/小时；Ⅳ级12次/小时。

3. 每日第一台手术前30分钟开启空气净化系统，环境参数达标并记录。（各级别洁净手术室需达到最低限自净时间后方可进行连台手术，）连台手术手术间最低限自净时间参照手术室级别予以严格执行：Ⅰ级10分钟；Ⅱ、Ⅲ级20分钟；Ⅳ级30分钟。空气净化系统应于手术间全天手术结束且清洁、消毒工作完成，再运行30分钟后，方可予以关闭。

4. 手术室不应设外窗，宜采用人工照明，以避免室外光线对手术的影响及室外环境对手术室的污染。

5. 负压手术间应位于手术室一端，自成区域并设缓冲间。采用独立空气净化系统，配备专门控制、收集、过滤、排放气溶胶和外科烟雾的装置。

6. 负压手术室内地面、用具和设备表面的消毒，应分别在空气净化系统开启前和手术结束后予以实施。同种病原体感染的连台手术需在空气净化系统连续运转至清洁、消毒工作完成后30分钟方可进行。

7. 实施不同病原体的手术或需要正负压转换时，应按卫生主管所批准的消毒方法进行消毒。

（二）卫生管理要求

1. 手术间内的回风口格栅应每日擦拭清洁一次。

2. 非自动清洁的初效滤网应2天清洗一次，确保无肉眼可见毛絮等附着物。

3. 空气净化系统配有专人维护，定期检查、维修、保养。当测压孔或微压计显示的压差达到需要更换的设定参数时，应更换过滤器。过滤器更换周期参见表3-3-2。

4. 负压手术间进行特殊感染手术后，确认排风机组污染时，应选取有效消毒液对排（回）风口外表面进行消毒处理，再更换高效过滤器，换下的过滤器应密闭运出，焚烧处理。

表 3 - 3 - 2　过滤器更换周期

类别	检 查 内 容	参考更换周期
粗低效过滤器	阻力已超过额定阻力 40Pa，或等于 2×设计或运行初阻力	1～2 个月
中效过滤器	阻力已超过额定阻力 60Pa，或等于 2×设计或运行初阻力	2～4 个月
亚高效过滤器	阻力已超过额定阻力 80Pa，或等于 2×设计或运行初阻力	1 年以上
高效过滤器	阻力已超过额定阻力 140Pa，或等于 2×设计或运行初阻力	3 年以上

四、环境卫生学质量监测

环境表面清洁质量审核方法以目测法为主，可根据实际情况选用化学法、微生物法。

1. 目测法　以目测检查环境干净、干燥、无尘、无污垢、无碎屑、无异味等。

2. 化学法

（1）荧光标记法　将荧光标记在临近患者诊疗区域内高频接触的环境表面。在环境清洁服务人员实施清洁工作前预先标记，清洁后借助紫外线灯检查荧光标记是否被有效清除，计算有效的荧光标记清除率，考核环境清洁工作质量。

（2）荧光粉迹法　将荧光粉撒在工作区域内高频接触环境表面在环境清洁服务人员实施清洁工作前预先标记，清洁后借助紫外线灯检查荧光粉是否被扩散，统计荧光粉扩散的处数，考核环境清洁工作"清洁单元"的依从性。

（3）ATP 法　应按照 ATP 监测产品的使用说明书执行。记录监测表面的相对光单位值（RLU），考核环境表面清洁工作质量。

3. 微生物法　环境微生物考核方法参考 GB15982。

第四节　手术室环境监测标准

一、环境卫生学监测要求

预防和控制医院感染，是手术室管理的常态化、重点化管理内容之一。严格遵循国家卫生部门颁布的《医院感染管理规范》相关内容落实实施，对及时发现感染隐患、减少医院感染事件发生具有重要意义。

（一）一般手术室监测要求

1. 环境常规监测要求

（1）每日晨设专人监测手术室温、湿度并予以记录。

（2）术前（包括接台手术）设专人检查（目测）限制区内（手术室、辅助间、洁净走廊）环境，包括地面、台面、墙壁是否清洁，物品设备摆放是否有序。

（3）每周设专人监测手术室空调装置的进（回）风口清洁状态并记录。

（4）每季度对空气卫生学效果按25%进行抽测，抽检不合格者予以实时监测，监测方法应遵循《医疗机构消毒技术规范》WS/T367相关标准执行。

（5）定期对空气消毒设备的现场消毒效果进行检测。

2. 环境专项监测要求

（1）如怀疑患者发生的术后感染与手术室环境因素相关，可使用浮游菌撞击法进行手术室空气细菌菌落总数监测。

（2）空气消毒设备与空调设备检修或更换后，应遵循《医院消毒卫生标准》GB15982的相关规定对手术室静态空气细菌菌落总数进行监测。

（二）洁净手术室监测要求

1. 环境常规监测要求

（1）洁净手术室在建设完工后应遵循《医院洁净手术部建筑技术规范》GB50333相关规定进行工程验收。

（2）洁净手术室的空气净化系统宜开展日常监测，至少每1~2年进行一次环境污染控制指标综合性能评价。

（3）在综合性能检测时，过滤器及其安装边框的泄露及密闭性检测需遵循《洁净室施工及验收规范》相关规定执行。

（4）空气净化器卫生学指标监测应在物体表面擦拭消毒后，室内空气消毒前进行。

（5）宜定期对手术室进行沉降菌或浮游菌的动态抽检，至少在1年内抽测完毕。监测方法遵照《医院洁净手术部建筑技术规范》实施。

（6）每日晨设专人监测手术室温、湿度及静压差并记录。

（7）每日术前（包括接台手术）设专人监测（目测）洁净区内（手术室、辅助间、洁净走廊）环境，包括地面、台面和墙壁是否清洁，物品设备摆放是否有序。

（8）每周设专人监测手术室空气净化系统的回风口栅栏、网面、管道内壁的清洁情况并记录。

（9）每月对非洁净区局部空气进化装置送、回风口设备进行清洁状况的检查。

（10）每年由有资质的工程质检部门对洁净手术室的空气净化系统进行综合性能检测。

2. 环境专项监测要求

（1）如果怀疑患者发生的术后感染与手术室环境因素相关，可使用浮游菌撞击法对手术室动态空气细菌菌落总数进行监测。动态浮游菌撞击法细菌菌落总数采样，应选择不少于 3 个手术进程（切皮、术中和缝合）进行采样。

（2）空气净化系统检修或更换后，可使用沉降法对手术室静态空气细菌菌落总数进行监测，布点与标准遵照《医院洁净手术部建筑技术规范》相关规定执行。

（三）物体表面监测要求

如果怀疑术后患者感染与手术室相关时应遵循《医院消毒卫生标准》GB15982 规范方法对手术室的物体表面进行监测。

（四）医务人员手卫生监测要求

1. 每月应对手术医护人员进行手卫生效果抽测，抽测人数不少于日平均手术量医护人员总数的 1/10。

2. 监测方法应遵照由中华人民共和国卫生部颁布的《医务人员手卫生规范》WS/T313 相关规范执行。

二、环境卫生学监测时间

洁净手术室（Ⅰ类环境）、一般手术室（Ⅱ类环境），每月监测 1 次。当怀疑医院感染暴发或疑似暴发与医院环境有关时，应进行目标微生物检测。

每月对手术室工作医务人员手进行消毒效果监测。当怀疑医院感染暴发与医务人员手卫生相关时，应及时进行监测，并进行相应致病微生物的检测。

三、环境卫生学采样及检查原则

1. 采样后应尽快对样品进行相应指标的检测，送检时间不得超过 4 小时；若样品保存于 0 ~ 4℃时，送检时间不得超过 24 小时。

2. 不推荐医院常规开展灭菌物品的无菌检查，当流行病学调查怀疑医院感染事件与灭菌物品相关时，对相应物品进行无菌检查。常规监督检查可不进行致病性微生物检测，涉及疑似医院感染暴发、医院感染暴发调查或工作中怀疑微生物污染时，应进行目标微生物的检测。

3. 经验证有效的现场快速检测仪器可应用于环境、物体表面等微生物污染情况及医疗器材清洁度筛查，也可用于医院清洗效果检查和清洗程序的评价与验证。

手术室环境卫生学检测是客观反映环境污染程度的客观指标，标准的环境卫生学检测方法及全面的检测内容，是切实控制医院内感染、保障手术安全的重要环节，手术室环境卫生学检测方法参见第十章手术室感染管理。

第四章 手术室物品质量管理

随着医学的发展，高端、精细的手术日益增多，为满足手术的需要，打造安全、高效的手术平台，手术室物品的质量管理显得尤为重要。手术室物品是手术过程中和手术患者治疗中必备的物品，物品的种类不同，管理方法各不相同，充分发挥它们的作用、减少浪费是手术室管理者的一项重要任务。

第一节 手术室无菌物品的管理

无菌物品是指经过物理或化学方法灭菌后未被污染的物品，包括无菌敷料包、无菌器械包等。日常工作中需加强手术室无菌物品管理，完善管理制度，制定管理目标、细则及工作流程，实行全员参与、专人负责的管理体制，确保手术安全。

一、无菌物品使用管理要求

1. 手术室应根据手术间的数量和工作流程设置无菌物品间的数量和面积，位置的选择应遵循便捷的原则。

2. 无菌物品可根据用途、种类、使用频次的不同以及灭菌日期的先后顺序，定位、定量分类摆放于开放式储物架或储物柜内，符合"左取右放、前取后放"原则；根据使用物品频次实行分层管理模式，合理摆放，便于护理人员以最快速度拿取所需物品。

3. 无菌物品间可粘贴各类化学指示及物灭菌前后效果对比标识，设计"无菌物品摆放示意图""标识牌"，标识清晰，标签在同一侧，利用标签及颜色做目视管理或警示标语等。

4. 无菌物品宜设定基数或定容不足的预警通知，提示物品补充的时机，保证无菌物品数量、种类满足手术需求。每月末检查无菌物品有效期，对于次月末超过有效期的无菌物品粘贴近效期标识。

5. 贵重物品放于柜内可设置交接本并配备清点检查单，注明名称、数量及近效期物品等。上锁保管，钥匙班班交接。

6. 已灭菌的物品应有标识，内容包含物品名称、检查打包者姓名或代号、灭菌器编号、批次号、灭菌日期和失效期，使用时按要求将包外标识粘贴于手术安全核查单。

7. 清点或取用无菌物品前应先进行手卫生。清点无菌物品时宜采取非手触式，以目测为主；若必须手触清点时，应轻拿轻放。

（1）使用无菌包前，均需检查外部化学指示物和内部化学指示物确保达到灭菌效果：

①无菌包外部化学指示物只说明物品是否经过灭菌，并不表明是否达到灭菌效果。

②无菌包内部化学指示物表明物品是否达到灭菌效果。

（2）无菌物品若出现以下任一情况禁止使用

①无菌物品过期或未注明有效期。

②无菌物品包装松散或有破洞。

③包布潮湿、有污渍、水渍。

④灭菌过程指示胶带未变色或变色不均匀。

⑤无菌包内化学指示物未变色或变色不均匀。

⑥无菌器械有污渍、锈渍。

⑦手术器械需采用闭合式两层两次包装方法，但只有单层时。

（3）低温无菌物品　无菌物品包外应使用包外化学指示物作为灭菌过程的标识；包内最难灭菌位置应放置包内化学指示物，通过观察颜色变化，判定是否达到灭菌合格要求。低温无菌物品需生物监测合格方可使用，包内化学指示物合格可作为提前使用依据。

二、无菌物品存放管理要求

1. 无菌物品间环境条件符合消毒技术规范要求，存放间保持环境整洁，温湿度恒定，温度≤24℃，相对湿度≤70%。

2. 手术室应在洁净区内设无菌物品间，用于储存和发放灭菌后的手术器械包和敷料。无菌物品存放间为独立的储备空间，应限制人员流动，仅限于发放无菌物品的护士和消毒员出入无菌物品储存区。

3. 无菌物品存放宜使用存放架，应距地面高度≥20cm，离墙≥5cm，距天花板≥50cm。

4. 灭菌包体积、重量要求：下排气程序灭菌包裹体积不宜超过 30cm ×

30cm×25cm；脉动预真空压力蒸汽灭菌的包裹体积不宜超过 30cm × 30cm × 50cm；器械包的重量不宜超过 7kg，敷料包重量不宜超过 5kg。

5. 检查无菌物品外包装、型号、数量、失效期。严禁出现未灭菌、过期、标识不清物品进入无菌物品储存区。发现包装松散、潮湿、破损、标识字迹不清，误放不清洁处及掉落地面等，均应视为污染，须重新处理和灭菌。

6. 无菌物品储存区环境温度、湿度达 WS310.1 规定时

（1）普通棉布材质包装的无菌物品有效期宜为 14 天。

（2）未达到环境要求标准时，普通棉布包装的无菌物品有效期不应超过 7 天。

（3）医用一次性纸袋包装的无菌物品，有效期宜为 30 天。

（4）一次性使用医用皱纹纸、一次性纸塑袋包装、医用无纺布包装、硬质密封容器包装的无菌物品，有效期宜为 180 天。

三、无菌物品发放管理要求

手术室与消毒供应中心（CSSD）设立无菌物品专用洁净通道。医院若未建立专用通道，应选择密闭式运输方式。充分利用医院内部的自动化和信息化系统，建立闭环管理。

无菌物品的发放是实施无菌物品供应和服务的过程。发放人员需做到严格审核，按需配备，确保无菌物品的安全性。

1. 无菌物品发放应遵循"先进先出"的原则。

2. 发放前应洗手或快速手消毒。

3. 发放时确认无菌物品有效性和包装完好性。植入物在生物监测合格后发放。紧急情况下灭菌植入物时，在生物 PCD 中加第 5 类化学指示物，5 类化学指示物合格作为提前放行标识，待生物监测结果合格后及时记录监测结果，并通知手术室。所有灭菌过程监测均有记录，质量可追溯，资料按要求保存。

4. 记录无菌物品发放日期、名称、数目、领用科室和灭菌日期等。发放记录应具有可追溯性。

5. 使用后的无菌物品运输器具，应做清洁处理，干燥储存。

6. 精密、贵重物品需专用容器盛装，轻拿轻放。

四、无菌物品储存发放工作流程

（一）无菌物品储存工作流程（图 4 - 1 - 1）

1. 操作前进行手卫生。

2. 转运：由 CSSD 灭菌后经无菌物品运输专梯送达无菌物品存放间。

3. 查对 CSSD 随附无菌包种类和数目交接单，签字。

4. 检查无菌包完整性、干燥度、包外化学指示物的有效性。

5. 根据无菌物品摆放原则，分类按标识摆放无菌物品。

6. 定期检查无菌物品，不合格物品及时送至 CSSD 规范处理。

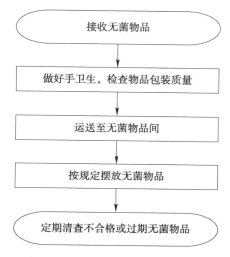

图 4 - 1 - 1 无菌物品储存工作流程

（二）无菌物品发放工作流程（图 4 - 1 - 2）

1. 操作前进行手卫生。

2. 按照手术需求，确定所需无菌物品的种类及数目。

3. 再次核查无菌物品外包装质量、有效期、灭菌方法等。

4. 若使用需要生物监测结果的无菌物品，宜待确认合格后再发放。

5. 记录发放无菌物品信息。

6. 无菌物品运送车使用后，下送 CSSD 进行清洁处理。

五、无菌物品的信息化管理

（1）消毒灭菌的医疗器械管理必须有完善的可追溯体系。用于提高无菌物品的质量与患者的安全性。

（2）手术室无菌物品电子信息化建设：无菌物品运用条形码或二维码管理系统，通过"扫描""RFID（无线射频）识别"的运用，可以对物品进行全程跟踪。发放时与接收科室扫码确认，使用时扫码患者腕带与患者绑定，使用后送至 CSSD 去污区扫码识别，回收处理，完成闭环管理（图 4 - 1 - 3）。

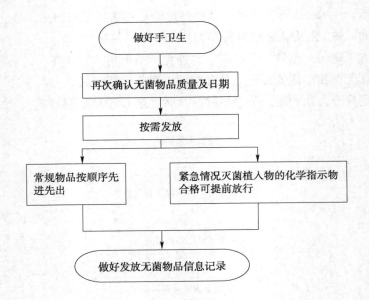

图 4-1-2　无菌物品发放工作流程

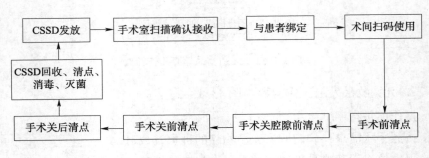

图 4-1-3　手术室无菌物品信息化流程

引入信息化手段管理的无菌物品都会携带"身份证"（一物一码的编码方法）。能够跟踪无菌物品从回收、清洗、打包、灭菌、存放、发放、接收，到使用的信息，对每个环节进行数据分析，完成闭环管理。信息化交接规范了无菌物品质量管理，完善了操作流程，节省了盲目召回的经济成本，控制了手工操作的差错率。

第二节　手术室一次性医用耗材的管理

科学有效的围手术期耗材管理是完整的耗材供应链和围手术期医疗护理的结合，涉及手术室耗材选购、成本控制、库存管理、数量和质量的监测和跟踪以及标准化。通过围手术期耗材管理，能够改善患者和工作人员的满意度和安全；保证更短的等待时间，保证更快摆放设置和更快的周转时间；提高效率，为护理患者创造更多时间；保证电子收费标准和准确；改善成本程序管理；增加产品标准化；改进库存管理；减少浪费；节约劳动人力；精简供应链流程；提高订购、接收、库存和临床拿取的方便性；减少产品失效率。

一、一次性医用耗材管理概述

经灭菌处理后，贴有明确标识包括生产日期、有效期的一次性使用的耗材物品，对其合理、规范使用进行管理。

1. 一次性医用耗材资质管理　手术中使用的一次性耗材必须是经过医院相关部门审查批准，并符合国家规定医院招标范围内产品。

2. 一次性医用耗材试用管理　各类一次性耗材在手术室试用前，必须由医院主管部门办理耗材审验手续，合格后由医院主管部门书面通知手术室方可试用。护士长或耗材管理人员负责接收，盘点数目并在试用登记本上登记耗材的名称、数量等内容。手术人员经厂家专业人士培训后试用。

3. 一次性医用耗材购置管理　手术室所用一次性医用耗材必须由医院主管部门统一集中采购，手术室不得自行购入。首次购入，应由手术室提出申请，通过医院审核合格后，统一招标。由相关主管部门采购、验收、入库，手术室验收领用。

二、一次性医用耗材管理分类

灭菌一次性使用医疗用品是进入人体组织，无菌、无热源、无溶血反应和无异常毒性检查合格、出厂前必须经灭菌处理可直接使用的医疗用品。消毒一次性使用医疗用品是接触皮肤、黏膜，无毒害，检查合格，出厂前必须经过消毒处理的可直接使用的医疗用品。在医疗行业中根据耗材价值，通常分为高值医用耗材和低值医用耗材。

（一）低值医用耗材管理

1. 低值医用耗材概念　低值医用耗材是指医用消毒类、医用高分子材料类、敷料类、口腔耗材类、麻醉耗材类、计生用品类的医用卫生材料。

2. 低值医用耗材库房管理

（1）手术室存放低值医用耗材的区域、条件及设施应与其种类、数量相适应，符合产品说明书、标签标识的要求，满足使用安全、有效的需要，贮存环境条件符合库房管理规定。

（2）建立和规范低值医用耗材的入库程序。库房管理员根据临床工作量和耗材基数制订每周或每月申领计划。

（3）存放时，应首先将无菌与非无菌耗材分库放置。

（4）库房贮存应定位管理，按耗材种类和规格分类放置，无菌耗材存放时须遵守无菌物品储存规定。所有一次性耗材均去除外包装方可入库。

（5）耗材摆放可进行目视化管理，用不同颜色区分区域，根据低值医用耗材实际用量及供货周期在目视管理标识上标注定容数量并设置预警线，提醒达到警戒线的耗材需及时补充，方便物资领取，根据情况定期调整基数。

（6）有条件的医院可进行信息化智能管理。建立库存定位器识别通道货架标识，确定制造商编号以及名称，创建所有储存位置的目录和排序，以便手术室护士领取和归位。

（7）出库时库管员与领用人员必须检查包装的有效期和生产日期，包装是否完整，是否出现破损、漏气等质量问题。进口耗材必须具有中文标识、灭菌日期和失效期。

3. 低值医用耗材使用管理　手术间存放一次性低值医用耗材需固定位置，便于临床遵循和使用，应根据实际使用量设置基数，宜满足当日手术所需。采用抽屉式存放一次性低值医用耗材时，宜设立耗材存放基线，以免抽拉时挤破包装。耗材使用前检查外包装及有效期，一经打开立即使用，打开后未用的耗材不得保留。

4. 低值医用耗材配送管理　根据术间基数提出耗材补充需求，定时由护理人员或辅助人员负责配送至手术间。手术室也可根据各类手术设置专用低值医用耗材配置单，由辅助人员或第三方医疗专业配送服务中心以每台手术为配送单位，于术前进行打包配送。

5. 低值医用耗材计费管理　规范手术室耗材计费操作流程，制定手术室耗材计费管理规定，由手术室护士或专人负责耗材的计费工作。可利用计算机信息系统完善医用耗材收费管理，使用后的耗材通过扫码即可生成计费、代销品出库完成等操作，避免收费错误、重复核对等情况。

（二）高值医用耗材管理

1. 高值医用耗材概念

高值医用耗材主要是指直接作用于人体、对安全性有严格要求、生产使用必须严格控制、价值相对较高的消耗性医用耗材；植入性高值医用耗材概念为借助手术、器械全部或部分进入人体或自然腔道中，在手术过程结束后留置在体内，或器械部分至少留置在体内30天以上的耗材。

2. 高值医用耗材库房管理

（1）手术室内应设有高值医用耗材库房，同时设置管理员，实行专人专库管理，库房管理的基本原则与低值医用耗材相同。

（2）对库房温湿度等环境条件有特殊要求的耗材，应采取相应措施，保障耗材安全有效，并监测和记录存放区域的温、湿度等数据。

（3）库房管理过程可通过电子智能化手段对高值医用耗材的出入库、取用、耗材基数、有效期及账目进行全程的可追溯信息化管理，完成管理闭环。

（4）高值医用耗材库货架的设计、货架编号根据库房总面积以及每排货架需要的距离，计算摆放货架的数量。可根据各货架耗材放置的实际位置，制作货架耗材放置陈列表，贴于各货架显眼处。

（5）耗材摆放清晰有序，各类别耗材对应标签，根据常用和不常用合理存放，抢救耗材放置离门最近的货架。

3. 高值医用耗材使用管理

（1）具有高风险的植入性医疗器械不得委托生产。使用大型医疗器械、植入物、介入类医用耗材，应将医用耗材名称、关键性技术参数等信息以及与使用质量安全密切相关的必要信息记录于病历等相关文件中永久保存，同时相关资料应纳入信息化管理系统，确保信息可追溯。

（2）对手术中选用的高值医用耗材运用反向物流的采供方法进行"零库存"管理。零库存不是仓库储存形式，也不是储存数量为零，而是使耗材在使用中实现最高使用效率，所有耗材均处于周转状态，减少库存积压，实现库存量最小化。

（3）植入性高值医用耗材的产品信息分别贴于患者安全核查单或规定文书内、耗材出库单、手术室植入物登记表，以备日后查询。

（4）相同术式的手术患者所用耗材不同时，应控制耗材开启数量，直到外科医生真正需要时打开。未用的高值医用耗材，巡回护士与库房管理员共同核对登记后，送还高值耗材库。

4. 高值医用耗材配送管理

（1）手术室制作"高值医用耗材登记表"（表4-2-1），内容可包括手术间号、姓名、病案号、耗材名称类型等信息。

表4-2-1

日期	手术间	患者姓名	病案号	耗材类型	领用人	核对人	退库	备注

（2）手术医师在手术申请单上注明患者使用高值医用耗材的名称、规格、数量。术前库房管理员将备用耗材送至手术间，并与巡回护士共同检查、核对耗材信息。

5. 高值医用耗材计费管理　专人复核每日领取和记账数量是否相符，并进行计费。也可利用物资供应链系统与临床业务系统实现无缝连接，手术间巡回护士可根据耗材使用情况通过扫描技术，登记消耗并完成自动计费工作。

三、一次性医用耗材质量控制

1. 临期物品提前公示，可采取超市化管理方式，将有效期约6个月物品公示于"临期物品检查登记本"上，便于库房管理员及使用者及时了解物品动态。

2. 当有效期＜3个月时，可在对应的物品上贴红色"优先取用"字样的标签。如反复出现临期耗材，库管员应及时查找原因，调整库存基数。

3. 一次性医用耗材严禁重复使用。

4. 责任护士对其分区进行检查、整理，专人负责每月末对一次性耗材进行抽查。

5. 手术室应建立一次性耗材使用质量管理制度，每年对一次性耗材进行全面自查，可整理出自查报告，以便数据追踪。

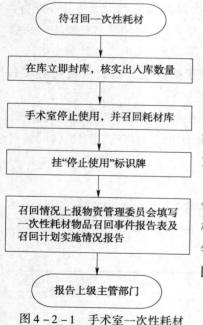

图 4-2-1　手术室一次性耗材召回流程

四、一次性医用耗材不良事件管理

1. 手术室建立一次性耗材不良事件监测报告制度，及时对不良事件进行收集、分析、评价、控制。发现一次性耗材存在安全隐患，应立即停止使用。依照一次性植入性医疗器械事件监测的有关规定报告处理，如需召回可遵循《手术室一次性耗材召回流程》（图4-2-1）。

2. 手术室可加强一次性耗材不良事件监测信息网络的建设。主动收集不良事件信息，及时核实、调查、分析、评估，并发布警示信息。每年进行一次性耗材不良事件监测工作总结，提高医疗护理质量，保障临床安全。

五、一次性医用耗材信息化管理

1. 建立完善的出入库管理制度和计算机网络系

统，以实现一次性耗材的基数预警、效期提示、耗材追踪、数据溯源（图4-2-2）。

2. 高值植入耗材宜采用信息系统进行闭环管理：建立高值耗材全程跟踪智能化管理流程，将医院综合运营管理系统与全数字化医疗信息管理系统相关联。从高值耗材采购至最终使用进行全程监控，做到每种耗材向上可追溯到生产厂商，向下可追溯到患者个体，全过程进行一对一的质量跟踪。

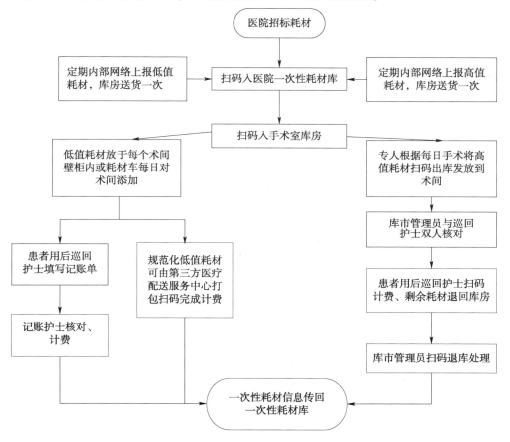

图4-2-2 一次性耗材管理信息化流程

第三节 手术室药品管理

药品是向患者提供医疗服务的关键组成部分，常用于诊断、对症、预防、根治、姑息治疗及疾病和病情的管理。最佳药品管理系统必须包括支持安全、有效使用药品的流程。安全、有效的药物使用涉及多学科医务人员的协调工作，在药品管理流程的各个方面应用流程设计、实施和改进原理。虽然每个医院手术室医护人员在药品管理中角色差别很大，但是为保证患者安全而采取的有效药品管理流程是通用的。

一、药品库房管理

1. 手术室内设药品库、药品柜，并设立一名护士专门负责药品管理。

2. 各种药品应按药品效期远近存放，不同批号严禁混放，间距≥5cm，与库房内墙、顶、温度调控等设施间距≥30cm，与地面间距≥10cm。

3. 手术室应建立库存记录，定期检查药品柜的存药，做到账、药相符。药品出入库严格执行查对制度。

4. 建立手术室药房新管理模式。药剂科可指派专职药师负责手术室药房管理工作，宜采取集中管理、分级管理、分类管理和有效期管理等模式；同时可采取专用场所、专用药箱分类编号使用流程的方法，确保手术室药品的有效管理。

5. 药品需根据温度要求贮存，药品包装上未标注具体温度的，按照《中华人民共和国药典》规定储存，保证药品质量。储存药品相对湿度为35%～75%，对库房温度、湿度进行有效监测并记录。

6. 手术室储存的麻醉药品、精神药品、医疗用毒性药品、放射性药品、肿瘤化疗药品、药品类易制毒的化学品以及非处方药必须印有规定标识，实行特殊药品使用管理。

7. 肌注、静脉用药与外用药须分开放置，统一贴上标签，并注明药品名称、浓度和剂量。

药品标签颜色应有所区别：肌注、静脉可为蓝色，外用药可为红色，高危药可为黄色，相似药可为绿色，单一品可为白色。

8. 手术室不得存放不能直接使用的高浓度外用药。

9. 生物制品、血制品应置于冰箱内保存。

10. 定期检查药品库的存药，发现过期、变色、浑浊或标签不清的药品坚决丢掉，不得使用。

二、药品使用管理

1. 坚持查对制度，做到"三查八对"。如为口头医嘱，护士在执行前应复述一遍，确认后再用药，每次核对须2人以上。

2. 手术室用药要求快速、及时、准确，抢救患者时更是分秒必争，护士应熟悉常用药品的药理作用与用途、剂量与用法、不良反应和配伍禁忌等，以利于抢救配合。

3. 静脉注射麻醉药、强心药及血管活性药时要缓慢推注，并密切观察血压、心率变化。

4. 术中使用所有药物必须粘贴标签，手术台上在第一种药物未做好标签前，不可加第二种药物上台。术中使用的药瓶、空安瓿保留至患者离开手术间。

三、麻精药品管理

（一）麻精药品概念

1. 麻精药品是列入麻醉药品和精神药品目录的药品和其他物质。

2. 麻醉药品是指连续使用后易产生身体依赖性和精神依赖性、能成瘾的药品。

3. 精神药品是指直接作用于中枢神经系统，使之兴奋或抑制，连续使用能产生依赖性的药品。

（二）麻精药品分类

1. 国家对麻醉药品不分类，对精神药品按照使人产生依赖性和危害人体健康的程度分为两类：即第一类精神药品和第二类精神药品。

2. 管制级别：麻醉药品与第一类精神药品管制严格，第二类精神药品较弱。

3. 麻精药品目录（表4－3－1）

表4－3－1　2013年版麻醉药品和精神药品目录

类别	品种数	具体药品	管制程度
麻醉药品	121	可卡因、美沙酮、芬太尼、可待因、阿法罗定等	高
第一类精神药品	68	去氧麻黄碱、丁丙诺啡、二乙基色酸等	高
第二类精神药品	81	异戊巴比妥、地西泮、咖啡因、去甲伪麻黄碱等	低

（三）麻精药品管理制度

1. 需专人负责管理麻醉药品与第一类精神药品工作。

2. 医务人员应将使用后的麻醉与精神药品的空安瓿瓶保留。收回的药品注射剂空安瓿、废处方应建立回收记录由专职人员验收、计数保管、报损、监督销毁等。

3. 麻醉药品与精神药品专用处方格式由国务院卫生主管部门规定。麻醉药品与第一类精神药品处方印刷为淡红色纸张，右上角标注"麻、精一"；第二类精神药品处方印刷为白色纸张，右上角标注"精二"。

4. 麻醉药品及一类精神药品处方保留年限为3年备查，二类精神药品处方保留年限为2年。

5. 手术室应对麻醉药品及第一类精神药品实行五专管理。专柜（库）双人双锁、专人负责、专用处方、专用账册、专册登记，处方专用账册保存应当在药品有效期满后≥2年。

6. 储存麻醉药品与第一类精神药品必须配备保险柜，有条件应安装报警装置。

7. 根据《处方管理办法》规定

（1）第一类精神药品 注射剂，每张处方为一次常用量；控缓释制剂，每张处方不得超过7日常用量；其他剂型，每张处方不得超过3日常用量。

（2）第二类精神药品 一般每张处方不得超7日常用量；对于慢性病或某些特殊情况的患者，处方用量可适当延长，医师应注明理由。

（3）临床实际使用过程中，因包装规格限制，致使许多大包装规格药品不得不"拆零"处理方可满足处方管理规定，对"拆零"处理的药品需集中放置。针对第二类精神药品拆零处理建议细化第二类精神药品处方规定，更好地衔接临床使用与市场现有类别之间的关系；从医院采购的角度，应尽量采购小包装规格的药品。

四、高危药品管理

（一）高危药品概念

高危药品是指药理作用显著且迅速，易危害人体的药品。高危药品亦称为高警示药品（建议更名为高警示药品）即药品本身毒性大、不良反应严重或因使用不当极易发生严重后果甚至危及生命的药品。

（二）高危药品管理制度

1. 手术室高危药品应设置专门区域、药架、药柜，严禁与其他药品混合存放。

2. 存放区域贴专用"危"字标识，提醒工作人员注意，每日定时统计高危药品数量并及时补充。

3. 高危药品调配发放严格实行双人复核，确保发放准确无误。

4. 参考美国用药安全研究所（ISMP）的分类，结合本院实际操作需求，可由药剂科、医务科等相关科室共同拟定与手术室相关的《高危药品目录》。

（三）高危药品目录

1. 中国医药学会医院药学管理专业委员会用药安全项目组，参照ISMP，对全国23家医疗机构医务人员调研，结合中国医疗机构用药情况，获得并推出

《高危药品分级管理策略及推荐目录》（简称推荐目录），该目录共包含 24 类、14 种药品（表 4 − 3 − 2）。

表 4 − 3 − 2　我国高警示药品推荐目录 2015 版（按汉语拼音字母排序）

编号	名　　称	备注
	药品种类（未加备注的系美国 ISMP 高警示药品目录）	
1	100ml 或更大体积的灭菌注射用水（供注射、吸入或冲洗用）	
2	茶碱类药物，静脉途径	新遴选列入
3	肠外营养制剂	
4	非肠道和口服化疗药	
5	腹膜和血液透析液	
6	高渗葡萄糖注射液（20% 或以上）	
7	抗心律失常药，静脉注射（如胺碘酮、利多卡因）	
8	抗血栓药（包括抗凝药物、Ⅹa 因子拮抗剂、直接凝血酶抑制剂和糖蛋白Ⅱb／Ⅲa 抑制剂）	
9	口服降糖药	
10	氯化钠注射液（高渗，浓度 >0.9%）	
11	麻醉药，普通、吸入或静脉用（如丙泊酚）	
12	强心药，静脉注射（如米力农）	
13	神经 − 肌肉阻断剂（如琥珀酰胆碱、罗库溴铵、维库溴铵）	
14	肾上腺素受体激动药，静脉注射（如肾上腺素）	
15	肾上腺素受体拮抗药，静脉注射（如普萘洛尔）	
16	小儿用口服的中度镇静药（如水合氯醛）	
17	心脏停搏液	
18	胰岛素，皮下或静脉注射	
19	硬膜外或鞘内注射药	
20	对育龄人群有生殖毒性的药品，如阿维 A 胶囊、异维 A 酸片等	新遴选列入
21	造影剂，静脉注射	
22	镇痛药/阿片类药物，静脉注射，经皮及口服（包括液体浓缩物，速释和缓释制剂）	
23	脂质体的药物（如两性霉素 B 脂质体）和传统的同类药物（例如两性霉素 B 去氧胆酸盐）	
24	中度镇静药，静脉注射（如咪达唑仑）	

续表

编号	名　称	备注
	药品品种（未加备注的系美国 ISMP 高警示药品目录）	
1	阿片酊	
2	阿托品注射液（规格 5mg/ml）	新遴选列入
3	高锰酸钾外用制剂	新遴选列入
4	加压素，静脉注射或骨内	
5	甲氨蝶呤（口服，非肿瘤用途）	
6	硫酸镁注射液	
7	浓氯化钾注射液	
8	凝血酶冻干粉	新遴选列入
9	肾上腺素，皮下注射	
10	缩宫素，静脉注射	
11	硝普钠注射液	
12	依前列醇，静脉注射	
13	异丙嗪，静脉注射	
14	注射用三氧化二砷	新遴选列入

2. 高危药品管理可采取"金字塔"的模式进行分级管理（图 4 - 3 - 1）根据危险程度将高危药品分为 A、B、C 三个级别。

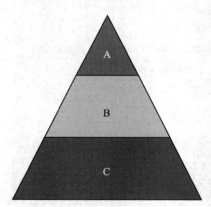

图 4 - 3 - 1　"金字塔"管理模式

高危药品分级管理中各级别的特点

A 级（14 类）高危药品管理的最高级别，是使用频率最高，一旦用药错误，患者死亡风险最高的药品，手术室必须重点管理与监护。

A 级高危药品实行：

（1）专用药柜或专区贮存，药品储存处有专用标识。

（2）护理人员执行 A 级高危药品医嘱时应注明高危，双人核对后给药。

（3）A 级高危药品应严格按照法定给药途径和标准给药浓度给药。超出标准给药浓度的医嘱医生须加签字。

（4）医生、护士和药师工作站在处置 A 级高危药品时应有明显的警示信息。

（5）手术室常见 A 级高危药品见表 4-3-3。

表 4-3-3 手术室常见 A 级高危药品

编号	药 品 种 类	编号	药 品 种 类
1	静脉用肾上腺素能受体激动药（如肾上腺素）	7	硝普钠注射液
2	静脉用肾上腺素能受体拮抗药（如普萘洛尔）	8	100ml 以上的灭菌注射用水
3	高渗葡萄糖注射液（20% 或以上）	9	吸入或静脉麻醉药（丙泊酚等）
4	胰岛素，皮下或静脉用	10	静脉用强心药（如地高辛、米力农）
5	硫酸镁注射液	11	静脉用抗心律失常药（如胺碘酮）
6	浓氯化钾注射液	12	浓氯化钠注射液

B 级（14 类）高危药品管理的第二层，包含的高危药品使用频率较高，一旦用药错误，会给患者造成严重伤害，但给患者造成伤害的风险等级较 A 级低，且用药范围专科性强。

B 级高危药品实行：

（1）药库、药房储存药品处有专用标识。

（2）护理人员执行 B 级高危药品医嘱时应注明高危，双人核对后给药。

（3）B 级高危药品应严格按照法定给药途径和标准给药浓度给药。超出标准给药浓度的医嘱医生须加签字。

（4）医生、护士和药师工作站在处置 B 级高危药品时应有明显的警示信息。

（5）手术室常见 B 级高危药品见表 4-3-4。

表 4-3-4 手术室常见 B 级高危药品

编号	药 品 种 类	编号	药 品 种 类
1	抗血栓药（抗凝剂，如华法林）	5	心脏停搏液
2	硬膜外或鞘内注射药	6	凝血酶冻干粉
3	放射性静脉造影剂	7	静脉用催产素
4	静脉用异丙嗪	8	静脉用中度镇静药（如咪达唑仑）

C 级（8 类）高危药品管理的第三层，包含的高危药品使用频率较高，一旦

用药错误，会给患者造成伤害，但给患者造成伤害的风险等级较 B 级低（表 4 - 3 - 5）。

C 级高危药品实行：

（1）医生、护士和药师工作站在处置 C 级高危药品时应有明显的警示信息。

（2）手术室常见 C 级高危药品见表 4 - 3 - 5。

表 4 - 3 - 5　手术室常见 C 级高危药品

编号	药品种类
1	肌肉松弛剂（如维库溴铵）

（四）高危药品中特殊药品胰岛素的储存及使用管理

1. 瓶装胰岛素或胰岛素笔芯未开启应冷藏于 2 ~ 8℃冰箱内，切记冷冻。

2. 瓶装胰岛素或胰岛素笔芯已开启可室温下储存，注明开启日期（有效期为开启后一个月）。

3. 胰岛素避免受热或阳光直射，防止振荡。

4. 胰岛素抽取前，首先确认是否有晶状体、浮游物或颜色变化等异常现象。

5. 常规注射胰岛素必须在患者用餐备好后遵医嘱双人查对后执行。

6. 注射胰岛素前应使用 75% 乙醇进行消毒处理。

7. 胰岛素专用注射器、胰岛素注射笔专用针头为一次性使用，注射装置与胰岛素剂型相匹配，切忌混用。

8. 注射混合剂型胰岛素时，先向长效胰岛素瓶中注入等量空气，再向短效瓶中注入等量空气，先抽吸短效胰岛素，再抽吸长效胰岛素（切忌将短效胰岛素注入长效胰岛素瓶中或反之抽吸）

五、相似药品管理

1. 相似药品是指由于药品名称、包装和标签相似易造成混淆的药品。主要分为外观相似、名称相似两类。外观相似是药品内外包装的形状、大小、颜色、相关图案或药品的外形相像；名称相似是指药品名称读音相像的药品。

2. 对包装看似、相似、听似药品，一品多规、多剂型的相似药品标签或外包装做统一明显"似"字标识；固定位置。

3. 宜制定手术室相似药品目录，将外观相似的药品拍成照片，以目视管理方法，达到用药安全的目的。

六、术中使用抗菌药品管理

1. 清洁手术的预防用药时间不超过 24 小时；心脏手术可视情况延长至 48 小

时；清洁－污染手术和污染手术的预防用药时间亦为 24 小时；污染手术必要时延长至 48 小时。

2. 清洁手术使用抗菌药品，静脉输注应在皮肤、黏膜切开前 0.5～1 小时或麻醉开始时给药，输注完毕后开始手术。

3. 手术时间较短（<2 小时）的清洁手术术前给药一次即可。若手术时间 >3 小时或超过所用药物半衰期的 2 倍以上或成人失血量 >1500ml，术中遵医嘱追加一次用药。抗菌药品有效浓度持续时间应包含手术全过程和手术结束后 4 小时。

4. 明确携带耐甲氧西林金黄色葡萄球菌的患者，施行心胸手术或骨科手术的围手术期，可鼻内局部用药。

5. 万古霉素类由于输注较长时间，应在手术前 1～2 小时开始给药。

6. 行肢体手术时如需在有静脉通路的肢体近端使用电动或手动气压止血带，预防用抗菌药品应在止血带充气前输注完毕。

7. 剖宫产手术的抗菌药品初始剂量应在脐带夹闭后立即给予。

8. 使用青霉素、普鲁卡因等药物前应查对皮试结果，以确保安全。

七、药品有效期管理

1. 药品入库时必须检查药品生产日期和有效期，有效期在六个月以内的药品拒绝入库（特殊情况除外）。

2. 手术室药品存放时可进行批次管理，同种药品更换批号时按旧批号在前，新批号在后的原则摆放，并注明更换批号。不同批号同种药品分开摆放。药品出库时执行"先进先出、近期先出"的原则，严格查对有效期。

4. 手术室设立质量管理专员每月检查药品有效期。需在距药品失效期（1～3 个月）到指定药房进行有效期更换。口服基数药每年应定期更换一次。

5. 对已除去包装的药品保证有相应药品有效期记录，否则不得使用。

6. 为保证药品有效期内性质上的稳定，须在规定条件下存放药品，定期查看药品存放的温度、湿度及避光条件等，同时观察药品外观质量，如发现药品变色、潮解等现象，应封存报废。

7. 对质量可疑或不合格药品立即停止使用，清查并分析原因，及时采取预防措施。应有完整事件过程处理记录，同时报告医院质量监管部门确认。

八、药品智能化管理

手术室药品智能化管理是使用院内网络、物联网技术、自动控制技术，结合合理的管理流程对药品进行全方位，多层次的管理机制。

1. 智能药柜　用于手术室库房药品的管理。设立以"指纹密码"为指令的专用智能药柜，"指纹密码锁"替代药师预先核查麻醉医师使用资质。智能药品柜可设定自动盘点、药品数量、最小库存量提醒、即将到期药品提示、扫码计费、记录单生成等功能。

2. 智能药车　用于每个手术间药品的管理。智能信息化药车管理系统通过与医院全数字化医疗信息系统数据的衔接，可将患者信息自动导入智能药车系统中，同时跟踪填充药品的数量和有效期，系统自动保存调拨单，便于日后查询。

第四节　手术室危化品管理

危险化学品（以下简称危化品），指具有毒害、腐蚀、爆炸、燃烧、助燃等性质，对人体、设施、环境具有危害的剧毒化学品和其他化学品，一旦泄漏或失去控制容易引发社会安全事件。手术室以危化品的安全使用与风险控制为主旨，建立手术室危化品管理体系，包括危化品管理流程、设施技术保障系统、管理人员队伍建设等保障手术患者及环境安全的有效措施。

一、危化品的种类及贮存方式

1. 我国《危险化学品目录》中包含 2828 类属条目危化品，根据 GB 13690 的规定分为八类：爆炸品；压缩气体和液化气体；易燃液体；易燃固体、自燃物品和遇湿易燃物品；氧化剂和有机过氧化物；毒害品；放射性物品；腐蚀品。

2. 危化品贮存方式分为三种：隔离贮存、隔开贮存、分离贮存。

3. 贮存的危化品应有明显的标识，标识应符合 GB 13690 的规定。同一区域贮存两种或以上不同级别的危化品，应按照高等级危化品标识标注。并根据性能分区、分类贮存。

4. 手术室可建立危化品使用与应急处理一览表，作为科室学习、培训文件。据统计手术室常用危化品见表 4 - 4 - 1。

表 4 - 4 - 1　手术室常用危化品使用与应急处理一览表

名称	化学成分	危险性	使用/储运/废弃要求	应急措施及方法
无水乙醇	乙醇	化学危险品引起火灾和溅入眼睛和脸部等部分	1. 放入危险品柜 2. 控制库存量 3. 拿取时要小心，轻拿轻放	1. 发生火灾时及时通知消防中心并利用科室内的消防设施进行补救 2. 若溅到身体裸露部位，迅速就近用自来水冲洗患部，但不能用手用力擦拭。冲洗时间 5～15 分钟

名称	化学成分	危险性	使用/储运/废弃要求	应急措施及方法
氢氧化钠	氢氧化钠	具有强碱性及腐蚀性，对组织有烧灼作用，可溶解蛋白，形成碱性变性蛋白。溶液或粉尘溅到皮肤上，尤其是溅到黏膜，可产生软痂。溶液浓度越高，温度越高，作用越强。溅入眼内，不仅可损伤角膜，而且能使眼深部组织损伤	1. 操作注意事项：戴橡胶手套，避免和皮肤、眼睛接触 2. 储存注意事项：储存于阴凉、干燥、通风良好的库房。远离火种、热源。库内湿度最好不大于85%。包装必须密封，切勿受潮。应与易（可）燃物、酸类等分开存放，切忌混储	1. 皮肤接触：立即脱去污染的衣着，用大量流动清水冲洗至少15分钟，就医 2. 眼睛接触：立即提起眼睑，用大量流动清水或生理盐水彻底冲洗至少15分钟，就医 3. 吸入：迅速脱离现场至空气新鲜处。保持呼吸道通畅。如呼吸困难，输氧。如呼吸停止，立即进行人工呼吸，就医 4. 食入：用水漱口，给饮牛奶或蛋清，就医 5. 灭火方法：用水、砂土扑救，但须防止物品遇水产生飞溅，造成灼伤
甲醛溶液	甲醛	高刺激性有毒液体，具有易燃性及腐蚀性。若人体皮肤直接接触甲醛时，可能会引发过敏反应、皮肤炎或是湿疹。对眼睛有刺激作用	1. 放入危险品柜，远离火种、热源。库温不宜超过30℃ 2. 控制库存量 3. 拿取时要小心，轻拿轻放	1. 避免皮肤直接碰触，不慎碰触应速用清水冲洗 2. 若不慎甲醛溶液接触眼部时，请速用大量清水冲洗至少15分钟以上，并尽快就医 3. 若不慎吸入时，会刺激口、鼻与呼吸道黏膜组织，轻则疼痛咳嗽，重则导致呼吸道感染，甚至肺水肿，就医检查为宜
戊二醛灭菌剂	戊二醛	对眼睛、皮肤和黏膜有强烈的刺激作用	1. 放入危险品柜，远离火种、热源。库温不宜超过30℃ 2. 控制库存量 3. 拿取时要小心，轻拿轻放	不慎接触皮肤或眼睛应立即用大量清水及时冲洗，严重者就医诊治

名称	化学成分	危险性	使用/储运/废弃要求	应急措施及方法
三碘甲烷	碘仿	对呼吸道有刺激性，吸入后出现咳嗽、呼吸困难、胸痛，重者发生肺水肿。高浓度接触可引起神经系统改变，出现精神错乱、兴奋、头痛、幻觉、共济失调等。对眼有刺激性。口服灼伤口腔和胃，出现中枢神经系统抑制及心、肝、肾损害。慢性影响：皮肤长期接触可至湿疹；有时引起全身症状，如发热、皮疹等。可致肝、肾损害	1. 放入危险品柜 2. 储存注意事项：储存于阴凉、通风的库房。远离火种、热源。避免光照。包装密封。应与氧化剂、碱类、碱金属、食用化学品分开存放，切忌混储。储区应备有合适的材料收容泄漏物	1. 皮肤接触：脱去被污染的衣着，用肥皂水和清水彻底冲洗皮肤，就医 2. 眼睛接触：提起眼睑，用流动清水或生理盐水冲洗，就医 3. 吸入：迅速脱离现场至空气新鲜处。保持呼吸道通畅。如呼吸困难，输氧。如呼吸停止，立即进行人工呼吸，就医 4. 食入：饮足量温水，催吐，就医 5. 灭火方法：消防人员须佩戴防毒面具、穿全身消防服。灭火剂：雾状水、泡沫、二氧化碳、砂土
过氧化氢溶液（含量>8%）	双氧水	高浓度过氧化氢有强烈的腐蚀性。吸入该品蒸气或雾对呼吸道有强烈刺激性。眼直接接触液体可致不可逆损伤甚至失明。口服中毒出现腹痛、胸口痛、呼吸困难、呕吐、一时性运动和感觉障碍、体温升高等。个别病例出现视力障碍、癫痫样痉挛、轻瘫	1. 放入危险品柜 2. 对金属有腐蚀作用，慎用 3. 避免与碱性及氧化性物质混合 4. 避光、避热，置于常温下保存 5. 医用的有效期一般为2个月 6. 不得用手触摸	1. 皮肤接触：脱去被污染的衣着，用大量流动清水冲洗 2. 眼睛接触：立即提起眼睑，用大量流动清水或生理盐水彻底冲洗至少15分钟。就医 3. 吸入：迅速脱离现场至空气新鲜处。保持呼吸道通畅。如呼吸困难，给输氧。如呼吸停止，立即进行人工呼吸。就医 4. 食入：饮足量温水，催吐，就医 5. 灭火方法：消防人员必须穿戴全身防火防毒服。尽可能将容器从火场移至空旷处。喷水冷却火场容器，直至灭火结束。处在火场中的容器若已变色或从安全泄压装置中产生声音，必须马上撤离。灭火剂：水、雾状水、干粉、砂土

二、危化品管理流程

危化品的使用条件应符合法律、行政法规的规定和国家标准、行业标准的要求，并根据所使用危化品的种类、危险特性以及数量和方式，建立、健全危化品使用安全管理规章制度和操作规程，保证危化品的安全使用。

（一）危化品的储存与养护管理

1. 危化品的存储方式、方法、数量应当符合医院标准或者医院相关制度。储存危化品必须建立严格的危险品出入管理规定。

2. 危化品存储及发放前均应按流程进行检查验收，危险品数量、标识、外包装完整性并登记。经核对后可出入危险品柜，当危险品性质不清时严禁接收。

3. 危化品入柜后应采取适当的养护措施，在贮存期内，专人负责，定期检查数量、质量、有无破损、渗漏等情况，发现问题立即采取措施，保障安全。

4. 严格控制存放危化品区域的温湿度、定时检查，发现问题立即解决。对于易燃易爆的危险物品采取专用防燃防爆安全柜专人专锁储存。

5. 危化品存放处应放置《危险化学品清单》及《应急处理一览表》，以便危害出现时迅速识别与处理。

6. 对复用的危化品容器、包装物，使用前应排查隐患；发现安全问题，及时检测或更换。

（二）危化品的标识

全部化学有害物资需有明显的标识，以警示使用的员工注意。

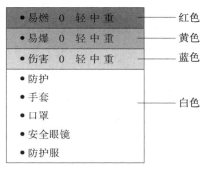

- 标识含义：
- 红色：表示易燃。0 表示不会燃烧；轻表示加热或暴露在外界高温条件下会燃烧；中表示任何温度下都可被点燃；重表示随时会在空气中扩散并燃烧。
- 黄色：表示易爆。0 表示基本稳定；轻表示通常情况下稳定，高温高压下会发生强烈化学变化；中表示可能爆炸，或在强烈晃动等条件下会爆炸；重表示随时可能爆炸或暴露在常温常压下会分解。

- 蓝色：表示伤害。0 表示无健康损害，不需要警惕预防；轻表示会引起刺激及轻微残留损伤；中表示短时间接触可能引起严重的暂时性损伤或是中度的残留伤害；重表示极短时间暴露也会引起死亡或是严重残留伤害。
- 白色：表示防护。人员防护要求，包括手套、口罩、安全眼镜、防护服等。

（三）危化品清点

1. 危化品要定期盘点，每月清点一次，做到账务相符，差错率为零。
2. 放射性危化品日进日出，做好交接及使用记录。

（四）危化品的销毁制度

1. 所有危化品的废弃、销毁方法必须符合医院以及国家、地方的相关规定。
2. 危化品处理可根据手术室制定《化学性危害品使用与应急处理一览卡》执行，由专人负责，统一处理，按化学危化品稀释浓度要求稀释后弃去。
3. 放射性危化品内外包装必须贴有标识并注明名称、放射性比活度、容量。
4. 废弃物可用不同颜色垃圾袋分类存放。

（五）手术室出现危化品损伤的处理规程

1. 人员受伤害立即脱离污染区域。
2. 危化品不慎接触皮肤或眼睛应立即使用大量清水冲洗，严重者就医诊治。
3. 危化品不慎误服，立即洗胃处理。
4. 做好危化品损伤处理过程记录。

（六）手术室发生危化品溢出、暴露的报告与调查

出现危化品溢出、暴露，必须及时、准确报告管理部门，同时报告医教部及主管领导。报告的同时，事发地点员工迅速做出有效应对处理，保障人身安全。医院安全管理委员会定期分析危化品溢出、暴露的原因，制定计划，防止事件再次发生。如发现危化品安全隐患及违规行为予以纠正。

三、危化品设施技术保障系统

鼓励手术室建立危化品信息监管共享平台，提高手术室自身安全意识以及管理能力。灵活运用各种方式，探索实施易燃易爆有毒危化品电子追踪标识制度，及时登记记录全流向、闭环化的危化品信息数据，基本实现危化品全生命周期信息化安全管理及信息共享。

1. 加强危化品登记工作，完善登记制度，建立手术室危化品信息数据库，

并实现部门数据共享。

2. 科室可补充个体防护设施，如防护服、防护手套、安全标识、有害物质溢出处理箱等。

3. 手术室危化品从入库、废弃、回收处理等全部信息录入危化品管理系统，做到危化品入库、存放、使用有据可查。

4. 技术保障包括危化品使用、防护相关的技术资料、危化品的信息管理系统等，手术室宜编制化学品安全技术说明书（MSDS）。MSDS 是一份关于危化品燃爆、毒性、环境危害以及安全使用、泄露应急处置、主要理化参数、法律法规等方面信息的综合性文件，能够指导危化品正确使用、预防和控制危险发生。

5. 危化品风险控制。入库时按照化学品安全数据表（MSDS）进行风险评估，目的在于确认是否入库以及如何区分存放保存；根据风险评估结果进入相应的存放柜及指定位置；参考历年危化品消耗数据建立危化品总量的数量控制标准，结合近期变化及储存情况、发放、回收数据，每周及时调配，实现危化品数量总控；同时，以管理员为核心，全体医护人员共同承担手术室危化品的全程监督预警，一旦发生意外，直接进入应急系统，尽可能将危险消除，避免意外事件的发生。

四、危化品培训管理

1. 新入职员或接触危化品的人员，手术室需对其进行科室危化品管理方面系统化培训，明确危化品的性质、使用规范、对人体的危害、个人防护知识以及出现损伤的处理流程，保证全体医护人员的生命安全。

2. 加强危化品应急预案管理

（1）手术室可制定本科室危化品事故应急预案，安排应急救援人员，配备必要的应急救援器材、设备等。

（2）简化危化品相关应急预案流程、完善危化品应急演练要求，积极推行使用应急处置一览卡。

（3）定期组织开展联合演练，根据演练结果评估应急预案的可行性及时修订完善应急预案，进一步加强应急预案的科学性、针对性、实用性以及可操作性。

第五章　手术室器械集中管理

2016年，我国卫生行业标准 WS310.1 的管理规范明确规定，消毒供应中心应采取集中管理的方式，对所有需要消毒或灭菌后重复使用的诊疗器械、器具和物品实行回收、集中清洗、消毒、灭菌和供应。要实现这个转变，就要对原有消毒供应中心的管理体制和质量进行改变，医院及各职能管理部门要履行相应的管理职责，建立完善的医院感染预防与控制的管理机制，在这个基础上消毒供应中心的专业人员承担起集中管理所赋予的责任，发挥其应有的功能和作用，确保手术器械的安全合格，真正落实集中管理的目标。

第一节　集中管理的要求与规范

一、消毒供应中心集中管理的定义

医院内承担各科室所有重复使用诊疗器械、器具和物品清洗、消毒、灭菌以及无菌物品供应的部门称为消毒供应中心（central sterile suprly vepartment, CSSD）。消毒供应中心为满足需求，对重复使用的诊疗器械、器具和物品回收集中进行清洗、消毒或灭菌的管理方法称为集中管理；如院区分散、消毒供应中心分区设置或现有消毒供应中心面积受限，已在手术室设置清洗消毒区域的医院，其清洗、消毒或灭菌工作集中由消毒供应中心统一管理，依据 WS310.1 ~ WS310.3 进行规范处置的也属集中管理。

二、国内外消毒供应中心集中管理的现状

从国际的发展趋势来看，我国医院的消毒供应中心的管理模式已向集中式方向发展。在日本、美国及某些欧洲国家的一些医院里多采用由消毒供应中心向全院供应无菌物品的管理模式。日本的医院消毒供应中心通过电脑联网与手术室进行沟通，经过自动搬运系统或自动保管及传输系统或机器人进行物品转运交换。消毒供应中心内基本实现了机械化、自动化的清洗和灭菌；手术器械实施配套清

单，在基本配套中尽可能使手术器械标准化和配套作业规范化，简化手术前的各项准备工作，把以往只有专业人员才能完成的手术器械分装、打包变为普通工作，以减少劳动强度并提高工作效率。硬质手术器械配套箱的应用和推广，通过电脑联网控制及操作机器人运送、装机和卸载，使灭菌程序更趋于自动化。在欧洲，工作人员将器械刻上条形码、特异码或植入电子芯片，通过扫描输入电脑，实现可追溯的管理。我国一些医院及其他某些国家的消毒供应中心采用直通电梯与使用科室进行物品交换，也可实现全院所需的无菌物品中心供应。英国的发展趋势是医院的供应室将会越来越少，而消毒灭菌设备生产厂家将会成为医院的合作伙伴，将以集中供应的方式发展现代化、自动化程度较高的区域供应中心。这会逐步取代过去的模式，使有限的资源共享，为患者提供安全的服务。日本20年前已有这种模式，运转良好。新加坡的某些医院很早就由工程师负责供应室的全面工作，确保清洗器、灭菌器正常运转来保证供应中心的工作质量。缺点是工程师难以保证包内的质量适应临床需要，因而由护士长负责供应物品质量，以保证临床需要，工程师负责机械正常运转，两者相结合即由医院负责供应物品质量，厂家负责机械正常运转的模式，实现消毒供应中心为临床无菌物品的质量提供保证。

三、消毒供应中心集中管理的意义

（一）保证医疗安全

由专业人员管理及处理重复使用的医疗器械及物品，能有效控制不安全因素，达到消毒供应专业化、标准化和规范化。对控制医源性感染，保障患者医疗安全十分重要。

（二）消毒供应专业化

CSSD集中管理，对质量控制、操作规范、流程优化有明显的优势，具有更高的专业能力，满足复杂手术器械的处理。器械种类多、结构复杂也会积极有力地促进从事消毒供应的专业人员不断努力、探索专业的发展，增强消毒供应人员的专业精神和自信心。

（三）促进手术室专业的发展

CSSD的集中管理使手术室护士只需集中精力配合手术，而不必把精力放在敷料制备、清洗器械、器械打包、器械的消毒及灭菌等工作上。使手术室护士从非专业工作中解脱出来，其有更多的时间致力于手术配合。

（四）节约医疗资源

在我国卫生资源还明显不足的条件下，应集中有限的资金，购置先进的仪器及设备，避免重复购置。手术室不需设置器械室、清洗室及消毒室，从而手术室可充分利用有限的空间，增加手术间，改变辅助房间多于手术间的状况。

四、消毒供应中心集中管理对医院各部门的要求

（一）医院护理部对消毒供应中心应履行的职责

1. 合理配置消毒供应中心的管理者。配置优秀的消毒供应中心管理者十分重要。该管理者应具有较强的协调和执行能力。根据员工的不同需求，营造良好的文化氛围，形成优秀的团队，实现管理目标。

2. 根据岗位要求合理调配人力资源。护理部主任要掌握消毒供应中心对人力的知识结构和综合能力的需求。合理配置护士、灭菌员、职工各级工作人员的比例。职工配置数量与比例，取决于消毒供应中心整体管理水平、质量组织管理作用和信息化建设程度，主管部门应充分评估这些因素后，确定适合的岗位人员。

3. 落实岗位培训制度。负责指导消毒供应中心建立持续的岗位教育培训机制，应根据消毒供应中心的专业特点，将其专业知识和医院感染预防与控制的相关知识并纳入岗位培训计划，从而为其学习、交流创造条件，提高各项技能和业务水平。

（二）医院感染管理部门对消毒供应中心应履行的职责

1. 医院感染专职人员对消毒供应中心新建、改建、与扩建的设计方案进行卫生学审议，并根据医院集中管理的要求，提出建议。要熟悉掌握清洗、消毒与灭菌设备的性能技术参数及使用效果，对医院购进设备的配置与质量提出意见。

2. 医院感染管理者应注重过程质量控制，经常深入消毒供应中心，定期评价其消毒隔离制度和措施的落实情况、工作流程是否符合医院感染的原则以及消毒供应中心员工的职业防护设施与措施的落实，对其进行指导和监督。及时发现问题并予以协助解决。对清洗、消毒、灭菌效果和质量监测进行指导和监督，定期进行检查和评价。

3. 加强规范临床科室重复医疗器械的管理，建立相关的管理工作制度，如外来器械管理制度、呼吸管路集中处置等。并根据医院感染预防与控制的重点，对消毒供应中心的集中管理提出要求与改进建议。

4. 发生可疑医疗器械所致的医院感染时，组织协调消毒供应中心和相关部门进行调查分析，确定目标监测的项目与方法，通过科学方法对消毒供应中心进行质量控制。

（三）设备及总务管理等部门对消毒供应中心应履行的职责

1. 设备及总务管理部门应根据消毒供应中心的需要，指导其工作人员安全地使用和操作设备，协助制订灭菌器出现故障时的应急预案。

2. 负责购买设备的技术参数、功能和质量，使其达到工作需要，对厂家的生产、销售和经营负责审核。监督厂家设备安装、检修达到相关的质量标准。专人负责消毒供应中心设备的维修和定期保养，并建立设备档案。定期对消毒供应中心设备所使用的各类数字仪表如压力表、温度表及安全阀等进行校验并记录备查。定期对消毒供应中心各种设备进行维修和检查工作，出现故障时采取积极有效的措施，帮助解决问题。

3. 总务管理部门应积极主动为消毒供应中心服务，保证其水、电、压缩空气及蒸汽的供给和质量，定期进行管道的维护和检修。与消毒供应中心共同制定并完善停水、停电及停汽的应急预案和突发事件的处理流程，确保措施有效落实。

五、集中管理对消毒供应中心的要求

实施集中管理的过程是消毒供应中心重新建设的过程，是全院可重复使用的器械、器具和物品由消毒供应中心全程处理的管理模式。集中管理给消毒供应中心带来各种各样的问题与困难，无论器械的种类、器械的复杂性和临床需要的差异，还是回收与发放的效率都出现了新的问题。消毒供应中心要转变观念，主动深入了解各临床科室器械的特点和不同的需要，运用专业知识和技术能力解决这些困难，根据各科室的需求及时供应，并持续改进服务质量，这才是集中管理的真正意义所在。

（一）消毒供应中心工作人员的发展规划

医院消毒供应中心是集医疗、护理和工业等相关基础理论、知识与技能，具有其特殊的专业技术要求，对管理者和工作人员而言，将面对许多原有的专业知识不熟悉的领域。因此，需要系统的学习培训机制，制定员工发展规划并确定培养目标。根据管理者、护士、工人的特点，分析及评估其各自岗位培训需求、选择培训方法、制定培训规划、预算培训经费、新员工和新入消毒供应中心人员培训、课程设置、培训效果评估的方法、撰写培训评估报告。通过这种有效的培训机制实现每个工作人员职业生涯发展规划，可有效地激发工作人员的主动性和创造性，促进消毒供应中心专业的发展。

（二）消毒供应中心应调整工作职责，完善工作流程

服务对象扩大后，需对原有工作人员的工作职责进行重新调整。特别是手术器械回收、清洗和包装等环节，对岗位工作人员的职责要有清晰的表达。面对增加的器械种类和科室需要的下送时间，消毒供应中心要根据这个变化，修改和完善原有的清洗方法、包装方法等。应根据集中管理处置器械的要求，建立健全岗位职责、操作规程、质量管理、监测、设备管理、器械管理及职业安全防护等管理制度和突发事件的应急预案。需建立去污区、检查包装区及灭菌区，下收下送等的工作规程以及岗位培训及工作质量考核标准。

（三）消毒供应中心应加强与各部门的协调沟通

消毒供应中心应主动地与临床科室沟通和交流，及时掌握临床科室对无菌物品的需求，了解本部门的服务质量，征求意见并对科室的意见及建议及时反馈。由护士长分管并组织实施，落实与临床各科室的联络负责人。建立定期到临床一线寻访制度，由组长定期了解临床需求，对复杂的手术器械可采取跟台的方法，掌握第一手资料。根据各科室的专科特点，掌握专用器械种类、结构、材质特点和处理要点。重视临床科室的意见，征求意见制度化，可通过多种形式建立沟通方式。护士长可不定期听取产品使用及服务情况，有问题及时到病房现场解决。

（四）消毒供应中心应进行持续质量改进

1. 实行集中管理对质量控制的要求更高，风险更大。逐步完善质量控制与建立质量持续改进机制至关重要。

2. 确定每个环节的质量控制标准，关注器械再处理的过程，对工作情况及时记录，由组长定期进行分析。对发生率高风险大的事件，应进行专项的根本原因分析，找出问题所在，并采取调整措施。

3. 完善质量控制过程的相关记录，保障物品供应的安全。在各工作区的不同岗位，应建立符合岗位需求、提高工作人员依从性的工作记录表，真实反映适时工作质量，形成科学管理的基础。定期对工作区域的监测数据、工作参数记录等质量结果与质量目标、实施效果进行比较分析，检查计划的实际执行情况。

4. 不断提高质量改进目标。对科室关于无菌物品的意见有调查、有反馈，落实持续改进，并有记录。发现质量出现偏差或新的情况，分析其中原因，进而采取相应的调整措施，以确保质量管理目标的实现。

附录：集中管理需遵循的法规和标准

1. 法律

《中华人民共和国传染病防治法》

2. 法规

《医疗废物管理条例》

《艾滋病防治条例》

3. 规章

《消毒管理办法》

《医疗卫生机构医疗废物管理办法》

《医疗废物管理行政处罚办法》

《医疗机构传染病预检分诊管理办法（试行）》

《医院感染管理办法》

4. 规范及标准

《医院感染诊断标准（试行）》

《内镜清洗消毒技术操作规范》

《医疗机构口腔诊疗器械消毒技术操作规范》

《医疗废物分类目录》

《医疗废物专用包装物、容器标准和警示标识规定》

《医务人员艾滋病病毒职业暴露防护工作指导原则》

《卫生部办公厅关于加强多重耐药菌医院感染控制工作的通知》

《医院感染暴发报告及处置管理规范》

《医院手术部（室）管理规范》

《外科手术部位感染预防与控制技术指南》

《导管相关血流感染预防与控制技术指南》

《导尿管相关尿路感染预防与控制技术指南》

5. 行业标准

《医院消毒供应中心第 1 部分：管理规范》

《医院消毒供应中心第 2 部分：清洗消毒及灭菌技术操作规范》

《医院消毒供应中心第 3 部分：清洗消毒及灭菌效果监测标准》

《医院隔离技术规范》

《医院感染监测规范》

《医务人员手卫生规范》

《医疗机构消毒技术规范》

《医院消毒卫生标准》

第二节　手术器械的质量控制

一、手术器械清洗质量的监测

手术器械的清洗质量是保障灭菌质量的基础，经过清洗、消毒、干燥处理的器械物品，进行包装前，应检查清洗质量、功能状态并对器械进行保养。器械表面及关节、锯齿部、锁扣及管腔应光洁，无血渍、污渍、水垢等残留物质和锈斑。生物负荷达到安全水平，不会对工作人员及环境造成危害。

（一）手术器械清洗质量的检查原则

1. 器械包装前应检查每件器械的功能性和完整性，符合质量要求，即器械结构和功能完好，表面无裂缝，应采用目测或使用带光源放大镜对干燥后的每件器械、器具和物品进行检查。

2. 可定期使用清洗测试物检查和评价器械清洗质量。通过对残留蛋白质、血红蛋白、生物负载的检测来评估清洗的效果。清洗测试物和方法应具有快速、灵敏、精确、稳定、简便、可重复以及受干扰物质影响小等特点。

3. 清洗质量合格应包括：表面及其关节、锯齿部、锁扣及管腔应光洁，无血渍、污渍、水垢等残留物质和锈斑；功能完好，无毛刺或缺口、无裂缝和损毁。

4. 如发现清洗质量不合格的器械物品不得包装，须重新进行清洗。有锈迹器械应除锈，器械功能损毁或锈蚀严重，应及时维修和报废。

（二）手术器械清洗质量的检查方法

1. 目测法　正常光线下，肉眼直接观察。

2. 放大镜检查法　借助手持式放大镜或带光源放大镜进行质量检查。

3. 残留血试验法　使用隐血测试纸通过测试纸上的过氧化物和显色剂与血污中的血红蛋白、肌红蛋白的作用使显色剂发生色泽变化，可判定微量血污是否存在。

4. 蛋白残留测试法　残留蛋白测试方法特异性强、敏感、使用方便；不受器械处理方法的干扰，如消毒剂、高温等的作用；但价格昂贵，不适合常规检测。有以下三种测试方法。

（1）茚三酮试验　水合茚三酮试剂进行器械残余蛋白质检测，是一种高灵敏度的蛋白质和氨基酸检测方法。

（2）缩二脲反应　缩二脲法可以作为半定量方法，用于确定清洗消毒器中清洗过的医疗器械是否存在蛋白残留物。

（3）邻苯二甲醛法　改良的邻苯二甲醛法是一种确定蛋白质中游离态原始氨基酸群的方法。

5. 生物膜测试法　模拟的人体体液、血液组成的生物膜测试片（块）与器械同时清洗，观察清洗后的生物膜残留以判断清洗效果。

6. 微生物学检测法　对清洗后的器械，将浸有无菌盐水采样液的棉拭子在被检器材各层面及轴节处反复涂抹（除去手接触的部位），将棉拭子放入装有10ml 采样液的试管内送细菌室检测。

7. ATP 生物荧光检测法　ATP 生物荧光法测定原理，是利用荧光素酶在镁离子、ATP、氧的参与下，催化荧光素氧化脱羧，产生激活态的氧化荧光素，放出光子，产生 560nm 的荧光，在裂解液的作用下，细菌裂解后释放的 ATP 参与上述酶促反应，用荧光检测仪可定量测定相对光单位值（RLU），从而获得 ATP 的含量，进而得知细菌含量。

（三）手术器械清洗质量的定期监测

定期监测作为日常监测的有效补充。采用目测和清洗效果监测物的方法。按照 WS310.3—2016《医院消毒供应中心》第三部分的要求，每月应至少随机抽取 3 ~ 5 个待灭菌包内全部物品的清洗质量。

定期监测工作应由质检员负责。目测方法同日常监测的检查内容保持一致，并将检查内容记录。如发现清洗不合格，应分析原因，并采取相应的措施。

1. 操作前评估方法及要求　清洗质量的定期监测是与常规监测内容应保持一致，即依赖目测法和（或）配合带光源放大镜；如有条件可以开展实验室技术方法对清洗质量进行更高要求的监测，在开始之前应确保相关设施设备齐全，待检查的物品应清洗、干燥完毕严格按照实验要求或产品使用说明书进行物品准备、采样操作和结果判读。

2. 操作步骤

（1）在包装完毕的器械包中，随机抽取 3 ~ 5 个不同类型的待灭菌包裹进行定期清洗质量检查。

（2）若使用目测和（或）带光源放大镜进行检测，操作流程与日常监测相同。

（3）若使用实验室技术进行定期清洗质量检查，应严格按照实验要求或产品说明书进行和结果判读。

3. 操作注意事项

（1）待灭菌包裹的选择应做到随机性和代表性。

（2）定期清洗质量的检验人员可与日常清洗的检测人员不同。

（3）检测时要保证光线亮度达到要求。

（4）其他监测步骤同日常目测方法及操作。

4. 结果判定及处理

（1）若采用目测方法，合格标准为：清洗后的器械表面及其关节、牙齿应光洁，无血渍、污渍、水垢等残留物质和锈斑。

（2）若采用实验室技术进行测定，结果判定应依据相关文件和产品说明书。

（3）记录检查结果，如出现检查不合格的物品，应分析清洗失败的原因，并制定相应改进措施。

（4）应详细记录包裹内所有物品的清洗结果。

（5）检查结果至少保留半年以上。

（6）定期监测与日常监测记录表格项目具有一致性，利于综合分析清洗质量问题。

二、手术器械消毒质量的监测

（一）湿热消毒监测及操作

1. 监测对象　湿热消毒的主要监测对象是消毒设备运行中维持消毒温度和时间的参数及设备效能。监测的湿热消毒设备有清洗消毒器和煮沸消毒设备。

2. 质量标准　消毒后直接使用的诊疗器械、器具和物品，湿热消毒温度应≥90℃，时间≥5分钟，或Ao值≥3000；消毒后继续灭菌处理的，其湿热消毒温度应≥90℃，时间≥1分钟，或Ao值≥600。

3. 监测方法　主要采用物理监测方法，通过消毒温度与时间参数判定Ao值，具体监测方法是通过清洗消毒器设备自动控制系统对温度和时间进行测试和记录，该方法的优点是方便、经济，但存在的问题是不准确，需要定期校验自动控制系统。另一种方法是通过专用测试产品进行测试，如电子记录装置或温度测试产品等，在设备运行时将专用测试产品放入设备中，运行结束后观测结果。

（1）日常监测　每次消毒设备运行时，通过设备自动测试打印记录，观测消毒维持的时间和温度或Ao值，应符合消毒质量标准。

（2）定期监测　每年应对消毒设备消毒温度和时间参数进行监测；新安装的设备也应该进行上述参数的检测，检测方法与监测结果应符合生产厂家的使用说明书或指导手册中的要求。

（3）结果判定处理　监测不合格，应及时查找原因或修正参数；消毒后直接使用的物品应重新消毒处理。

（4）检测记录　消毒质量表格记录的内容包括监测日期、消毒设备号、消毒温度、消毒时间或 Ao 值。使用监测产品进行湿热监测，应记录监测产品的名称，检测结果。消毒监测记录保存时间≥6 个月。

（二）化学消毒监测及操作

化学消毒剂必须以足够浓度在适度温度下保持与所有表面接触特定时间，才能达到消毒的要求。不同种类的消毒剂所需的浓度、温度及暴露时间不同，必须严格按照消毒产品卫生许可批件中的规定使用，包括使用中的注意事项。

1. 监测对象　化学消毒剂监测对象为消毒剂浓度。

2. 质量标准　符合 WST367 - 2012《医疗机构消毒技术规范》规定消毒剂使用浓度。酸性氧化电位水质量检测符合 WS310.2 附录 C 酸性氧化电位水应用指标与方法。

3. 监测方法

（1）日常监测　若使用消毒剂应在配制后监测其浓度并记录。

（2）酸性氧化电位水应每日在开机后进行监测。

三、手术器械的功能检查

（一）手术器械功能检查的原则

1. 包装前，必须仔细地检查每件器械的功能。

2. 检查止血钳类器械的颚，齿端咬合位置应适当，且闭合不错位；闭合止血钳尖端时，器械的整个颚部应对和完全；持针器颚的设计易磨损，检查时若磨损明显，需厂商修理或报废；在指环上用最小的相对压力时，锁扣应顺畅打开；测试锁扣是否保持适当的张力，测试方法是将器械扣上第一个锁止扣，在手掌心或桌面上轻敲，观察器械是否自动打开锁扣，若锁扣打开，说明器械功能失灵，应停止使用；心血管持针器可能需要经常去磁，避免器械磁化影响手术操作，检查方法将针头放在持针器颚部，若器械磁化，针头将会被吸过去，器械检查处宜备有去磁器。

3. 多个元件组成的器械，确保其所有的元件各就其位。滑动元件必须移动顺畅，锁扣上的螺丝钉不应有松动或螺纹错位。

4. 剪刀关节不能僵硬，打开和闭合应顺畅，保持适当的张力测试检查刀刃锋利度，剪刀应能从顶端完全剪开测试物，且剪刀的开合顺畅。可用医用橡皮片测试，精密五官科剪刀、显微手术剪刀等可观察其功能部位的完好性。

5. 检查器皿表面及容器边缘的卷边，结构无缺损。

6. 检查管腔器械如套管针和针头是否有弯曲。针体及针栓部位应无裂缝，针尖无钩；针套与针芯配套；结构完好无裂缝、变形。一旦针尖有毛刺或钩，可通过打磨处理修复。

7. 绝缘器械需要进行仔细的检查，以确保其绝缘性。若有专门的绝缘测试器，可在每次处理器械后使用以鉴别器械绝缘体的完好性。

8. 内镜器械应检查内镜，看视野是否清楚。若视野不清楚，应再次对内镜进行清洗干燥，然后复查。若依然存在斑点，可使用放大镜来检查工作端上的盖玻片，看是否有裂痕或碎屑。有"弧影"但视野清楚，表明内镜外鞘上有凹痕。若盖玻片有"雾"，表明密封端有泄漏或镜片上有洗涤剂中的表面活化剂残留。若是表面活化剂引起的，用乙醇擦拭镜头能解决这个问题。

9. 导光束即光缆是由数以百计、导光性非常好的极细特殊玻璃丝成束组成的。应每次检查光缆。若有大量黑点表明有玻璃丝破碎，透光就会减少。若透光已经减少到妨碍医师查看内部结构，就必须进行维修或更换。

（二）手术器械功能检查的常见问题

1. 器械点蚀　即不锈钢器械上的腐蚀小孔，四周有红褐色或其他颜色锈迹，是器械已出现腐蚀的表现，可引起微生物滋生形成生物膜。腐蚀严重的器械应停止使用。氯化物等离子的污染及有机物污渍残留是造成点蚀的主要原因，可根据厂家建议使用酸性清洁剂溶解锈蚀，严重锈蚀的器械需更换。

2. 表面摩擦腐蚀　可以削弱或影响器械功能。其原因可能是关节处润滑不足以及湿气和残留污染对器械的腐蚀。因此，器械关节处应确保干燥，必要时关节处采用人工润滑油。如果摩擦腐蚀严重的器械应废弃。贵重手术器械酌情交由有资质的厂商修理。

3. 不锈钢生锈　表面有锈色斑点，无腐蚀孔，表面仍然光滑。其原因可能是与有大面积锈迹的器械接触或不锈钢器械和有色金属器械混合清洗、灭菌，如铜质材料的器械等。器械相互碰撞、摩擦也可引起表面保护层损坏。对于有锈色斑点的器械应重新清洗并除锈，锈蚀严重的器械应废弃。

4. 橡胶老化　橡胶老化包括膨胀、橡胶表面硬化、有黏性、脆性增强或软化等现象，可影响器械使用功能。造成变化的原因可能是清洗去污温度过高、干热，紫外线照射，氧化或臭氧的影响，使用石蜡油或不适合的消毒剂引起。发生橡胶老化，应停止使用。

四、手术器械灭菌质量的监测

（一）压力蒸汽灭菌的监测

1. B-D监测　压力蒸汽灭菌过程中，冷空气的存在会影响灭菌质量，导致灭菌失败。B-D监测是主要针对灭菌过程中冷空气排出效率的标准化测试，专用于预真空（脉动真空）压力蒸汽灭菌器。

（1）操作步骤　B－D监测应在每日灭菌工作开始前进行，使用自制的B－D测试包或一次性B－D测试包。灭菌器经预热后，空载状态将B－D测试包放置在灭菌器排气口的上方，靠近灭菌器柜门的架子上（或由灭菌器厂商指定的最难灭菌部位），B－D测试的温度为134℃，测试时间为3.5～4分钟。测试时间不能超过4分钟，如若超过则会使监测结果不准确。测试结束后通过观察测试纸的颜色变化和均匀程度进行判断。

（2）结果判定及处理　合格的测试结果测试纸变为棕黑色至黑色，颜色均匀一致；典型的失败测试结果为测试纸中央出现浅色光亮区域，周围颜色比中央深。B－D监测出现失败后，可重复一次，如再次出现测试不合格，该灭菌器应停止使用，并进行检测和维修。B－D监测结果要保留3年以上。

2. 物理监测　物理监测对于压力蒸汽灭菌过程来说是最基础、最重要的监测手段之一。如果物理监测不合格，即使化学和生物监测都合格，也应认定该批次灭菌不合格。

（1）操作步骤　按照灭菌器生产厂商的使用说明书进行正确的灭菌程序选择。灭菌结束后，认真核对物理监测数据，检查是否符合标准要求。经核查后，物理监测数据应签名确认并保存记录。

（2）结果判定及处理　按照WST367—2012《医疗机构消毒技术规范》和生产厂商的使用说明对物理监测数据进行判读。不具备物理监测功能的压力蒸汽灭菌器不得使用。物理监测应连续监测并记录灭菌时的温度、压力、时间等灭菌参数。温度波动范围在+3℃以内，时间满足最低灭菌时间的要求，应记录灭菌阶段所有临界点的时间、温度与压力值。合格的物理监测数据应作为灭菌过程监测数据中的重要组成部分，与其他监测手段共同对灭菌质量进行监测；不合格的物理监测数据，应认定为该灭菌批次灭菌失败，该批次的所有物品应重新进行灭菌处理，并分析原因进行改进，直至监测结果符合要求。

3. 化学监测　包外化学监测作为灭菌包裹是否进行了灭菌过程的标志，每个灭菌包裹外均应使用。包内化学监测是为了监测灭菌包裹是否灭菌合格。高度危险性物品包内应放置化学指示物。

（1）操作步骤　化学指示物应按产品说明书正确使用，并且在有效期内使用，指示胶带应在避光、避湿、避热环境中存放。高度危险性物品包内应放置化学指示物，置于最难灭菌的部位。闭合式包装，一般放置在整个包裹的几何中心（如敷料包、纸塑包装、手术器械篮筐等）。对于硬质容器，应将两片包内指示物置于容器的对角，如有多层，每层均应于对角放置两片包内指示物。包内指示物应尽量靠近较大、较重的金属器械。必须使用完整的包内化学指示物，不得任意裁减。

（2）结果判定及处理　包外灭菌指示胶带颜色由米白色变为深褐色即认定为变色合格，变色不均匀或不彻底应认定该包裹灭菌失败。此时，该包裹不能发放，应重新打包灭菌，灭菌合格后方可发放；使用者打开无菌包裹，应首先观察包内化学指示物是否达到产品合格要求，如变色合格，则该包裹可以使用，如变色不合格，则该包裹不能使用，应退回消毒供应中心重新清洗、消毒、灭菌，并分析变色不合格的原因。

4. 生物监测　生物监测应每周监测一次，灭菌植入物应每批次进行生物监测。应选择嗜热脂肪杆菌芽孢菌片制成的标准生物测试包或使用一次性标准生物测试包。

（1）操作步骤　生物测试包的具体制作：标准生物测试包由 16 条 41cm × 66cm 的全棉手术巾制成。将每条手术巾的长边先折成 3 层，短边折成 2 层，然后叠放，制成 23cm × 23cm × 15cm 大小的测试包，将一支生物指示物置于测试包的中心部位。也可以使用一次性生物测试包。紧急情况灭菌植入物，可在上述标准生物测试包内加入第五类化学指示物。小型压力蒸汽灭菌器一般无标准生物测试包，应选择灭菌器常用、有代表性的灭菌包制作生物测试包，置于灭菌器最难灭菌的部位。一般压力蒸汽灭菌器为排气口的上方或灭菌器厂家建议的最难灭菌位置。常规监测灭菌器（包括小型压力蒸汽灭菌器）应处于满载状态。生物测试包应平放，而小型灭菌器的生物测试包应侧放，体积大时应平放。必须选择同批号指示物作为对照，且对照管须为阳性。

（2）结果判定及处理　灭菌完毕（56 ± 1）℃培养，观察培养结果。阳性对照组培养阳性，测试组培养阴性，判定为灭菌合格。阳性对照组培养阳性，测试组培养阳性，则灭菌不合格。普通生物指示物可通过肉眼进行判读，如培养基变为黄色，则生物指示物监测为阳性；如培养基颜色不变，则生物指示物监测为阴性。生物监测不合格时，应尽快召回上次生物监测合格以来所有尚未使用的灭菌物品，重新处理，并分析不合格的原因。改进后，生物监测连续 3 次合格后，B–D 监测也连续 3 次合格后该灭菌器方可使用。若使用快速生物监测技术，应按照厂商的使用说明书和快速生物监测卫生部相关的批件要求进行操作和结果判读。生物监测的阳性对照和试验组培养结果应保留 3 年以上。

（二）干热灭菌的监测

1. 物理监测　物理监测是干热灭菌重要的监测手段，干热灭菌的关键参数是温度和时间。

（1）操作步骤　根据不同的物品，确定灭菌的参数，每次连续监测并记录每个灭菌周期的温度和时间。应当选择具备灭菌周期参数显示和记录功能并能打印出结果的灭菌设备。

（2）结果判定及处理　物理监测数据的判定应按照设备厂商的使用说明，符合 WS310.3 的相关标准。凡是物理监测数据不合格的，该次灭菌应认定为失败。

2. 化学监测

（1）操作步骤　将既能指示温度又能指示温度持续时间的化学指示物 3 ~ 5 个分别放入待灭菌的物品中，并置于灭菌器最难灭菌的部位，经过一个灭菌周期后，取出化学指示物，根据其颜色和形状的改变判断是否达到灭菌条件。

（2）结果判定及处理　化学指示物的颜色和形状均变至规定的条件，若其中之一未达到规定的条件，则判为未达到灭菌条件。

3. 生物监测

（1）操作步骤　应选择合乎标准的生物指示物，干热灭菌采用枯草杆菌黑色变种芽孢菌片，生物监测应每周监测一次。将枯草杆菌黑色变种芽孢菌片，制成标准生物监测包，置于灭菌器最难灭菌的部位，对灭菌器的灭菌质量进行生物监测，并设阳性对照和阴性对照。将枯草杆菌黑色变种芽孢菌片分别装入无菌试管内（1 片/管）。灭菌器与每层门把手对角线内，外角处放置 2 个含菌片的试管，试管帽置于试管旁，关好柜门，经一个灭菌周期后，待温度降至 80℃ 时，加盖试管帽后取出试管。在无菌条件下，加入普通营养肉汤培养基（5ml/管），(36±1)℃ 培养 48 小时，观察初步结果，无菌生长管继续培养至第 7 日。

（2）结果判定及处理　生物指示物结果判定应依据生产厂商的使用说明书或卫生许可批件中的描述与要求进行。若出现不合格，该测定认定为失败，分析原因后予以纠正。

（三）环氧乙烷低温灭菌的监测

1. 物理监测　环氧乙烷灭菌的关键参数包括时间、温度、相对湿度和环氧乙烷气体浓度。

（1）操作步骤　按照灭菌器生产厂商的使用说明书和操作规程进行正确的灭菌循环选择。每次灭菌应连续监测并记录灭菌时的温度、压力和时间等灭菌参数，并打印物理参数的结果。

（2）结果判定及处理　物理监测数据的结果应按照设备厂商的使用说明、我国相关标准、卫生许可批件等文件中涉及的内容进行判读。凡是物理监测数据不合格的，该次灭菌应认定为失败。

2. 化学监测

（1）操作步骤　环氧乙烷常用的包装材料为纸塑包装袋，其中含有环氧乙烷。灭菌过程监测变色染料块、化学指示胶带以及化学指示卡，可用作化学监测。

（2）结果判定及处理　化学指示物颜色变化应符合厂商的使用说明或卫生许可批件中的相应描述与要求。如变色不合格，该灭菌包裹不得放行。

3. 生物监测

（1）操作步骤　环氧乙烷的生物监测应每灭菌批次进行，采用枯草杆菌黑色变种芽孢菌片。常规生物监测包的制作方法是：将一支生物指示物放入一支20ml 的塑料注射器内，去掉针头和针头套，生物指示剂带孔的塑料帽应朝向注射器针头处，再将注射器芯放在原处（注意不要碰及生物指示物）。用一条清洁全棉手术巾，长边折叠为3 层，再折叠为3 层，一共9 层。将注射器和一片化学指示卡一同放入手术巾的中间层，再一起放入纸塑包装袋内。也可以选择一次性常规生物监测包。常规生物监测包的放置为在灭菌负荷的中央即可。

（2）结果判定及处理　灭菌结束后生物指示物应从监测包中取出，按照生产厂商的要求进行培养判读，并设立阳性对照。凡是生物监测结果为阳性的，该灭菌批次认定为灭菌失败，并根据实际情况调查原因并纠正。

（四）过氧化氢等离子体灭菌的监测

1. 物理监测

（1）操作步骤　过氧化氢等离子体灭菌每次运行都应进行物理监测，每次监测并记录每个灭菌周期的临界参数，如舱内压、温度、过氧化氢浓度、灭菌时间等灭菌程序参数。

（2）结果判定及处理　物理监测数据的结果应按照设备厂商的使用说明，我国相关标准，卫生许可批件等文件中涉及的内容进行判读。凡是物理监测数据不合格的，该次灭菌应认定为失败。

2. 化学监测

（1）操作步骤　应使用过氧化氢专用的化学指示物。

（2）结果判定及处理　化学指示物颜色变化应符合厂商的使用说明或卫生许可批件中的相应描述与要求。如变色不合格，该灭菌包裹不得放行。

3. 生物监测

（1）操作步骤　应选择符合标准的生物指示物，采用嗜热脂肪杆菌芽孢菌片，过氧化氢等离子灭菌器的生物监测应每日至少进行一次。将生物指示物放置于特卫强纸塑包装袋内，使其与被灭菌物包装条件保持一致，包装材料 Tyvek 面朝上或咨询厂商选择适合该灭菌器的标准生物测试包。

（2）结果判定及处理　灭菌结束后生物指示物应从包装中取出，按照生产厂商的要求进行培养判读，并设立阳性对照。凡是生物监测结果为阳性的，该灭菌批次认定为灭菌失败，并根据实际情况调查原因并纠正。

第三节　外来器械的集中管理

一、外来器械的定义

外来器械主要是指医疗器械生产厂家、公司租赁或免费提供给医院可重复使用的医疗器械、单位（厂家）带到医院手术室临时使用的器械或其他医院到消毒供应中心进行清洗、消毒、灭菌后在本单位使用的器械。外来器械包括植入物及器械。植入物是指放置于外科操作造成的或者生理存在的体腔中，留存时间为30日或者以上的可植入型物品。常见的有钛钉、钛网、各种假体等。

二、外来器械集中管理的基本要求

外来器械应由消毒供应中心统一清洗、消毒、灭菌，由专人配送到手术室备用。为了保障患者安全，医院应规范外来器械的管理，需符合以下基本要求。

1. 外来器械招标准入制度　所有外来器械实行集中招标制度，由相关负责人共同对外来器械进行筛选招标。所有中标的代理商向医院提供其资质和质量承诺书，其资质符合卫生行政部门的相关规范要求。

2. 凡是招标进入医院的医疗器械公司或供应商应先到医院规定的管理部门进行登记备案，医院与公司应签署双方质量责任合同书，以明确双方权利和责任。合同对清洗、消毒、灭菌、包装、配送等环节都应有明确的要求以保护双方的利益，对双方规避风险有非常重要的意义。消毒供应中心应根据合同履行职责，并监督医疗器械公司或供应商共同执行。

3. 器械代理商对消毒供应中心的人员应开展相应的业务培训，使相关人员了解产品的特点、使用方法和用后处理流程。厂家应负责提供清洗消毒方法的信息，并针对器械的组合不同，提交外来器械的灭菌方式和灭菌参数。由于大多数外来器械价格昂贵，其材质的特殊性对清洗、灭菌和包装的要求也有所不同，消毒供应中心应遵循厂家或供应商提供的器械处理要求的说明或指引，正确处理，以确保消毒质量。

4. 消毒供应中心应规范外来器械处理流程。

三、相关部门对外来器械的管理职责

（一）器械科的职责

1. 对外来器械公司资质和医疗器械的合格证明文件进行认证，签订合同。要对外来器械使用情况进行质量监控，发生不良事件或其他问题时，及时采取应对措施并记录，实现可追溯。

2. 要求外来器械公司提供外来器械产品清单（最好有器械图谱），每次送消毒供应中心时，附上每套手术器械的数量、种类、规格等内容清单。

3. 要求医疗器械公司应向医院提供器械处理说明书，内容包括器械拆卸、清洗、消毒、包装、灭菌方法、灭菌周期及灭菌参数等信息，并提供培训及书面说明或操作指引。

4. 对没有履行合同、不能提供器械说明书的外来医疗器械公司或供应商，器械科有权终止合同。

（二）护理部的职责

1. 监督消毒供应中心、手术室执行外来器械的管理流程。

2. 根据工作量合理调配消毒供应中心的工作人员。

3. 发生可疑外来器械所致的医院感染时，参与并协调消毒供应中心和相关部门进行调查分析，提出改进措施。

（三）医院感染管理部门的职责

1. 落实岗位培训制度，将外来器械相关医院感染预防与控制知识纳入消毒供应中心人员的继续教育计划，并为其学习和交流创造条件。

2. 对外来器械的清洗、消毒、灭菌工作和质量监测进行指导和监督，定期进行检查与评价。

3. 发生可疑外来器械所致的医院感染时，组织协调消毒供应中心和相关部门进行调查分析，提出改进措施。

（四）消毒供应中心的职责

1. 消毒供应中心对外来器械应按照 WS310.2 的规定和遵循器械说明书统一清洗、消毒、包装、灭菌，外来器械灭菌质量符合规范要求。

2. 消毒供应中心应建立管理制度、培训手册和外来器械接收、交接清单。清单记录项目包括：患者信息、手术名称、手术医生、手术时间、供应商信息、送达时间、器械数量、种类、灭菌方式及特殊器械处理指引等。

3. 消毒供应中心对外来器械接收、清点完毕均需双方签名确认。

4. 灭菌后的外来器械统一由消毒供应中心配送到手术室，严禁外来器械公司人员拿取。

5. 使用后的外来器械经消毒供应中心清洗消毒后方可取走，双方签名确认。

6. 外来器械具有结构复杂、种类繁多、无菌要求高等特点，消毒供应中心人员应加强与相关部门沟通协调，以保证清洗、消毒、灭菌质量。

7. 超大超重器械应选用相应的灭菌流程并做验证，确保灭菌效果及无湿包发生。

8. 处理外来器械人员应接受以下知识和技能的培训。

（1）各类手术器械清洗消毒灭菌的知识和技能。

（2）外来器械的基本分类和清洗特点。

（3）外来器械的特殊功能。

（4）评价外来器械清洗质量方法及标准。

（5）如何根据说明书确定外来器械的清洗流程和灭菌流程。

9. 对于急诊手术外来器械灭菌过程应符合 WS310.2 有关要求。

（五）手术室的职责

1. 手术室只接收本医院准入的消毒供应中心处理后的外来器械。

2. 使用外来器械前，手术医生、手术室护士应接受专业培训，以掌握器械的基本性能和操作方法。

3. 医疗器械公司或供应商原则上不允许进入手术室，如技术人员必须进行现场器械使用指导时，应事先经过手术室护士长同意并进行必要的培训后方可进入。

4. 手术室不负责保管外来器械，手术结束后，由手术室护士对外来器械进行清点后交消毒供应中心清洗消毒。

（六）临床手术科室的职责

1. 手术科室应使用与医院准入的医疗器械公司或供应商的外来器械。

2. 外来器械公司或供应商应相对固定，便于使用和管理。

3. 使用外来器械前，手术医生应接收专业培训，以掌握器械的基本性能和操作方法。

4. 手术医生制定手术计划后，按医院规定立即通知医疗器械公司或供应商准备齐全相应的外来器械，并将手术通知单传送至手术室及消毒供应中心。择期手术在手术前一天将外来器械送达消毒供应中心；急诊手术则应在使用前至少 3 小时送达消毒供应中心。

5. 临床科室应针对患者病情合理选择手术时机，能做择期手术的患者不安排做急诊手术。

第六章 手术室仪器设备的质量管理

第一节 手术室仪器设备的管理要求

随着医学科学技术的飞速发展，与之相伴的医疗设备不断应运而生。越来越多的适用于外科手术的仪器设备进入手术室，不但满足于外科手术新技术的开展，而且提高了手术效率和手术成功率。如何保障仪器设备能长期有效地在手术中发挥应有的作用，将其损耗程度降至最低水平，并减少因仪器设备的操作与使用不当而带来的诸多安全隐患呢？这与手术室对仪器设备的管理密切相关。因此，依托医院、科室、专人三级管理模式，制定规范的手术室仪器设备管理制度，并根据不同仪器设备的性能，采取相应的管理措施，以确保仪器设备的安全正常运转，满足手术的需要。

一、建立仪器设备账册、档案

1. 新购置的仪器设备需要通过医院设备管理科的质量审核后方能进入手术室，每台设备都应贴有医院统一的设备编码，并记入手术室仪器设备账册。

2. 仪器设备进入手术室后，应将仪器设备的名称、型号、生产厂家、购买时间、价格、责任人等填写在仪器设备档案册上或将仪器设备相关资料输入计算机管理。

3. 跟随仪器设备带来的全部资料，如使用说明书、操作手册、维修手册和电路图等，分类放入档案袋进行集中保管，以便查询和维修时使用。

4. 报废的仪器设备须经医院相关部门认证后，填写报废单，待报废的仪器设备推离手术室后，及时记录于仪器设备帐册上。

5. 定期清点记录在仪器设备帐册上的手术室各类仪器设备，并与医院设备科台账保持一致。

二、制作仪器设备操作指引

1. 针对每种仪器设备参照厂商提供的随机带来的资料并结合医院及科室工

作特点，制作科学、规范的书面操作指引，包括操作流程图和操作注意事项。

2. 将制作好的各类仪器设备的操作指引与每台仪器对应搭配，跟随仪器固定放置，随时向仪器操作人员提供使用操作提示。

3. 仪器设备用在手术台上的部件宜拍成全套图片跟台使用，以作为操作、包装指引，防止损坏和丢失。必要时，请专业技术人员协助指导。

三、规范仪器设备使用与登记

1. 小型仪器设备应配套适宜的仪器车。推动仪器时，应缓慢平稳，避免碰伤和摔坏。

2. 建立仪器设备日常使用登记本，将每次使用仪器的日期、使用人员、运作情况、维修保养情况等登记在记录本上。登记本随仪器保存。

3. 贵重仪器设备需要定人负责，定员使用。使用人员必须及时记录贵重仪器的使用情况，包括手术信息、使用人员、使用时间、设备状况、耗材使用以及故障记录等。

4. 每台仪器设备使用前，使用人员都应确认仪器是否清洁且功能良好，各种配件是否齐全，各部位（包括地线）是否连接正确。

5. 仪器设备使用时，使用人员要严格遵循仪器的操作指引进行操作，并保护好仪器的操作面板。按键时，动作适度，切勿用力过猛，以免按键损坏失灵。

6. 手术过程中加强巡视，动态观察仪器设备的使用状态，尤其注意各类报警信息并及时处理，确保其使用安全。

7. 仪器设备每次使用后，操作人员及时关闭相关的电源、气源和水源开关，并将使用情况记录于登记本上，清理并盘好导线，放置整齐。

8. 密切关注贵重仪器设备的使用情况，提倡多专科资源共享，最大限度地发挥设备效能，避免其闲置造成浪费。

9. 有充电电源的仪器应定时充电，并做好记录。

四、加强仪器设备操作培训与考核

1. 每一种新购置的仪器设备进入手术室后，使用前应请厂家专业技术人员对全体护士进行相关仪器的统一培训，包括仪器的性能、使用原理、操作步骤、清洁、消毒灭菌和保养方法及注意事项等。培训后安排模拟训练，并进行考核并记录，待护士掌握正确使用方法后方可投入使用。

2. 贵重仪器设备培训后，根据手术需要可指定人员进行使用，或先由专科护士等小范围人员开始使用，熟练后再全科普及。

3. 将各类仪器设备使用的操作培训纳入每年新职工及各层级人员的科室培训计划中，定期完成。培训学习后填写培训记录，被培训人签字并存档。

4. 定期进行仪器设备使用考核，包括理论和操作，并保存考核记录。

5. 对参与仪器设备使用的手术室辅助人员必须进行仪器使用的操作培训，考核合格后方可操纵仪器设备，并存档培训考核记录。

6. 日常加强仪器设备使用的安全教育，避免因仪器设备的操作与使用不当，或违反操作规程而引发安全隐患。

五、强化仪器设备管理和检查

1. 手术室仪器设备种类繁杂、数量多，应指定专人负责管理，仪器上贴有医院统一的设备编码，便于定期检查和联系维修。

2. 根据手术室布局结构、仪器设备专科使用属性和使用频率设置放置地点，并设定标识。全部仪器设备均定位放置，设备使用后，归回原位，方便下次使用。

3. 任何仪器设备未经许可一律不得推离手术室。

4. 严格外请专家、厂商及试用外来仪器设备等事宜的准入管理，一律经医院相关部门备案，准入后方可进入手术室使用，期间密切关注使用情况，发现异常立即上报。

5. 制定完善的手术室仪器设备故障应急预案及处理程序，及时应对意外事件的发生。

6. 仪器设备使用必须严格遵照消毒管理规范执行，避免交叉感染。

7. 相关管理人员定期检查仪器设备的功能状态，包括机械性能、电气化性能、系统程序等。

8. 检查仪器设备要做到"四查"，即准备消毒前查、使用前查、使用时查、清洁后查。若出现问题，应及时请专业技术人员进行维修。

9. 抢救用仪器设备应每天进行检查和记录，完好率100%，且时刻保持待用状态。

10. 护士长定期对仪器设备进行抽检，监督专管人员工作质量。

六、做好仪器设备清洁维保

1. 每台仪器设备使用后，应由巡回护士或相关管理员做好仪器表面的清洁整理工作，防止污渍残留，并保证设备配件完整。需要清洗处理的部分应立即处理，拆洗后配件应立即安装，避免零件遗失。

2. 仪器设备出现故障，应立即联系上报专业技术人员进行维修，并标示故障标识牌，放置于规定位置待修，严禁擅自拆卸维修。

3. 有条件的医院可在手术室内设立简易维修室，由一名专业技术人员承担仪器的紧急排查和维修，及时排除使用中的故障，以保证手术的顺利进行。

4. 仪器管理人员每周定期对每台仪器设备进行检查保养，查看仪器附件是否齐全、螺丝是否松动、性能是否良好、运转是否正常等，完成擦拭、上油等常规保养，并记录仪器保养时间、效率，保养者签名。

5. 仪器设备要做到防潮、防震、防热、防尘、防腐蚀。

6. 有计量要求的仪器设备应定期进行测试校准，保存检测和维修记录，设备上贴有检测合格标识，且全部在有效期内。

7. 安排医院设备维护人员定期进行设备内部清洁、易损耗材更换、机械结构校正和技术参数校对。

8. 协助医院设备处制定计划，定期请厂家专业技术人员进行设备维护，并签署具有法律效力的检修记录。

第二节　手术室仪器设备的使用安全

一、一般仪器设备

（一）手术床

手术床是支撑患者身体，以适应各种不同外科手术使用的设备。它坚固、耐用，功能完备，操作简便，可分为液压调节式和电动调节式两种，并包含多种配件。

1. 评估　使用前检查手术床是否处于稳固、不可移动的状态，手术床各项功能动作运转是否正常，各配件牢固且功能状态良好。

2. 操作要点（以电动手术床为例）

（1）检查手术床周围及底座上无任何物品放置。

（2）术中根据手术需要适度调节手控制板或床体本身的控制键。

（3）术后将手术床恢复初始功能位。

（4）若手术床需充电时，要先将交流电线连接到手术床上，然后插入电源插座。拔下充电电线前，要先从电源插座上拔下插头，然后再断开与手术床的连接。

（5）手术床及配件清洁擦拭，整理归位。

3. 注意事项

（1）手术床的高度要根据术者的需要调节，以方便手术操作。

（2）手术床在使用中且不需调节时，应将电源断开，以免不慎误碰操作键给手术带来危险。

（3）使用高频发生器时，患者身体皮肤不能与金属床接触，以防灼伤。

（4）手术床底座不能放任何物品，以免在手术床运动过程中，有损伤的危险。

（5）骨科使用的炭板床或牵引床按厂家说明书安装、拆卸，并检查稳固性。

（6）保管好各种配件，暂不使用时，应有序放置在专用位置备用。

4. 维护保养

（1）手术床和附件沾染污渍时可使用含表面活性剂和磷酸盐的弱碱性的清洁剂清洁，然后用清水擦洗台面，并擦干。不要喷射水或清洁剂，以防液体进入关节间的空隙，引起腐蚀。

（2）手术床的消毒应使用含乙醛基稀释的表面消毒剂，不能使用氯、含氯化合物及含乙醇的混合物，以免腐蚀金属表面。

（3）手术床的手控制板日常应插放于手术床缘两侧的钢轨上，定期检查，以防遗失或损坏。

（4）电动手术床应定期充电，不仅可以保证手术床有充足的电量，而且会延长电池的使用寿命。

（5）定期检查手术床的导电性能及各个部件的功能，发现问题应及时维修。

（二）手术灯

手术灯是手术必需的一种设备，用于照明手术野，方便手术医生区分不同的组织和结构，以顺利完成手术。每一间手术间均应配备至少大小各一满足手术所需的手术灯。按灯泡分类有卤素灯和 LED 灯两种，最常见安装方式为吊顶式。

1. 评估　使用前检查手术灯表面是否清洁无污渍，移动是否正常。

2. 操作要点

（1）使用前移动手术灯至手术野上方。

（2）开启控制面板上的电源开关，再开启手术灯上的电源开关。

（3）套上无菌调节手术灯柄，转动灯柄，调节手术灯的焦距。

（4）术中根据手术需要随时调节手术灯照射范围和焦距。

（5）手术完毕，关闭手术灯上的电源开关，最后关闭控制面板上的电源开关。

3. 注意事项

（1）可拆卸调节灯柄每次使用完毕后应取下进行清洗、消毒、灭菌，也可使用一次性灯柄套，方便术者术中随意调节。

（2）调节手术灯位置时，禁止蛮力拉拽，并注意摆动范围，勿碰撞吊塔或输液架等。

（3）及时更换已损坏的灯泡，更换灯泡时，确认无误方可使用，以免损坏控制电路。

4. 维护保养

（1）按动手术灯控制面板各调节键时勿用力过大，以防破损而失去控制功能。

（2）手术灯按顺序开关，打开时调节亮度由弱到强，关闭时先将亮度调至最低，以免损坏灯泡。

（3）每天做好手术灯的清洁工作，确保无尘、无污迹。

（4）日常备用状态下，手术灯应固定在功能位置，并保持平衡，严禁灯体反转。

（5）专人定期检查手术灯紧固件是否松动，非专业人员不可随意拆卸手术灯或控制电路。

（三）输液泵

输液泵是采用电子度量液体输入血管速度的一种电子机械装置，目的是按要求以恒定的速度向血管内输注定量的液体。手术中常使用推注式注射器输液泵，主要用于持续麻醉用药、危重手术患者连续微量注射抢救用药、小儿输液输血等。

1. 评估 使用前检查输液泵是否在输液架上固定牢固，电源线是否连接紧密。

2. 操作要点

（1）开启电源开关，将注射器安装在输液泵上。

（2）调节滴速，连接输液管路。

（3）贴上药品剂量标签。

（4）使用完毕后关闭并断开输液管路。

（5）关闭电源，取下注射器，清洁备用。

3. 注意事项

（1）整个输液环路必须密封，以免空气进入血管。

（2）经常巡视静脉注射部位，防止液体外渗。

（3）正确调节输液速度，并监测实际输入量与设定的输液量是否一致。

（4）及时正确处理机器报警。

4. 维护保养

（1）每次使用完毕后清洁擦拭泵表面，不要使用乙醇等有机溶剂。

（2）输液泵若为蓄电池型，应定期进行电池充电，防止电池老化。

（3）定期开机检查机器各项功能是否正常，如果出现故障，应及时维修。

（四）充气式升温机

充气式升温机是一种安全、有效的升温装置，它可通过升温机将空气加热，并将其持续吹进盖在患者身上的一次性充气毯内，从而达到主动升温的目的。

1. 评估　使用前根据患者身形、手术部位选择合适规格的一次性充气毯。

2. 操作要点

（1）将升温机放置于手术床旁合适位置，并将选择好的一次性充气毯盖于患者身上。

（2）开启电源开关，选择温度标准，温度选项一般选择38℃。

（3）将升温机的螺旋软管与升温毯充气口紧密连接，固定软管，之后开始充气、升温。

（4）使用完毕后，关闭电源开关，断开螺旋软管，整理好升温机，清洁备用。

3. 注意事项

（1）使用时将升温机的螺旋软管用固定夹固定于手术床缘，防止下坠。

（2）一次性充气毯避免重复使用，以免造成烫伤的可能。

（3）没有充气毯时，不可直接用升温机向棉毯下吹热气，以免烫伤患者。

（4）使用时注意观察患者体表温度，防止局部皮肤热损伤。

4. 维护保养

（1）每次使用后，用湿软布清洁机器表面。

（2）累计使用500小时后，应更换升温装置过滤器。

（五）骨动力系统（电钻、气钻）

骨动力系统是用于人体骨骼部位手术的一种设备，同时具备钻、锯、磨等多种功能，可有效提高手术效果。根据其动力驱动方式的不同，可分为电动式和气动式两种。

1. 电钻

（1）评估　使用前检查设备功能状态，电钻系统的灭菌效果。

（2）操作要点

①正确连接主机、电源线和脚踏开关。

②打开灭菌好的电钻部件进行清点，并检查各部件是否完好。

③将钻柄、变速体及线缆组装完成后与主机输出端连接。

④打开主机开关，机器自检。

⑤踩脚踏板人工测试电钻运行正常后方可使用。

⑥使用完毕先关闭主机开关，将线缆从主机输出端分离，再拔除电源。

⑦收好电源线、脚踏板，清洁主机表面备用。分离钻头、钻柄、变速体及线缆，清点检查整理完毕送终末处理。

（3）注意事项

①安装钻头、铣刀、锯片时，确保正确连接且稳固。

②测试运行过程中避免人为损伤。

③使用中需要不间断用无菌生理盐水冲洗钻头、铣刀等，达到局部降温，有利于仪器正常工作。

④机器暂且不用时，移开脚踏板，避免误踩造成意外误伤。

⑤使用过程中若更换线缆机器端时，应先关闭主机开关，待更换完成后再开启。

（4）维护保养

①使用前检查钻头、铣刀、锯片，发现磨损立即更换，以免造成手柄的损坏。

②全程使用中注意保护线缆，防止打折、挤压、踩踏等。

③提倡间歇使用，防止连续高速运转导致手柄过热。

2. 气钻

（1）评估　使用前检查气源有无漏气，气体量是否充足以及气钻系统的灭菌效果。

（2）操作要点

①打开灭菌好的气钻部件进行清点，并检查各部件是否完好。

②连接钻柄与气动马达。

③润滑扩散器上滴注 3~5 滴润滑油后，与气动马达连接旋紧后将气动马达安装于脚踏板上。

④打开气源总阀门，踩脚踏板人工测试运行正常方可使用。

⑤使用完毕先关闭气源总阀门，放除余气，再断开气动马达与脚踏板的连接，取下润滑扩散器。

⑥润滑扩散器、润滑油及脚踏板收放于固定位置。钻头和手柄取下清点检查

并连同气动马达整理完毕送终末处理。

（3）注意事项

①安装钻头、铣刀时，确保正确连接且稳固。

②测试运行过程中避免人为损伤。

③使用中需要不间断用无菌生理盐水冲洗钻头、铣刀等，达到局部降温，有利于仪器正常工作。

④机器暂且不用时，移开脚踏板或关闭手动开关，避免意外误伤。

（4）维护保养

①全程使用中注意保护气动马达管路，防止打折、挤压、踩踏、锐器损伤等。

②在保持连接气动马达管路的情况下清洁脚踏开关和管路的外表面，有助于防止碎屑进入。

③润滑扩散器经受高温会融化并损坏气动马达，因而必须在消毒前将其取下。

二、电外科能量设备

（一）单极电刀

单极电刀是利用高频电流作用于人体所产生的放电和热能对组织进行切割、止血的电外科设备。

1. 评估

（1）环境　避免手术野周围潜在的富含可燃气体环境，同时避免皮肤消毒时可燃、易燃消毒液在手术野过多残留或浸湿敷料。

（2）患者　患者有无佩戴金属饰品，如项链、手镯、耳环、戒指、义齿等。患者皮肤情况（如完整性、纹身、干燥程度等）；患者体内有无植入物或其他医疗设备（如骨科金属内固定器、永久性心脏起搏器、内置式的心脏复律除颤器、植入式耳蜗、助听器、植入式机械泵、齿科器具等）。患者身体与导电金属物品有无直接接触。

（3）设备　使用前检查主机功能状态，调节的模式、参数是否符合手术要求。回路负极板的粘贴部位与手术切口的距离。

2. 操作要点

（1）准备单极电刀主机和电刀电源线，将电源线与主机相连。

（2）接通电源，按照生产厂家的使用说明开机自检。

（3）将电刀回路负极板连线接于电刀主机，负极板粘贴于患者适合部位，并选择合适的输出模式和最低有效输出功率。

（4）将单极电刀笔与主机正确连接，有地线装置者应妥善连接。

（5）利用手控或脚控方式根据手术部位调节电刀笔输出功率。

（6）术中观察电刀使用情况，发现电刀头功能不良应及时更换。

（7）手术结束，将输出功率恢复至最低，关闭主机电源，再拔出电刀笔连线，揭除回路负极板，拔出电源线。

（8）术毕，使用登记，清洁整理电刀设备。

3. 注意事项

（1）正确连接各种连接线，确保连接牢固，若在使用中或暂停使用期间发出异常声音时，应立即停止使用并检查原因。

（2）对体内存有金属植入物的患者，回路负极板粘贴位置应靠近手术部位，其回路电流应尽量避开金属植入体；对安装心脏起搏器的患者，禁止或慎用单极电刀，如需用单极电刀，可在心内科医生指导下采用最低有效功率、最短时间内使用或改用双极电凝并低功率操作。

（3）电刀输出功率应根据切割或凝固组织类型进行选择，原则为达到效果的情况下，尽量降低输出功率，并避免长时间连续操作。

（4）加强术中电刀笔的安全管理。电刀笔不使用时及时撤离术野，将其置于绝缘的保护套内或放于器械托盘上，防止坠落污染或手术医生非正常使用激活刀笔开关而灼伤患者的非手术部位。

（5）单极电刀在使用时会形成电火花，应避免在有挥发性、易燃、易爆气体的环境中使用。使用含乙醇的消毒液消毒皮肤时，应待乙醇挥发后再使用；手术台上使用后的纱球应立即弃去；气道内手术使用时应暂时移开氧气；直肠手术禁忌使用甘露醇灌肠，肠梗阻的患者慎用电刀。

（6）应将单极电刀工作提示音调节到手术人员清晰听到的音量。

（7）负极板尽量贴附于患者手术切口同侧体表合适部位，以便使电流通过的路径最短。

4. 维护保养

（1）电刀笔连线固定时不能与其他导线盘绕，防止发生耦合反应；且为避免设备漏电或短路，勿将电刀笔连线缠绕在金属物品上。

（2）术中电刀笔不得用水冲洗，且及时使用专用清洁片或干纱布清除电刀笔上的焦痂组织，以免影响使用效果。

（3）内镜手术使用带电凝功能的器械前，应检查绝缘层的完整性，防止漏电发生。

（4）尽量选用一次性负极板，复用的负极板使用前后可用乙醇纱布擦拭胶面，保持干净；盘旋负极板导线时，避免打折导致电线折断。

（5）使用中发现问题及时报修，并定期检测机器功能。

5. 回路负极板使用

（1）根据患者的年龄、体重选择合适的回路负极板，对于烧伤、新生儿等无法粘贴回路负极板者，可选择电容式回路板垫。

（2）一次性回路负极板严禁复用，禁止裁剪。使用前检查其完整性，水基凝胶有损坏或变干的负极板禁止使用。负极板打开包装后宜立即使用。

（3）回路负极板应贴附于患者肌肉血管丰富的皮肤部位，如臀部、大腿、小腿等处，避开毛发、瘢痕、骨隆突处，且易于观察，避免电流回路中近距离通过心电监护电极和心脏。

（4）患者如需穿弹力袜，不要将负极板粘贴于弹力袜内。如需使用升温毯，应将升温毯与负极板保持适当的距离。

（5）粘贴前清洁粘贴部位皮肤并使之干燥；粘贴时回路负极板粘贴方向与身体纵轴垂直放置，且与皮肤紧密贴附；术毕结束使用后将负极板从边缘沿皮纹方向缓慢水平揭除。

（6）回路负极板在使用过程中若出现报警，应及时停止使用并检查，必要时关机重新粘贴或更换。

（二）双极电凝

双极电凝是一种电子式射频电流发生器，在电凝镊尖部与人体组织接触良好的情况下，电流在双极镊的两极之间产生热能，从而对组织进行电凝止血，其效果可靠且不损伤周围组织。

1. 评估　使用前检查主机设备的功能状态，调节的模式，根据手术需求设定双极电凝参数，并选择合适的双极电凝镊，确保使用状态良好。

2. 操作要点

（1）准备高频电刀设备、电源线、脚控线路。

（2）连接电源和脚控开关，开机自检，并将脚控开关放于术者或手术助手脚下。

（3）选择双极电凝模式，并根据手术部位及医生需求选择合适的输出功率。

（4）连接双极电凝线和电凝镊。

（5）使用中观察双极电凝的使用情况，患者有无不良反应。

（6）使用完毕后，将输出功率恢复至最小，关闭主机电源，拔出双极电凝线，整理电源线和脚控线路。

（7）术毕，使用登记，清洁整理电刀设备。

3．注意事项

（1）根据手术部位和组织性质选用适合的电凝镊。在重要组织结构（如脑干、下丘脑等）及附近使用时，尽量调小输出功率。

（2）使用双极电凝时应用生理盐水间断冲洗或滴注，清洁术野且保持组织湿润，以免高温影响电凝周围的组织和结构，并减少组织焦痂在双极镊或钳上的黏附。

（3）使用时尽可能采用间断电凝，每次电凝时间约 0.5s，重复多次直至达到电凝效果，避免电凝过度损伤组织。

（4）电凝过程中，及时用湿纱布或专业无损伤布擦除双极电凝镊上的焦痂，以免影响电凝效果，但不能用锐器刮除，否则会损伤头端或镊尖表面导致焦痂组织更易黏附。

（5）使用双极电凝镊时应动作轻柔，两尖端保持一定距离，避免互相接触而形成电流短路失去电凝作用或外力造成镊尖对合不良，影响电凝效果。

4．维护保养

（1）注意双极电凝镊品牌与主机的兼容性．

（2）双极镊尖端较精细，在使用、放置、清洁时注意保护，勿与其他重物放在一起。镊子表面的绝缘保护层如果损坏，会在使用中造成周围组织的损伤，应加以维护。

（3）复用的双极电凝镊清洁后在头端或镊尖套上保护套，放于专用盒内，灭菌备用。

（4）电凝线使用清水擦拭干净，盘好放置，避免打折造成线路折断。并在清洁时避免被刀片等锐利器具损坏电线的绝缘胶，以免在使用中造成线路短路。

（5）脚踏控制板在使用前应套上防水保护套，便于清洁，避免电路故障或短路。使用完毕，将脚控板擦拭干净，与主机一起存放。

（6）使用中发现问题及时报修，并定期检测机器功能。

（三）超声刀

超声刀是一个超声频率发生器，通过 55.5kHz 的超生频率作用于金属探头（刀头），使其产生机械振荡（50～100μm），将电能转变成机械能，继而导致组织内水分气化、蛋白质氢链断裂、细胞崩解，从而使蛋白质凝固、血管闭合，达到组织切开、凝血的效果。

1．评估　使用前检查设备功能状态，根据组织类型、血管的粗细选择合适的超声器械和输出功率。

2. 操作要点

（1）正确连接电源线、脚踏开关和超声刀接头。

（2）按照生产厂家说明安装超声刀头。

（3）将手柄线与主机相连，并固定。

（4）开机自检，并调节默认能量功率。利用手控或脚踏开关进行刀头自检。

（5）使用中通过脚踏板或手柄控制输出能量的大小，并根据不同组织调节输出功率。

（6）使用后按照生产厂家说明卸除超声刀刀头。

（7）关闭电源开关，拔出手柄线接口，拔出电源。

（8）术毕，做好使用登记，清洁整理超声刀设备。

3. 注意事项

（1）严格按照生产厂家说明使用，选择合适的配件规范安装。

（2）术中需清洁刀头时，将刀头张开完全浸没于生理盐水中，启动脚控或手控开关进行，避免与容器边缘接触。

（3）超生刀头使用较长一段时间后，刀锋会变热，一旦停止使用时，刀锋不可触及患者或易燃物品，以免灼伤患者或致燃。

（4）使用刀头的前2/3夹持组织，夹持的组织不宜过多。

（5）超声刀工作时严禁用手触摸；不可长时间连续过载操作；不能用超声刀头夹持金属物品及骨组织或闭合刀头空激发。

（6）手术完毕或术中需要更换刀头时，关机或将主机置于备机状态。

4. 维护保养

（1）超声刀开机自检出现故障时，需请专职设备技术人员及时维修或更换部件。

（2）超声刀头精细、贵重，应轻拿轻放，避免重压，清洗时避免撞击或用力抛掷，防止刀头损坏。

（3）超声刀持续工作时间过长、温度过高时，机器会自动报警，应将超声刀头浸泡于生理盐水中，待刀头降温后再使用。

（4）使用后，手柄线用湿布擦拭干净，不宜用水冲洗，并顺其弧度盘绕存放，不可扭曲、打折。

（5）手柄线应根据生产厂家说明选择适宜的灭菌方法或使用一次性无菌保护套以达到无菌要求。

（6）主机及连接部件定期进行功能安全检测。

三、普外科手术常用仪器设备

（一）腹腔镜系统

腹腔镜系统是由多个仪器设备组成的内镜系统，利用冷光源提供照明，通过腹部小切口将腹腔镜镜头插入腹腔内，运用数字摄像技术使所拍摄的腹腔内各种脏器的图像传输到专用监视器上，手术医生通过观察图像，检查、诊断各种病变，并且使用各种特殊的手术器械在体外进行操作来完成手术治疗。

1. 评估　使用前检查腹腔镜系统各仪器的功能状态，包括检查摄像主机、监视器、光源、气腹机、高频电刀、超声刀各类连线的连接是否正确，检查已灭菌的腹腔镜镜头、专用手术器械、气腹输出管等是否准备齐全。

2. 操作要点

（1）各仪器合理摆放于内镜台车上，并根据手术要求将内镜台车推至预定位置，调整好监视器的角度。

（2）接通各仪器电源。

（3）接通 CO_2 气源，调节 CO_2 减压表输出压力。打开气腹机，设定好气腹压力，一般为 $12 \sim 14mmHg$。

（4）开机，连接无菌腹腔镜镜头，调整白平衡，连接气腹输出管、手术器械、超声刀手柄及连接线、单双极电凝线等。

（5）根据手术要求调节电刀主机输出功率，脚踏开关置于合适位置。

（6）术中依据手术需要和进展随时调整各仪器设备参数。

（7）停止使用时，关闭 CO_2 气源，断开气腹输出管，排出余气后关闭气腹机电源开关，后将光源亮度调到最小，依次关闭所有仪器电源。

（8）整理好所有电源线，将仪器台车归位，做好使用登记，清洁整理备用。

（9）3D 腹腔镜使用前调节好 3D 模式，并根据手术医生需要，提前备好 3D 眼镜或镜片。

3. 注意事项

（1）手术器械使用前，应仔细检查其功能及螺丝有无松动，若发现功能不良立即更换。

（2）光源上不能放置任何物品，避免影响散热。手动调节光亮度时，亮度要调至适中。

（3）开机时光源应从最低起调，关机前要将光亮度调回到最低。

（4）手术台上各种连接线固定稳妥，不可打折、扭曲或牵拉。镜头轻拿轻放。

（5）气腹机用毕应先关闭气源，将机器内的余气放净，再关电源。

4. 维护保养

（1）光源若使用中突然断电，应等待 3 分钟后再打开，以保护灯泡，延长灯泡寿命。

（2）导光纤维束轻拿轻放，避免打折，手术后用湿软布擦干净，并盘曲成大于 15cm 的圆圈，以防光导纤维折断。

（3）光学视管需单独放置，避免碰撞损坏，存放时上面不要摆放物品，以防受压变形。

（4）镜头需用专用的擦镜纸擦拭，并套上保护帽，勿用手指触摸镜头，以免影响清晰度。

（5）使用中发现问题及时报修，并定期检测机器功能，由专业人员完成维修工作。

（6）3D 眼镜或镜片使用后及时清洁，定点放置，专人管理，每日清点。

（二）氩气刀

氩气是一种性能稳定，不会燃烧、爆炸，对人体无害的惰性气体。氩气刀是充分利用氩气的特性制成氩气覆盖的高频电凝切割刀。由于氩气流可降低出血创面的温度，使其烟雾产生少，组织损伤浅，且对脂肪、肌腱等组织的切割速度快，故可广泛应用于各类外科手术。

1. 评估　使用前检查设备功能状态，氩气瓶与机器的接口是否连接紧密。

2. 操作要点

（1）打开氩气瓶开关，检查压力是否足够。

（2）接通主机电源。

（2）将负极板粘贴于患者体表合适位置。

（3）打开电源开关，机器自检，调节适合手术需要的输出功率。

（4）使用后先关闭氩气瓶阀门，后将手柄卸下，排掉管道内余气。

（5）将输出功率恢复至最低，关闭主机电源，揭除负极板，拔出电源线。

（6）填写使用登记，清洁整理仪器。

3. 注意事项

（1）使用开始时必须先开氩气再开机，结束时先关氩气再关机。

（2）使用前应将机器调试后再接刀笔。

（3）其他同于单极电刀的注意事项。

4. 维护保养

（1）使用过程中，如果出现突然断电，必须重新接好电源，开机自检后方可再次使用。

（2）释放余气时应注意氩气必须是开启状态，否则余气不能正常排出。

（3）其他维护保养事项同于单极电刀。

（三）超声吸引器

超声吸引器（CUSA）是一种超声频率发生器，通过超声频率作用于手机刀头产生机械振动，利用"空化效应"，将病变组织粉碎，再经冲洗液乳化并利用负压吸除，同时将神经、血管、胆管等结缔性组织保留。

1. 评估　使用前检查设备功能状态，选择合适的输出功率，冷却水瓶内有无冷却水且是否达到容器水位标准线，待使用的手机及手机连线是否灭菌待用。

2. 操作要点

（1）正确连接主机、电源线和脚踏开关。

（2）安装吸引瓶，连接吸引冲洗管接头手机连线。

（3）连接吸引管与吸引瓶，连接冲洗管与生理盐水，将冲洗管放进蠕动泵压好。

（4）将刀头安装在手柄上，将手柄安装到主机上，开机自检。

（5）等待冷却水注入手柄内，依次按钮测试振幅、冲洗水，并打开冲洗水泵开关。

（6）术者踩住脚踏开关检查刀头是否震动，冲洗水泵是否转动，一切正常后开始使用。

（7）使用结束，将输出功率调至最小，关闭电源。做好使用登记，清洁整理设备。

3. 注意事项

（1）连接手机连线时需检查手机接头处及手机连线接头处是否有水迹，避免造成通电短路。

（2）术中需准备生理盐水，操作间隙不断用生理盐水吸引，保证手机刀头及管路的清洁通畅。

（3）手机内部置有易碎的电压陶瓷晶片，使用时轻拿轻放。

（4）不使用手机刀头时，及时撤离脚踏开关，防止误踩造成刀头损坏或损伤医护人员。

（5）使用后需检查手机是否通畅，如堵塞应用疏通器疏通。

（6）关机时，机器上各连接线需先关闭电源后再取下。

4. 维护保养

（1）手机刀头在使用过程中避免与金属相碰，以延长其使用寿命。

（2）手柄为易碎品，使用和术后清理时应注意轻拿轻放，避免撞击损坏。

（3）手柄使用后需用专用工具取下刀头，刀头及连线用蒸馏水清洁且刀头不要接触腐蚀性液体。

（4）手柄与缆线使用后需放于专用消毒盒内存好，注意手柄与线缆接口处不要打死折，以免折断线缆内的线路。

（5）冷却水需用蒸馏水，定期更换，避免水变质，堵塞冷却水系统。

（6）使用后及时清洁机器外表，避免液体残留，防止液体流到机器内部。

（7）使用中发现问题及时报修，并定期检测机器功能。

（四）螺旋水刀

螺旋水刀是通过电动液压泵的压力发生系统对水压进行精确控制，使软的实质组织得到分离和切割，而血管、胆管、淋巴管及神经不会受到损伤的具有高度灵活组织选择性的一种非热力手术设备，适用于所有外科手术。

1. 评估　使用前检查设备的功能良好，介质筒与手柄呈无菌备用状态。

2. 操作要点

（1）正确连接主机、电源线和脚踏开关。

（2）打开电源，按压触摸屏调至"水刀压力设定值"界面。

（3）根据手术类型将压力设定值调至常规使用数值。

（4）按照设备使用说明正确安装无菌介质筒和手柄。

（5）选择抽吸或脉冲模式进入工作状态。

（6）术中根据需要利用脚踏开关可细微调整压力数值。

（7）使用结束，关闭电源，收好脚踏开关。做好使用登记，清洁整理设备。

3. 注意事项

（1）所有的器械都应在开机后介质筒未锁定的状态下安装，并在安装过程中保持无菌状态。

（2）使用过程中，手柄应以正确的角度作用于组织并来回移动，不可固定停留在组织上某一位置，以免损伤病变周围正常组织。

（3）使用中注意水刀喷嘴与组织的距离，距离过远会引起水雾，影响手术视野。

（4）手术开始时水压可稍小，后根据需要适当调整，以提高分离组织的速度。

4. 维护保养

（1）手柄在使用中和术后处理时应轻拿轻放，避免碰撞造成损坏。

（2）使用后，手柄线用湿布擦拭干净，并顺其弧度盘绕存放，不可扭曲、打折。

（3）设备配件较多，加强管理避免丢失。

（4）使用中发现问题及时报修，并定期检测机器功能。

（五）"结扎束"血管闭合系统

"结扎束"血管闭合系统是采用高频电能输出，结合钳夹压力，使人体组织胶原蛋白和纤维蛋白溶解变性，血管壁融合形成透明带，从而使血管腔永久性闭合。主要用于7mm以下的任何静脉、动脉和组织束。

1. 评估　使用前检查设备功能状态，根据组织类型选择合适的闭合钳和输出功率。

2. 操作要点

（1）正确连接主机、电源线和脚踏开关。

（2）接通电源，开机自检，后插入手柄电极。

（3）调节能量输出功率，并安装闭合钳。

（4）钳夹组织，脚踩脚踏开关自动输出能量。

（5）组织血管闭合，结束音提示，松开脚踏开关，切断能量输出。

（6）使用后，将输出功率调节至最小，关闭电源，收好脚踏开关。

（7）做好使用登记，清洁整理系统设备。

3. 注意事项

（1）使用闭合钳时，前端要夹取准确，不可来回推拉当作剥离器使用。

（2）手术中闭合钳的前端如残留组织多，可造成能量输出降低，应立即进行清洁。

（3）使用中闭合钳的前端不能接触金属物品，避免增加电流。

4. 维护保养

（1）操作手柄时重心应向手柄的后端移动，可以保护手柄不易损坏。

（2）使用闭合钳时，前端不宜持续张开，容易损伤电极。

（3）使用后，电线须顺其弧度盘绕存放，不可扭曲、打折。

（4）使用中发现问题及时报修，并定期检测机器功能。

四、骨外科手术常用仪器设备

（一）C 形臂 X 射线机

C 形臂 X 射线机简称 C 臂机，是一种可移动式的 X 射线机，包括固定于天花板式和可推动式两种。它由专业人员进行操控，主要用于外科手术中的定位操作。

1. 评估　使用前检查设备功能状态，防护用品是否准备齐全。

2. 操作要点

（1）显示器摆放于相对宽敞、易观看位置，松开主机脚刹，推其至床旁。

（2）连接主机与显示器之间的高压电缆，连接总电源。

（3）打开电源开关，机器自检。

（4）根据患者被检部位，将球管、接收器调至拍摄位置。

（5）按键进行透视，能量大小可根据实际需要进行调节。

（6）透视完毕，关闭电源开关，拔下电源插头，盘好电源线。

（7）主机推离床旁，分离主机和显示器之间的高压电缆，将主机和显示器归位。

3. 注意事项

（1）C臂机属于放射设备，应在专属手术间内使用，手术间内壁及门设有防X线透视的保护材料。

（2）使用中工作人员务必做好安全防护，穿戴铅制防护用品和使用铅屏蔽，避免射线损伤。

（3）术中使用时，注意无菌操作，跨越无菌区部分应使用无菌罩或预先在手术区域面上加铺无菌巾单，污染时及时重新消毒并覆盖无菌巾。

（4）透视时，尽量使影像增强器贴近被检查部位。

（5）结束使用时，应先关闭电源，拔下电源插头后，方可将电缆取下。

4. 维护保养

（1）使用中机器需转动或移动时，必须确认松开脚刹，切勿暴力操作，并尽量避免碰撞或颠簸，以免损坏机器。

（2）电缆妥善放置，避免过度弯曲或经常摩擦受损。

（3）在使用和维护过程中，避免血液或液体溅入或渗入机器内部。

（4）保持机器清洁无尘，以防机器靠近手术部位时，尘埃落入手术野造成感染隐患，同时防止灰尘引起X线管面放电导致球管破裂。

（5）专业人员操控机器，非专业人员勿随意摆弄机器，以免损坏机器。

（6）发现问题及时维修，并定期检测机器功能。

（二）压力充气止血带

压力充气止血带是多用于骨科四肢手术的一种设备，它可通过高效气泵快速充气加压于止血带内，阻止肢体的血液循环，减少手术创面出血，达到止血目的。

1. 评估　检查机器各连线是否准备齐全，止血带是否漏气。根据患者年龄及手术部位选择合适的止血带。

2. 操作要点

（1）将止血带放置并固定于患者手术肢体的适当部位，松紧适度，并连接止血带于机器接口。

（2）接通电源，打开电源开关，机器自检。

（3）设定保险压力、工作压力及工作时间。

（4）充气加压至设定的工作压力，时间倒计时显示。

（5）到达设定工作时间，气泵停止泵气，排气阀打开，止血带压力下降，恢复肢体血运。

（6）手术结束，先缓慢放气，后关闭电源开关，拔除电源插头，清洁整理备用。

3. 注意事项

（1）设置的保险压力必须大于工作压力，否则不能开机。

（2）止血带缚于肢体时的松紧度，以能插入示指为宜。

（3）止血带固定于肢体后才能充气，否则可造成爆裂。

（4）扎紧止血带后，外用绷带固定，防止打气后松脱。

4. 维护保养

（1）使用中如发现气带漏气，应及时更换，以免影响使用寿命。

（2）轻柔按键，避免损坏。

（3）使用完毕，用柔软湿布清洁擦拭机器表面。

（4）机器表面不可放置液体物品，防止液体不慎流入机器内部造成损坏。

（5）定期检测机器功能，并由专业人员完成维修工作。

五、神经外科手术常用仪器设备

（一）手术显微镜

手术显微镜是进行精细显微外科操作的必要设备，由照明系统、观察系统、支架系统、控制系统等组成，能有效地提高手术的精确程度，尽可能减轻手术损伤。

1. 评估　使用前检查显微镜功能状态，各关节固定是否牢固、活动是否顺畅，镜头是否洁净，及术者的目镜瞳距是否调整。

2. 操作要点

（1）移动显微镜至手术床旁，包好无菌保护套，固定底座刹车。

（2）松动各节臂制动手轮，根据手术部位放置显微镜，使之正对手术野的中心，重新旋紧制动手轮。

（3）接上电源插座，合理摆放脚踏开关，开启电源开关。

（4）根据手术野调节显微镜亮度，并移动显微镜调整物镜焦距，使之呈现最大清晰度。

（5）术中可根据观察部位的变动做适当调整。

（6）使用后先下调光源亮度后关闭，收好脚踏开关，将显微镜移离手术区，再关闭总电源，拔除电源插座。

（7）整理电源线，收拢各节横臂且固定，将显微镜推至备用位置，锁好底座刹车，并做好使用登记。

3. 注意事项

（1）未经培训人员切勿擅自操作显微镜。操作时，动作应轻柔。

（2）移动显微镜时推力点应尽量放在较低的支架位置，不能将显微镜主体或观察镜等当作推动手柄，推动要缓慢，避免翻倒或碰撞。

（3）关闭显微镜时应先将光源亮度调至最小，再关闭电源。

（4）显微镜应尽量放置在手术间内，减少移动范围，且位置相对固定，避免碰撞。

4. 维护保养

（1）调节光源时应从最小的亮度开始，不可调至最亮处，使用后应将亮度调至最小时再关闭电源开关，以延长灯泡的使用寿命。

（2）每次使用后用拭镜纸擦净物镜及目镜。勿用乙醇、乙醚等有机溶剂擦拭镜身，可用软布蘸软质消毒剂和水擦拭。

（3）连台手术间歇期只需关闭脚踏灯泡开关，以免灯泡过热损坏显微镜，延长灯泡使用寿命。

（4）仪器存放间相对湿度不超过65%，以保持仪器的干燥，暂不用的光学部分应放置于干燥箱内。

（5）发现问题及时维修，并定期请专业人员检测机器性能。

（二）手术导航系统

手术导航系统是医学影像和计算机技术结合的产物，是协助术中精确诊断的手术辅助设备。它包括定位标识、空间定位装置和医学影像工作站，主要用于神经外科和骨科手术。

1. 评估　使用前检查设备功能状态，摆放仪器的位置合理，术中用参考架、反射球、导航仪均灭菌备用。

2. 操作要点

（1）根据患者病变部位在其头上粘戴标记物，进行 CT 或 MRI 扫描。

（2）将患者图像数据从 CT 或 MRI 主机导入光盘中。

（3）接通工作站电源，打开开关。

（4）光盘放入，患者图像数据输入工作站，进行图像三维重建，制定术前手术计划。

（5）摆放患者体位，头架上安装参考架，校准空间定位装置，完成注册和坐标配准。

（6）消毒铺单，安装无菌参考架、反射球，术中用导航仪对病变进行定位。

（7）手术结束，关掉仪器开关再拔除电源，将仪器推至备用位置，并做好使用登记。

3. 注意事项

（1）空间定位装置应放置在距离反射球的有效范围内，且定位感应器与反射球的直线距离上不能有遮挡物。

（2）调整定位感应器高度及角度时，动作轻柔，以免损坏。

（3）术中使用导航仪时轻拿轻放，不用时置于平稳位置，避免摔坏或磕碰。

（4）移动仪器应缓慢，切勿用力过猛，避免翻倒或碰撞。

4. 维护保养

（1）反射球可用水清洗，但不能刮擦其表面，以免影响使用质量。

（2）反射球、导航仪只适用于低温灭菌方式。

（3）专人管理，不可随意操作。

（4）发现问题及时维修，并定期请专业人员检测机器性能。

六、心胸外科手术常用仪器设备

（一）电除颤器

电除颤器是采用电脉冲对心搏骤停患者实施心脏转复、除颤抢救的一种仪器。它能释放较高的电压，通过电极板短时间内电击心脏，使全部心肌同时除极化，消除各种异位兴奋，由窦房结发出冲动，以恢复窦性心律，包括胸外间接除颤和胸内直接除颤两种方式。

1. 评估　使用前查看电源线与机器是否连接紧密。

2. 操作要点

（1）接通电源并开机。

（2）连接除颤器电极板，根据患者情况、除颤方式调节放电参数。

（3）将电极板放在胸部预定位置，依次按键充电、放电。

（4）使用结束关闭电源开关，再拔除电源插座。

（5）做好使用登记，清洁整理备用。

3. 注意事项

（1）根据患者的年龄选择合适的电极板。

（2）患者施行电除颤前，应建立好静脉通路，充分吸氧，并备好抢救物品。

（3）必须确认所有人员未接触床缘和患者后，术者才能按下放电键。

（4）胸外除颤时，电极板须涂抹导电胶；胸内除颤时，电极板须蘸生理盐水。

4. 维护保养

（1）充好电的除颤器若未使用且需放电时，可直接按放电开关完成放电，或在两个电极板之间夹一块用湿布包裹的肥皂进行放电。

（2）使用后，电极板上的导电胶必须清除干净后备用。

（3）胸内除颤使用的电极板必须经过低温灭菌，不能采用高压蒸汽灭菌。

（4）仪器每天检查，保证随时处于良好的备用状态。

（5）定期检测调试、充电，保持性能良好。

（二）自体血液回收机

自体血液回收机是将患者术中散失的血液收集起来，通过机械进行过滤、分离、清洗、净化后再回输给患者的一种设备，可用于预计出血在 400ml 以上的各种大手术或稀有血型的患者。不但解决血源紧张问题，而且避免了输入异体血给患者带来的各种危害。

1. 评估　使用前仔细检查所有用物是否准备齐全，且物品的灭菌有效期，包装有无破损。

2. 操作要点

（1）接通电源，检查仪器功能状态。

（2）安装一次性配套物品，检查全部管道、接口是否安装正确。

（3）按比例配好抗凝液。

（4）将吸除患者手术切口内血液的吸引管与抗凝液和储血罐相连接，并接好清洗用生理盐水，检查负压是否正常。

（5）设定好仪器数据，打开电源开关，仪器开始按照既定程序工作。

（6）使用结束，关闭电源，清理废液袋。

（7）做好使用登记，清洁整理备用。

3. 注意事项

（1）安装配套物品时注意无菌操作，避免造成管路污染。

（2）仪器运行过程中保持管路的通畅，防止扭曲和打折，并注意清洗用生理盐水是否充足。

（3）离心时切勿打开离心盖，离心机过热须进行维护。

（4）回收处理后的浓缩红细胞应尽快回输给患者，并在回输过程中密切观察患者，出现反应立即停止输血。

4. 维护保养

（1）必须经过专项培训的人员操作仪器，保证仪器的使用安全。

（2）仪器运行过程中出现液体滴落或洒溅在仪器表面，立即擦拭干净，防止渗入仪器内造成损坏。

（3）仪器不能频繁开关，关机后须等待15s以上才能再开机。

（4）仪器使用后需用湿软布进行日常清洁。

（5）专人管理，定期保养、测试，发现问题及时维修。

七、五官科手术常用仪器设备

（一）超声乳化仪

超生乳化仪是现今白内障手术的专属设备，它是利用超声波的高频振动，将晶状体和皮质进行粉碎、乳化并吸出，具有创口小、损伤小、视力恢复快等优点。

1. 评估 使用前检查电源线、脚踏控制板是否与主机连接正确，灌注液是否配制完成。

2. 操作要点

（1）打开电源开关，脚踏控制板放于术者脚下合适位置。

（2）挂好灌注液，插入集液盒，正确连接灌注管、吸引管和超乳手柄。

（3）根据手术选择功能键，设定各项操作数值，并对仪器超声功能进行检测。

（4）术中根据需要调节各路输出数值及灌注液高度。

（5）术毕，利用仪器使用蒸馏水清洗灌注、吸出的管路以及注吸手柄和超乳手柄，后撤出集液盒并清理干净。

（6）关闭电源，收回脚踏控制板，清洁整理备用。

3. 注意事项

（1）连接管路时注意无菌操作，避免污染管腔。

（2）术中密切关注灌注液余量，防止排空进入气体。

（3）脚踏板为无线控制，应注意定期充电，以免影响手术使用。

（4）术毕，及时用蒸馏水彻底清洗管路和手柄，以免堵塞。

4. 维护保养

（1）超乳手柄是精密器械，须轻拿轻放，避免损坏。

（2）超乳手柄经高温灭菌后，应自然冷却，不能放于水中，以免影响其使用寿命。

（3）术后关机时，应执行正常关机程序，不可直接关闭电源，以免损坏程序，影响使用。

（4）专人管理，定期检修，发现问题及时维修。

（二）玻璃体切割机

玻璃体切割机是施行玻璃体手术的必要设备，它可通过切割头在眼球内完成操作，将切割、灌注、吸引三者有效结合，并兼具超声乳化仪的全部功能。

1. 评估　使用前检查电源线、气源线、脚踏控制板是否与主机连接正确，灌注液是否配制完成。

2. 操作要点

（1）调节好气源压力，脚踏控制板放于术者脚下合适位置。

（2）打开电源开关，根据手术选择程序，进入其所需界面。

（3）挂好灌注液，插入集液盒，正确连接各管路，并设定各项操作数值。

（4）术中，根据手术需要调节输出数值。

（5）术毕，依次退出程序关闭系统，关闭气源并排放余气。

（6）关闭电源，收回脚踏控制板，清洁整理备用。

3. 注意事项

（1）术中密切关注气源压力，防止压力降低影响机器正常使用。

（2）术中根据手术要求随时调整灌注液面的高度，并关注液量，防止液体走空。

（3）术中随时注意集液盒内液体量，若达到警戒线，及时更换，防止倒吸。

（4）术中应用各种导线及管路时，应防止打折、扭曲，且避免触碰锐利器械造成损坏。

4. 维护保养

（1）光导纤维取用时避免打折，用毕妥善放置。

（2）术后关机时，应按正常步骤关机，不可直接关闭电源，以免损坏程序，影响使用。

（3）连台手术应关闭光源，这样可以延长灯泡使用寿命。

（4）专人管理，定期检修，发现问题及时维修。

（三）眼内激光器

激光是一种具有相干性、单色性和高强度的光，可在照射部位发生电离，使照射病变部位的组织因机械损伤而裂解破坏。眼内激光器通过可以进入眼内的激光头，精确改变眼内组织结构，因而主要用于眼底疾病的光凝治疗。

1. 评估 使用前检查电源线、脚踏控制板是否与主机连接正确，备好防护眼镜。

2. 操作要点

（1）接通电源，脚踏控制板放于术者脚下合适位置。

（2）打开电源开关，机器自检，连接激光导线。

（3）根据手术需要将激光输出能力、持续时间、间隔时间调至所需数值。

（4）使用时，机器由备用状态转换成使用状态，踩下脚踏，发射激光。

（5）使用完毕，机器调至备用状态，整理激光导线，关闭电源。

（6）收回脚踏控制板，清洁整理备用。

3. 注意事项

（1）使用中医护人员需戴好防护眼镜，避免损伤眼睛。

（2）关注激光使用，不可随意发射，必须将激光头放入眼内，对准病变部位时方可应用。

（3）使用中，导光纤维妥善固定，避免打折。

4. 维护保养

（1）激光导线用后应顺其弧度盘成大圆盘状，防止打折、扭转，影响正常使用。

（2）激光头使用后及时盖好防尘帽保存。

（3）专人管理，专业人员定期检修。

（四）眼科冷凝机

眼科冷凝机是利用低温冷冻凝固对组织细胞的破坏作用治疗眼科疾病的一种仪器，采用制冷源是液态二氧化碳，主要用于视网膜脱离复位、抗青光眼的睫状体冷凝、眼部肿瘤等。

1. 评估 使用前检查仪器功能状态，气瓶与机器的接口是否严密，脚踏控制板是否与主机连接正确。

2. 操作要点

（1）连接冷凝笔导线，脚踏控制板放于术者脚下合适位置。

（2）打开机器开关，开启 CO_2 气瓶总阀门，调节流量表。

（3）踩脚踏控制板，测试冷凝效果。

（4）使用结束，关闭 CO_2 气瓶总阀门，踩脚踏控制板排放余气。

（5）关闭机器，拆卸冷凝笔导线。

（6）收好脚踏控制板，冷凝笔、机器清洁整理备用。

3. 注意事项

（1）冷凝机应使用大于 99% 的高纯度 CO_2，输出压强在 $5 \sim 6.0MPa$ 冷冻效果最佳。

（2）保持输气导管的畅通，避免打折，若出现气体外漏，应更换密封圈。

（3）冷凝笔导线须与机器连接紧密，防止使用中冷凝笔脱出。

（4）使用后 CO_2 气瓶总阀门应旋紧关闭，避免漏气。

4. 维护保养

（1）使用后应先踩脚踏控制板放尽余气，再拆卸冷凝笔，防止损坏冷凝探头。

（2）气路连接安装与拆卸时应按规定次序规范操作，以免损坏。

（3）冷凝笔探头加以保护，避免碰撞或跌落造成损坏。

（4）气瓶定期检测，防止气体泄露。

（5）专人管理，定期由专业人员养护、检修。

（五）鼻内镜系统

鼻内镜系统是一种耳鼻喉科手术专属设备，它可借助内镜的良好照明并通过可视摄像系统，深入鼻腔深处，直接窥视到鼻腔内的许多重要部位及鼻咽部的细微病变，使手术达到更精细的效果，有效降低术后复发率。

1. 评估　使用前检查鼻内镜系统各仪器的功能状态以及各类连线的连接是否正确。检查摄像头及光缆是否已灭菌备用。

2. 操作要点

（1）各仪器合理摆放于内镜台车上，将内镜台车推至贴近手术床头预定位置。

（2）接通各仪器电源，连接摄像机连线、光源线，安装摄像头。

（3）顺序打开显示器、摄像主机和光源的开关，光源调至合适亮度。

（4）停止使用时，将光源亮度调到最小，依次关闭所有仪器电源。

（5）整理好摄像机连线、光源线，仪器台车归位，做好使用登记，清洁整理备用。

3. 注意事项

（1）手术过程中各缆线不可扭曲、打折。

（2）光源报警灯呈现红色并闪动，表示灯泡使用寿命已满，必须立即更换。

（3）严禁将液体放于主机附近，以免洒溅、渗漏而损坏主机。

4. 维护保养

（1）摄像镜头使用中轻拿轻放，避免撞击硬物，使用前后检查是否完好。

（2）整理存放时，光源线、摄像机连线应盘成直径 > 15cm 的圆圈，避免折叠、扭曲。

（3）使用过程中尽量不要将光源亮度调至最大，防止损坏光纤，且避免经常性开关，否则影响灯泡寿命。

（4）使用中发现问题及时报修，定期检测机器性能，由专业人员完成维修工作。

八、泌尿外科手术常用仪器设备

膀胱电切镜

膀胱电切镜是一种泌尿外科手术专用设备，通过在内镜直视下，利用高频电流，经尿道对前列腺增生体和膀胱肿瘤等进行切割、汽化、凝血，达到病变切除的目的。

1. 评估 使用前检查各仪器的功能状态，各类连线的连接是否正确。检查已灭菌的电切镜镜头、专用手术器械以及冲洗液等是否准备齐全。

2. 操作要点

（1）各仪器合理摆放于内镜台车上，将内镜台车推至预定位置，调整好监视器的角度。

（2）接通各仪器电源，包括显示系统、电刀设备，脚踏开关放于术者脚边适合位置。

（3）根据手术需要粘贴负极板，调节电刀输出功率，连接冲洗液。

（4）依次打开显示器、摄像主机和光源的开关，光源调至合适亮度。

（5）根据术中需要随时调节各仪器设备参数。

（6）停止使用时，将光源亮度调到最小，依次关闭所有仪器电源。

（7）整理好所有电源线及脚踏连线，将仪器台车归位，做好使用登记，清洁整理备用。

3. 注意事项

（1）开机时光源应从最低起调，关机前要将光亮度调回到最低。

（2）光源上不能放置任何物品，避免影响散热。光亮度调至适中。

（3）电刀输出功率应根据手术进行选择，原则为达到效果的情况下，尽量降低输出功率，并避免长时间连续操作。

（4）脚踏开关使用前外套防水套，保证安全使用。

（5）手术器械精细，术前检查器械功能及完整性。

（6）手术过程中密切关注灌注液使用情况，保持持续灌注，以保证术野清晰。

4. 维护保养

（1）专用器械轻拿轻放，避免碰撞或坠落，带电凝功能的器械使用前应检查绝缘层的完整性，防止漏电发生。

（2）使用后镜头需用专用的擦镜纸擦拭，并套上保护帽防止磨损，勿用手指触摸镜头，以免影响清晰度。

（3）导光纤维束避免打折，手术完毕后用湿软布擦干净，并盘曲成大于15cm 的圆圈，以防光导纤维折断。

（4）专人管理，使用中发现问题及时报修，并定期检测机器功能，由专业人员完成维修工作。

九、妇产科手术常用仪器设备

宫腔镜

宫腔镜是一种妇科手术专用设备，是用于子宫腔内检查和治疗的一种纤维光源内镜，它可以利用镜体进入宫腔，能清晰地观察到宫腔内的各种改变，确定病灶存在的部位、大小、外观和范围，为手术提供全面、直观的诊断。

1. 评估　使用前检查各仪器的功能状态，各类连线的连接是否正确。检查已灭菌的专用手术器械以及膨宫液等是否准备齐全。

2. 操作要点

（1）各仪器合理摆放于内镜台车上，将内镜台车推至预定位置。

（2）接通各仪器电源，正确连接各仪器连接导线。

（3）打开膨宫机电源，连接膨宫通液管，根据手术需求调节输出功率，检查通液管路是否连接紧密。

（4）依次打开显示器、摄像主机和光源的开关，光源调至合适亮度。

（5）打开膨宫液，开启膨宫机开关。

（6）根据术中需要随时调节各仪器设备参数。

（7）停止使用时，关闭膨宫机及膨宫液，并将光源亮度调到最小，依次关闭所有仪器电源。

（8）整理好所有电源线及脚踏连线，将仪器台车归位，做好使用登记，清洁整理备用。

3. 注意事项

（1）手术器械使用前，应仔细检查其功能及电切环等完整性，若发现功能不良立即更换。

（2）手术台上各种连接线固定稳妥，防止坠落影响操作。

（3）术中密切关注膨宫液余量，避免液体走空。

（4）开机时光源应从最低起调，关机前要将亮度调至最低。

（5）光源上不能放置任何物品，避免影响散热。光亮度调至适中。

4. 维护保养

（1）器械轻拿轻放，避免碰撞或坠落。

（2）导光纤维束、脚踏连线避免打折，手术完毕后用湿软布擦干净，并盘曲成大于 15cm 的圆圈。

（3）镜头需用专用的擦镜纸擦拭，并套上保护帽，勿用手指触摸镜头，以免影响清晰度。

（4）使用中发现问题及时报修，由专业人员定期检测机器功能并完成维修工作。

第三节　特殊手术间手术系统的管理

一、术中 CT 手术系统

CT 即电子计算机断层扫描技术，它是用 X 射线束对人体某部一定厚度的层面进行扫描，将扫描所获取的数据输入电子计算机，经处理后即可获得人体被检查部位的断面或立体的图像，进而发现体内任何部位的细小病变。

术中 CT 是医学影像诊断技术、图像精确导航技术、数字化网络控制及传输技术、计算机管理技术与临床外科手术及监护设备发展结合的产物。继而诞生的术中 CT 手术系统，就是将 CT 扫描系统安装在手术间内，依手术需要在术中适时进行 CT 扫描及影像导航定位，为医生提供更为安全的手术操作保障，大大提升了手术进程的精准性和有效性。

（一）结构组成与特点

1. 系统的结构组成　术中 CT 手术系统包括 CT 扫描系统、影像导航系统、计算机管理及图像处理系统、监视系统、手术床系统和麻醉监护系统等，实现精准、微创的手术效果。它包含以下三个区域。

（1）专用手术间　基本设施同于普通洁净手术间，特殊设施包括悬挂式影像导航系统及触摸控制屏、液晶监视屏、智能 X 线屏蔽滑动门、地轨与 CT 扫描系统兼容匹配的多功能全自动手术床。

（2）CT 仓　以智能 X 线屏蔽滑动门与手术间相隔，内置 CT 扫描机架，使用时 CT 扫描机架沿地轨滑入手术间，不用时可即刻将 CT 扫描机架退回至 CT 仓。

（3）控制室　位于手术间隔壁，与手术间之间设有辐射屏蔽观察窗，便于术中 CT 扫描时及时观察手术间内的情况。内置设备包括计算机管理系统、图像重建系统、导航数据处理与传输系统、PACS 系统等，可用于完成 CT 扫描、导航实施及图像处理工作。

2. 系统的功能特点

（1）术中可根据需要选择性呈现人体各部位各层面的图像，并可有效地显示软组织结构。

（2）术中 CT 扫描后可即刻调取所需图像，辅助术者准确辨识重要器官和组织，确定肿瘤边界，进一步确定人体解剖结构与内固定器材的关系等，可有效地提高手术的效果和安全性。

（二）基本操作方法

术中扫描前检查患者四肢是否妥善包裹，各种仪器设备管路固定，撤离手术床周围所有器械设备及物品至安全位置，以充分暴露手术床两侧地面上 CT 扫描机架的滑动轨道。术野周围覆盖双层无菌巾单，以保护手术无菌区不被污染。将无菌罩套于 CT 扫描仪上。调整手术床与 CT 扫描机架，直至所扫描部位进入机架中央的预定位置。手术间内所有医务人员均撤出手术间后实施 CT 扫描。扫描结束后，CT 扫描机架退回至 CT 仓，归位各种器械设备，继续完成手术操作。

（三）管理

1. 患者的管理

（1）患者进入手术间时，仔细确认患者身上有无金属物，如有发现及时去除。

（2）术前为患者建立静脉通路时，应根据手术确定输注部位，以确保扫描时静脉管路不受影响，并便于观察。

（3）患者体位摆放舒适、安全，注意受压部位的保护。

（4）扫描过程中密切观察患者生命体征情况。

2．工作人员的管理

（1）术中 CT 手术系统属于大型辐射性医疗设备，操作者需参加国家级专业资质培训，获取证书后方可进行工作。

（2）参与手术的相关医务人员均需经过辐射防护培训，并自觉执行各项管理规定，做好自身防护。

（3）手术过程中无关人员严格限制进入。

（4）加强监督，无资质人员不能擅自操作 CT 扫描系统。

3．仪器设备的管理

（1）术前常规进行仪器设备检查，保证手术的正常使用。

（2）扫描前注意移开手术床周围所有的器械设备和物品，确保 CT 扫描机架运行顺畅，以免发生碰撞造成损坏。

（3）仪器使用后及时记录使用情况，做好清洁。

（4）专人管理，定期由专业人员对仪器设备进行检修和保养，出现问题或故障及时报修。

4．手术间环境的管理

（1）设有规范醒目的辐射警示灯、安全标识和提示。

（2）手术间内各种设备和物品需合理定位放置。

（3）备有足够的个人辐射防护用具（如铅衣、移动式防辐射屏），不用时擦拭干净悬挂整齐。

（4）手术中，尽量防止冲洗水滴洒在 CT 扫描机架和地面轨道缝隙内，以免影响机器滑动。

二、术中磁共振手术系统

磁共振成像是伴随电脑技术、超导体技术和电子电路技术的发展而产生的，由于其具有高度的软组织对比、精确的空间和时间分辨力、任意平面三维成像能力、对流动及温度的敏感性和无电离辐射等优势，已成为一种重要的医学诊断工具。

术中磁共振是将微创神经外科引入到数字化时代，对神经外科手术起到非常重要的影像指导作用，它可以在术前、术中和术后的任何时段为手术提供影像和数据的实时采集与更新，从而提高手术的精准性和安全性，减少手术并发症，改善手术效果。

（一）结构组成与特点

1．系统的结构组成　术中磁共振手术系统包括磁共振扫描系统、影像导航系统、计算机管理及图像重建系统、监视摄像系统、与磁共振兼容匹配的麻醉及监护系统等，实现精准、安全的手术效果。它包含以下三个区域。

（1）专用手术间　基本设施同于普通洁净手术间，特殊设施包括悬吊式影像导航控制系统、视频信号显示的墙壁镶嵌式触摸屏、悬挂式触摸屏、液晶监视屏，磁兼容手术床、与磁共振兼容匹配的麻醉机和监护仪以及合成处理影像数据的微机系统。

（2）检查室　以智能磁场屏蔽滑动门与手术间相隔，内置磁共振扫描系统。无需术中扫描时，可完成为其他住院患者实施术前或术后的磁共振诊断扫描，提高设备使用效率。

（3）控制室　位于手术间、检查室隔壁，与手术间、检查室之间设有磁场屏蔽观察窗，便于术中进行磁共振扫描时及时观察手术间和检查室内的情况。内置设备包括磁共振操作主机、计算机图像重建系统、集中控制系统，导航数据信息处理系统等，用于完成磁共振扫描、导航设置及图像处理工作。

2. 系统的功能特点

（1）术中磁共振提供的影像学信息超越了手术医生肉眼直视的范围，可以根据手术需要提供实时的三维空间图像，有利于术中观察和精准定位。

（2）磁共振影像可实时监测术野局部解剖结构有无移位，最大可能切除病变组织的同时防止损伤病变周围的正常组织，可最大限度地保护病变区域的正常生理功能，提高手术效果。

（二）基本操作方法

目前国内医院采用的术中磁共振手术系统包含磁体移动式和磁体固定式两种。

1. 磁体移动式　术中扫描前检查患者四肢是否妥善包裹，各种仪器设备导线固定，线圈固定于手术床左缘，撤去高频电刀负极板，撤离手术床周围所有器械、设备及物品，用无菌巾单妥善保护无菌区域，撤离吊塔、导航仪等。切断手术间交流电照明，所有医务人员均进入控制室。启动磁共振扫描系统，磁体沿屋顶的固定轨道通过开启的智能磁场屏蔽滑动门运行至手术患者需进行扫描的对应位置完成磁共振扫描。扫描结束后，磁体退回检查室，归位各种器械、设备，重新连接各种设备导线及吸引器，继续完成手术操作。

2. 磁体固定式　术中扫描前，检查患者四肢是否妥善包裹，各种仪器设备导线固定，撤去高频电刀负极板，撤离手术床周围所有器械、设备及物品。使用无菌敷料覆盖手术切口且固定，保证手术切口处于无菌状态。用无菌巾单覆盖手术范围，并将患者整体包裹。放置射频线圈，两片平行，如不稳可用绷带固定。清理地面物品，转运床路径无障碍物。手术床归位，转运床与手术床对接并固定。手术床解锁，患者平稳转移到转运床上。断开转运床与手术床的连接，将转运床推至检查室进行磁共振扫描。扫描结束后，将患者推回手术间，转移回手术床上。撤去覆盖患者的手术巾单，再次铺置无菌手术单，归位各种器械、设备，重新连接各种设备导线及吸引器，继续完成手术操作。

（三）管理

1. 患者的管理

（1）术前宣教　术前一日访视患者，向患者介绍手术的特殊性，询问患者体内有无植入物，如心脏起搏器、人工电子耳蜗、钢板、螺钉、假体、宫内节育器，体表皮肤有无纹身和烧伤瘢痕等，并认真填写磁共振扫描安全调查表。

（2）术前准备　①术日晨患者进入手术间，再次确认其身上有无金属物，如有发现及时去除；②患者双上肢用中单包裹并与躯干相隔，双下肢间放置衬垫且无交叉；③外耳道内塞入专用耳塞或清洁棉球，以保护听力；④麻醉插管使用不含金属导丝的气管插管；⑤贴附于患者前胸的电极片和氧饱和监测等均使用磁共振兼容物品。

（3）术中扫描前的安全检查　①患者身体上所有的监护导线及光纤电线无盘卷和交叉，且与患者皮肤无直接接触；②清理手术床周围仪器导线及管路，保证转运安全顺畅；③洗手护士与巡回护士认真清点手术器械，确认无器械遗留在手术野及周围无菌巾单上；④撤离患者身上的非磁共振兼容性物品，如脑电监测电极、负极板等；⑤转运前，巡回护士与放射技师共同按照术中《安全核对表》逐一查对，确认无误双方签字。

2. 工作人员的管理

（1）安全培训　参与手术的所有人员（手术医生、麻醉医师、放射技师、手术室护士）必须进行磁共振安全教育和培训，并经考核合格。

（2）安全督查　所有参与手术人员都必须自觉遵守手术间的相关管理规定，自查随身物品，严禁携带任何金属物品（钥匙、手表、硬币、耳环、项链、手机、磁卡、照相机等）进入磁共振手术系统所属区域。

（3）保洁人员的管理　设定专人负责磁共振手术系统的保洁工作，并必须经过安全培训且考核合格。每次打扫卫生时，必须有护士在场进行现场监督指导。

3. 仪器设备的管理

（1）仪器设备的日常管理　①手术间内所有的仪器设备都需经过磁共振属性测试，仪器表面贴附有安全标识，表明属性；②特殊仪器部件拍成照片，便于使用后检查核对；③术前常规进行仪器设备检查，保证手术的正常使用；④每次使用后及时记录仪器使用情况，做好清洁；⑤专人管理，定期由专业人员对仪器设备进行检修和保养，出现问题或故障及时报修。

（2）特殊物品的清洁与保养　①头部固定装置是碳纤维材质，使用时要轻拿轻放，小心搬运，以防跌落损坏。使用后用清水清洗，软布擦干，并检查部件是否齐全、完整。②无线电射频线圈不具备防水功能，每次使用前可将其用塑料制品包裹，手术后更换外包装。③在存储和搬运过程中防止摔落线圈和接头，将其放置在平整的平面储存，不可将导线打折放置。

4. 手术间环境的管理

（1）手术间内设立相关警示标识，标识明确。

（2）手术间内各种设备和物品均固定放置，不得随意变换方位。

三、机器人远程手术系统

机器人远程手术系统是集多项现代高科技手段于一体的综合体，是内镜下微创手术技术发展的产物。达芬奇机器人手术系统是机器人远程手术系统的代表，它是一个精密的机器人平台，完全不同于传统的手术概念，外科医生远离手术台，双手不碰触患者，通过手术控制台观测和指导机械臂来施行手术。简单地说，达芬奇机器人就是高级的腹腔镜系统。目前，机器人手术系统应用发展迅速，主要用于普外科（肝胆、胰腺、胃肠道、甲状腺等）、心脏外科、胸外科、泌尿外科、妇科、小儿外科、咽喉头颈外科。

（一）结构组成与特点

1. 系统的结构组成　机器人手术系统包括三个主要组件：外科医生操控台、床旁机械臂系统、成像系统。

（1）外科医生操控台　是达芬奇机器人手术系统的控制中心，主要由计算机系统、立体取景器、指环式操作手柄和脚踏控制板等组成。医生坐在远离无菌区操控台前，在立体取景器下可以清晰地看到患者体腔内手术野中的脏器、组织和病变情况，双手套入指环式操作手柄，通过示指和拇指并拢或分开，来激活和控制专用手术器械，并通过脚踏控制板完成电切、电凝等操作，从而顺利完成手术。

（2）床旁机械臂系统　是达芬奇机器人手术系统的重要操作部件，主要包括1个摄像臂、2~3个器械臂和电动机驱动装置。摄像臂可作为三维内镜的无菌连接接口，术中把持内镜。器械臂可为专用手术器械提供无菌连接接口，术中带动器械完成各种手术操作。医生可使用手术控制台的主控制器移动摄像臂和器械臂。电动机驱动装置，可以方便快捷地移动患者手推车到达床旁预定位置并定位牢固。

（3）成像系统　内装有外科手术机器人的核心处理器以及图像处理设备，手术过程中位于无菌区域外，可由巡回护士操作，并可放置各类辅助手术设备（如气腹机、电刀、超声刀等）。

2. 系统的功能特点

（1）与普通腹腔镜相比，其对手术视野具有10倍以上的放大效果，医生可在微创手术中实现更加精准的操作。

（2）专用手术器械拥有可以540°（旋前旋后）转动的腕部关节，该设计使医生能如手工操作般灵活地进行手术，并以不同角度在靶器官周围操作，可获得比无辅助的人手更大的动作范围，使外科手术超越了人手的极限。

（3）通过移动缩放和抖动减影，可将正常人手抖动或无意识移动的影响降至最低，从而进一步提高控制能力。

（二）基本操作方法

1. 术前准备

（1）手术系统的三个主要组件：外科医生操控台、床旁机械臂系统、成像系统分别定位放置，检查各设备功能状态和各导线连接是否顺畅。

（2）展开床旁机械臂的摄像臂和器械臂，洗手护士使用专用无菌罩，按照正确的方法依次罩住器械臂和摄像臂，并确保无菌转接头与器械臂正确对合。

（3）根据手术需要设置外科医生操控台参数。

（4）连接摄像头和光缆，调节白平衡，并用无菌罩套好。

2. 术中操作

（1）切口定位，注气后标出器械通道和辅助通道的目标位置，并放置所有通道套管。

（2）将床旁机械臂系统推置于无菌区适合位置并固定，将摄像臂和器械臂的套管支架分别与患者体内的套管连接，并完成调试。

（3）术者通过外科医生操控台的操作手柄和脚踏控制板施行手术操作。手术助手和洗手护士通过传递器械和内镜以及其他辅助操作，为术者提供支持。

3. 手术结束系统关机

（1）取下器械和内镜，从器械臂和摄像臂上断开套管。

（2）器械臂和摄像臂从患者处移开，将床旁机械臂系统移离手术台，并归位存放。

（3）关闭所有系统。

（三）管理

1. 患者的管理

（1）患者的手术体位因手术切口精准度的要求更加具有特异性，体位摆放要舒适、安全，注意受压部位的保护，预防术中压力性损伤的发生。

（2）床旁机械臂系统移至床旁无菌区的过程中，保留足够的空间，避免与患者身体发生碰撞。

（3）床旁机械臂系统摄像臂和器械臂一旦与患者相连后，不得以任何方式移动患者，否则会造成严重伤害。术中必须移动时，应先拆除达芬奇系统。

2. 工作人员的管理

（1）参与手术的医生、护士都应经过培训，并根据使用说明书中规定的程序，在手术间内使用该系统。

（2）只有接受过特定培训并获得资质的医生才可操控手术控制台完成手术操作。

（3）手术过程中无关人员严格限制进入。

3. 仪器设备的管理

（1）达芬奇机器人手术系统的三个主要组件（外科医生操控台、床旁机械臂系统、成像系统）必须在单独的电源线路上运行，以免线路过载。

（2）移动或定位床旁机械臂系统时应格外小心，以确保各机械臂不会碰到任何物体，如果碰到，请专业技术人员检查是否造成损坏。

（3）床旁机械臂系统电池应充分充电，并24小时不断电。

（4）内镜、摄像头应轻拿轻放，内镜摔落可能导致损坏或功能失效。

（5）摄像头电缆应盘曲放置，如果弯曲或扭结，可能损坏电缆内的光纤，造成大幅度减少通过电缆传输的光量。

（6）每次手术前，应对内镜及设备、附件进行彻底检查，查看是否有机械或光学缺陷，检查表面是否存在损坏或异常。

（7）使用之前，确保内镜端头充分加热（60~70℃左右），以免在进入手术部位时结雾。在用来加热内镜端头的无菌热水罐的底部放一块无菌纱布，避免内镜精密的端头遭到损坏。术中必须清洁时，移除内镜并用湿润的无菌纱布擦拭端头。

（8）内镜端头使用完毕取下后立即将其擦拭干净，以防止可能出现的沉积物硬化。

（9）术后使用无绒软布和表面消毒剂产品（消毒湿巾）擦拭系统组件的外表面和电缆，并避免液体与系统组件上的电子设备接触。

（10）专人管理，每次使用后及时记录各设备使用情况，定期由专业人员对仪器设备进行检修和保养，出现问题或故障及时报修。

4. 手术间环境的管理

（1）该系统涉及仪器设备较多，在手术间内定位放置，以保持手术间的秩序。

（2）联系系统各组件之间的连接线缆尽量放于手术区域外的周边位置，如在术区内应加以保护，防止碾压损坏。

（3）在手术间内指定一个相对宽阔区域，用于伸展患者手推车各机械臂加套无菌罩时不容易与未灭菌物品接触，且有利于将手推车驶入无菌区。

四、Hybrid 复合手术系统

Hybrid 复合手术系统，又称一站式复合手术间，是血管造影技术、介入治疗技术、外科手术技术相互融合的产物。其在现代化洁净手术室环境下配备高端数字减影血管造影（DSA），可以同时进行影像学检查和常规外科手术，为手术医生提供一个全新的术中图像引导环境，实现了多种技术的有效融合，充分体现了优势互补，并使一些复杂的手术趋于简化，降低了手术损伤，扩大了手术的治疗范围。

（一）结构组成与特点

1. 系统的结构组成　Hybrid 复合手术系统兼备现代洁净手术室和现代介入治疗室的功能与特点，是一个大型的综合医疗设备系统。

（1）专用手术间　基本设施同于普通洁净手术间，特殊设施包括：血管造影机、高压注射器系统、多向 C 型臂机、多功能手术床、多屏液晶高分辨监视器、影音控制系统与数字化通信设施等。

（2）控制室与机房　位于手术间隔壁，与手术间之间设有辐射屏蔽观察窗，便于进行造影扫描时及时观察手术间内的情况。控制室是进行设备操控及图像处理、麻醉监视等工作的场所。机房与控制室相邻，是各种设备主机的安装场所。

2. 系统的功能特点

（1）Hybrid 复合手术系统的启用，使患者无须在介入治疗室和手术室之间多次转移，可有效避免患者的多次麻醉和转运可能带来的风险，特别为某些高危患者提供了新的治疗策略。

（2）拓宽了治疗指征，解决了以往单纯介入或手术不能解决的问题，降低了风险，减少了费用。同时一些新的手术设计也可以通过这个新平台来实施。

（二）管理

1. 患者的管理

（1）术前宣教　①术前一日访视患者，向患者介绍手术的特殊性，询问是否对造影剂过敏等。②告知患者及家属术前需做好会阴部清洁，避免穿刺部位感染，且术后穿刺肢体需制动 6 小时。

（2）造影过程中密切观察患者生命体征情况。

（3）术后穿刺部位的处理　手术结束，拔出动脉鞘管，对穿刺部位施以至少 20 分钟以上的压迫，压迫点要准确，指压血管进针点的近心端，按压时力度适中，由重至轻，压迫止血后加压包扎。

2. 工作人员的管理

（1）参与手术的相关人员均需经过辐射防护培训，并自觉执行各项管理规定，做好自身防护。

（2）手术过程中无关人员严格限制进入。

（3）加强监督，无资质人员不能擅自操作专属系统设备。

3. 仪器设备的管理

（1）术前常规进行仪器设备检查，保证手术的正常使用。

（2）术中使用 C 型臂机操作时，需将手术床周围的仪器和物品移出 C 型臂机活动范围，以免发生碰撞，造成仪器设备的损坏。

（3）根据术中所需造影的动脉随时调节高压注射器使用参数，使用时必须与术者核实参数无误后方可注射。

（4）仪器使用后及时记录使用情况，做好清洁。

（5）专人管理，定期由专业人员对仪器设备进行检修和保养，出现问题或故障及时报修。

4. 高质耗材的管理

（1）设置专用的库房和储物柜集中放置专有高值耗材。

（2）专人管理，采用信息化出入库管理模式。

（3）使用前双人核对耗材的名称、规格型号及检查有效期，无误后方可开启。

5. 手术的安全管理

（1）术前根据手术做好大出血等抢救的应急准备，包括器械、仪器设备及物品。

（2）血管造影使用的无菌器械桌在术中保留时，需加盖无菌巾单保护桌面物品，防止触碰污染。

（3）手术使用的无菌器械托盘为便于术中灵活移动需在使用前加套无菌盘套，移动时巡回护士不能触摸无菌盘套，避免污染。

（4）手术中再次施行血管造影检查时，未关闭的切口部位加盖无菌巾予以保护。

6. 手术间环境的管理

（1）设有规范醒目的辐射警示灯、安全标识和提示。

（2）备有足够的个人辐射防护用具（如铅衣、移动式防辐射屏），不用时擦拭干净悬挂整齐。

（3）实施造影联合手术时，手术间内设备、物品繁多，需根据手术类型合理放置。

（4）手术过程中不需用 C 型臂机时，可将其远离手术床，尽可能减少对手术操作的影响。

第七章　手术室患者安全的质量管理

患者安全问题是 21 世纪面临的全球性挑战。随着社会的进步、文化水平的不断提高，患者维权的意识也在逐渐增强，因此做好手术患者的安全管理十分重要。患者安全是护理质量的直接体现，安全影响质量，质量反映水平，加强手术患者的安全管理、提高优质护理的服务质量不仅有利于减少医疗纠纷和差错事故的发生，而且可促进患者身心康复。手术室作为医院质量管理的重点科室更应从多个方面做好护理安全管理，以最大限度地为围手术期患者的安全保驾护航。

第一节　手术患者安全管理要求

随着医学科学的逐步发展，外科手术中不断涌现出各种新技术、新方法、新设备，但医疗发展在为更多患者解除病痛的同时，也带来了诸多安全隐患问题。2017 年中国医院协会颁布了最新的《患者十大安全目标》，2018 年中华护理学会手术室专业委员会修订了《手术室护理实践指南》，并根据此目标增定了手术室环境下的《手术患者十大安全目标》，以指导手术护理人员的临床实践工作。

一、正确识别患者身份

患者身份确认是指医务人员在医疗护理活动中，通过严格执行查对制度对患者的身份进行核实，使所执行的诊疗活动过程准确无误，确保每一位患者的安全。

【管理要求】

1. 严格执行查对制度，确保患者的身份、手术部位、手术侧别的正确。

2. 核对方法、标识确保安全、有效，鼓励患者参与其中；对于特殊手术患者，如意识障碍、精神障碍、沟通障碍、婴幼儿等，除使用身份识别标识外，还需由患者家属或陪同人员参与确认。

3. 必要时需双人识别患者身份，如输血、采集标本、体内植入物置入时。

二、强化手术安全核查

手术安全核查是由具有职业资质的手术医生、麻醉医生和手术室护士（以下简称三方），分别在麻醉前、手术开始前和患者离开手术室前，共同对患者身份和手术部位等内容进行核查的工作。

【管理要求】

1. 完善术前评估与准备核查，确保患者术前准备工作的完善。

2. 严格执行手术部位标记制度与操作流程，确保患者安全。

3. 严格执行手术安全核查制度，由三方分别于麻醉前、手术开始前和患者离开手术室前按照操作流程进行逐一核查确认。

4. 严格执行预防性抗菌药物、手术物品、消毒灭菌监测的安全核查制度及操作流程，确保安全、有效。

5. 严格执行手术物品清点制度，由洗手护士、巡回护士共同于手术开始前、关闭空腔脏器及切口前后对手术物品逐项进行清点；术中临时添加物品需及时清点记录。

三、确保用药安全

药品管理工作是手术室护理工作的重要组成部分，涉及复杂的临床用药与药品管理，潜伏着用药安全隐患。如何管理药品，确保药品正确、安全的使用需要手术医生、麻醉医生和手术室护士的共同协作。

【管理要求】

1. 严格执行手术室常规药品管理规范

（1）手术室应设立药品柜及抢救车，专人专管，定期检查并记录。

（2）注射药、静脉输液、消毒液必须严格分开、分柜放置，药品标识清晰规范，按有效期先后次序摆放。使用时严格执行"三查八对"制度。执行口头医嘱时应先复述，医生确认应答后执行。

（3）术前、术中预防性应用抗生素前，要严格查对医嘱、过敏史、药物皮试结果和批号，严格执行给药时间，确保药效和安全。

（4）所有麻醉药物、台下用药必须粘贴标签，标签上注明药物名称、浓度、剂量。

（5）手术台上所有的药物、盛药容器（如注射器、杯子、碗）必须使用记号笔标记注明药物名称、浓度、剂量。在第一种药物未做好标记前，不可加第二种药物上台。

（6）抢救时，应建立临时用药记录单。及时、准确记录抢救时执行过的口头医嘱，包括药物名称、剂量、用法、给药途径、执行时间、执行人等，同时应保留抢救药瓶，事后由医护双方确认无误后丢弃。

（7）术中给药应及时通知麻醉医生记录于麻醉记录单上。

（8）注射液及溶剂应标注开启时间，超过 24 小时不得使用，去除铝盖的静脉注射液超过 4 小时不得使用。

2. 严格执行手术室特殊药品管理规范

（1）氯化钾溶液、盐酸肾上腺素溶液等高危药品必须单独存放，禁止与其他药品混放，应有醒目标识。

（2）有麻醉药品、精神药品等特殊药品的存放区域、标识和贮存方法的相关规定。

（3）对药品包装相似、听似、看似药品，一品多规或多剂型药物的存放有明晰的警示标识，并且临床人员应具备识别能力。

四、减少医院相关性感染

近年来，多重耐药菌已成为医院感染的重要病原菌，也为医院感染防控带来了严峻挑战。减少医院相关性感染，正是对医院相关性感染风险的准确识别。因此，遵循无菌操作规范，使用符合国家规定的医疗器械以及落实消毒与隔离措施是医院相关性感染防控最严格、最基本的要求。

【管理要求】

1. 严格遵循无菌操作规范和手术隔离技术　贯彻并落实医护人员手部卫生管理制度和手部卫生实施规范。

2. 确保患者皮肤准备安全、有效　手术患者皮肤准备应在手术当日或术前<24 小时进行，毛发的去除应使用电动发剪，不可使用刀片刮除，以免损伤皮肤。

3. 落实抗菌药物使用制度　预防性应用抗菌药物应在全身麻醉诱导期或手术开始前 0.5~1 小时内输注完毕，术中追加抗菌药物应遵遗嘱执行。

4. 严格术间环境、人员、用物的管理

（1）根据手术切口清洁度和患者流行病学监测合理安排手术。

（2）术中应始终保持手术间门关闭，尽量减少开关门次数，限制非手术人员进入手术间，减少人员走动。

（3）手术室所有人员应执行标准预防，佩戴必要、有效的防护用具。

（4）术后正确处理手术间环境、用物。

5. 所有植入物使用必须符合《医疗器械和药品准入制度》及相关规定　必

须是经国家批准的人工假体，同时必须具备法人营业执照、医疗器械生产企业生产许可证或经营许可证、产品注册证、税务登记证。

6. 完善各级各类人员（新入职人员、层级护士、医生、实习人员、进修人员、轮转人员、工勤人员等）医院感染的规范及相关培训　确保医院感染工作的落实。

7. 严格执行各种废弃物的处理规范　处理及时、标识明确、转运安全。

8. 严格手术室医院感染监测管理　进行持续质量改进。

五、落实临床"危急值"管理制度

危急值是指检验结果极度异常，表明患者可能正处于生命危险的状态。手术医生需要及时得到准确的检验信息，迅速给予患者有效的干预措施或治疗，否则就可能出现严重后果，失去最佳抢救机会。

【管理要求】

1. 严格执行临床"危急值"管理制度，规范实施操作流程。

2. 明确手术室"危急值"报告内容（如术中快速病理标本），规范、完整、准确、及时地记录、上报、处理相关内容。

3. 加强高危患者的安全管理，有预防措施及应急预案。

4. 加强安全管理培训、监管、反馈、持续改进的工作。

六、加强医务人员有效沟通

沟通是指人与人之间、人与群体之间思想与情感的传递和反馈的过程，以求思想达成一致和情感通畅。在患者就医的过程中，不仅医务人员与患者的沟通非常重要，医务人员之间的沟通也是至关重要的，清晰且高质量的沟通交流，是临床工作顺利进行的基本保证，沟通不畅或无效沟通都可能使患者受到伤害。

【管理要求】

1. 建立规范化信息沟通交接程序，确保患者交接程序的安全、正确、完整、及时。

2. 加强口头医嘱、电话和书面等重点环节交接，包括手术申请安排、手术患者交接、血制品交接、手术器械交接、术中快速病理标本结果回报等，确保各交接环节中信息的正确、实时、有效。

3. 建立多样化沟通渠道及方式，以确保沟通及时、有效、准确为目的。

4. 加强多部门合作，健全各种突发应急方案，正确开启绿色通路。

七、防范与减少意外伤害

意外伤害并非是由于医务人员故意伤害患者造成的，是可以预防的。防范和降低风险、减少意外伤害、提高患者安全已经成为一项全球行动。《三级综合医院评审标准》也将其列为重要的评审标准之一，足见其重要性。

【管理要求】

1. 加强各级人员安全文化培训　强化安全检查，及时发现安全隐患，确保培训到位、检查到位、措施落实到位。

2. 加强对危重症手术患者的管理　制定相关应急预案和处理流程，如患者发生药物反应、坠床、跌倒等，并定期组织开展相关应急预案的演练。

3. 正确、安全、有效地使用各种仪器、设备、用具　评估其安全性能，避免意外伤害事件的发生。

4. 加强患者转运的安全管理

（1）手术患者转运流程应以中华护理学会手术室专业委员会编制的《手术室护理实践指南（2018年版)》为依据，提高手术患者转运准确性。

（2）在患者全麻诱导期、复苏期、摆放体位过程中应有专人守护，保证患者肢体功能位，必要时加以约束。

（3）确保采取正确的转运方式，应用安全的转运工具，识别转运风险，预防坠床及跌倒等意外事件的发生。

八、鼓励患者参与患者安全

患者安全是卫生保健的一个基本原则。医务人员担负着为患者安全保驾护航的神圣使命，而患者作为安全管理的主体，是影响患者安全的重要因素，在识别医疗风险、减少医疗差错中发挥着独特作用。患者参与，即患者、家属及其法定代理人和医务人员积极配合，参与到诊疗的各个层面，使医务人员的服务个性化、多元化，促进患者健康，确保患者安全。

【管理要求】

1. 加强医务人员的培训，提高医务人员、医患、护患之间的有效沟通。

2. 鼓励患者及家属主动参与医疗过程。

3. 针对患者疾病诊疗信息，主动对患者进行手术前、后访视，为患者和家属建立对疾病认识的正确理念，提供相关健康宣教，协助患者树立积极康复的信心。

4. 严守职业道德，以患者为中心，尊重患者隐私权。

九、主动报告患者安全事件

患者安全事件可简单分为三类：不良事件、近似错误和安全隐患。鼓励医务人员积极主动报告患者安全事件，可以发现潜在危险因素，从而减少患者安全事件的发生，降低患者伤害，保护医务人员自身安全。

【管理要求】

1. 建立手术室安全事件报告制度与流程，鼓励自愿、主动上报。

2. 进行持续质量改进，及时进行分析、改进。

3. 完善监管制度，建立风险评估体系，制定风险防范措施。

4. 加强手术室安全文化建设，建立患者安全为先的全员意识，预防为主的风险意识。

5. 加强医务人员暴力伤害的安全防护及管理。

十、加强医学装备及信息系统安全管理

医学装备及信息系统的快速发展已成为衡量一个现代化医院的重要的标志之一，它为医疗诊治带来了技术革新和方便快捷，但同时也引入了新的安全问题。为了减少其危害，《中国医院协会患者安全目标（2017 年版）》首次将"医学装备及信息系统的安全管理"作为一项患者安全管理问题。此外，2016 年 11 月 1 日开始施行的《医疗质量管理办法》中，也第一次将"信息安全管理制度"纳入 18 项医疗质量安全核心制度。

【管理要求】

1. 建立并认真落实手术室信息系统安全管理制度及监管制度。

2. 建立医务人员培训、考核制度，确保仪器设备的使用的正确性、安全性。

3. 加强手术室信息化建设，确保医院信息管理部门实时监控手术室信息安全，实现信息系统闭环管理，确保安全。

第二节　手术患者安全核查的要求与执行

手术安全核查的主要目的是避免人为错误，减少手术失误，防止手术相关错误的发生，尤其是防止发生错误的手术患者、错误的手术部位及错误的手术方式，因此必须高度重视、认真执行。建立手术患者安全核查制度、应用手术安全核查单、开展手术三方核查，使得手术室安全质量管理更具有针对性、指导性和可控性。

一、手术患者安全核查制度

1. 手术安全核查是由具有职业资质的手术医生、麻醉医生和手术室护士三方（以下简称三方），分别在麻醉前、手术开始前和患者离开手术室前，共同对患者身份和手术部位等内容进行核查的工作。

2. 手术患者应佩戴腕带作为手术过程中辨识患者身份的一种手段。

3. 手术医师应在术前对患者手术部位进行体表标识，并主动请患者（家属）参与认定。

4. 接患者时，将《手术安全核查单》（表7-2-1）与病历核对，确认后，手术室工作人员、病房护士与手术患者（家属）共同核对患者信息、手术部位及标识，三方核对无误后签字，并确认手术所需物品及药品均已备妥，方可接患者。

5. 实施手术安全核查的内容及流程

（1）麻醉实施前　由麻醉医生主持，三方按《手术安全核查单》依次核对患者身份（姓名、性别、年龄、病案号）、手术方式、知情同意情况、手术部位与标识、麻醉安全检查、皮肤是否完整、术野皮肤准备、静脉通道建立情况、患者过敏史、抗菌药物皮试结果、术前备血情况、静脉通路建立情况、患者过敏史、抗菌药物皮试结果、术前备血情况、假体、体内植入物、影像学资料等内容，局部麻醉患者由手术医师和巡回护士共同核对。

（2）手术开始前　由手术医生主持，三方共同核查患者身份（姓名、性别、年龄）、手术方式、手术部位与标识，并确认风险预警等内容。手术物品准备情况的核查由手术室护士执行并向手术医生和麻醉医生报告。

（3）患者离开手术室前　由巡回护士主持，三方共同核查患者身份（姓名、性别、年龄）、实际手术方式，术中用药、输血的核查，清点手术用物，确认手术标本，检查皮肤完整性、动静脉通路、引流管，确认患者去向等内容。

（4）三方确认后分别在《手术安全核查表》上签名。

6. 手术安全核查必须按要求依次进行，每一步核查无误后方可进行下一步操作，不得提前填写表格。

7. 术中用药、输血的核查　由麻醉医生或手术医生根据情况需要下达医嘱并做好相应记录，由手术室护士与麻醉医生共同核查。

8. 住院患者《手术安全核查单》应归入病历中保管，非住院患者《手术安全核查表》由手术室负责保存1年。

表 7 – 2 – 1 手术安全核查单

手术日期：　　　年　　月　　日

病区：_____ 床号_____ 姓名：_____ 性别：男□ 女□ 年龄：_____ 病案号：_____

诊断：_____ 术者：_____

手术部位：_____ 侧别：左□ 右□ 双侧□

拟手术名称：_____

麻醉方式：全麻□ 硬膜外麻醉□ 腰麻□ 腰硬联合□ 神经阻滞□ 局麻□ 其他□

一、至病房接患者时：由病房护士、手术室人员、患者/家属进行患者身份确认

手术患者信息确认准确：　　　　　　　　　是□ 否□ 手术标识正确　　　　　　　　　　　　　是□ 否□ 手术区域皮肤准备合格：　　　　　　　　是□ 否□ 患者未携带贵重物品、饰物及活动假牙：是□ 否□ 术前备血：　　　无□ 有□（血型：A□ B□ O□ AB□ Rh 阳性□ 阴性□） 过敏史：　　　无□ 有□（过敏药物：　　　　　　其他过敏：　　　　） 抗生素皮试结果：无□ 有□（名称：　　　　批号：　　　皮试结果：阳性□ 阴性□） 病毒筛查结果：　无□ 有□（正常□ 异常□：　　　　　　　　　） 术前引流管：　　无□ 有□（胃管□ 尿管□ 其他□　　　　　　　） 影像资料：　　　无□ 有□（　　）张 病房术中带药：　无□ 有□（药品名称：　　　　　　带药□ 输入□）

病房护士签字：_____ 手术室人员签字：_____ 患者/家属签字：_____

二、麻醉实施前：由手术医生、麻醉医生及手术室护士共同确认

患者身份及手术方式、手术部位核查	患者姓名、性别、年龄正确：是□ 否□ 手术方式确认：　　　　　　是□ 否□ 手术部位及标识正确：　　　是□ 否□
知情同意	手术同意书：　　　　　　　有□ 无□ 麻醉同意书：　　　　　　　有□ 无□
麻醉前核查	麻醉方式确认：　　　　　　是□ 否□ 麻醉设备安全检查完成：　　是□ 否□ 静脉通路建立完成：　　　　是□ 否□
特殊物品	假体□　体内植入物□　影像资料□
其他	

手术医生（术者或第一助手）签名：_____ 麻醉医生签名：_____ 手术室护士签名：_____

三、手术开始前：由手术医生、麻醉医生及手术室护士共同确认

患者身份及手术方式、手术部位核查	患者姓名、性别、年龄正确：是□ 否□ 手术方式确认： 是□ 否□ 手术部位及标识正确： 是□ 否□
手术、麻醉风险预警	手术医生陈述： 手术关注点□ 其他□ 麻醉医生陈述： 麻醉关注点□ 其他□ 手术护士陈述：物品灭菌合格□ 术前术中特殊用药情况□ 仪器设备完好□ 其他□
影像资料	是否需要相关影像资料：是□ 否□
其他	

手术医生（术者或第一助手）签名：_____麻醉医生签名：_____手术室护士签名：_____

四、手术患者离开手术室前：由手术医师、麻醉医师及手术室护士共同确认

患者身份及手术方式、手术部位核查	患者姓名、性别、年龄正确：是□ 否□ 手术方式确认： 是□ 否□ 手术部位正确： 是□ 否□
手术物品清点	准确□ 不准确□
手术标本确认	是 □ 否 □
皮肤是否完整	是 □ 否 □
术中用血	无□ 有□（血型：A□ B□ O□ AB□ Rh 阳性□ 阴性□ 用血量： ）
各种管路	中心静脉通路□ 动脉通路□ 气管插管□ 引流管□ 胃管□ 尿管□ 其他□（ ）
患者去向	恢复室□ ICU□ 病房□ 急诊□ 其他□（ ）

手术医生（术者或第一助手）签名：_____麻醉医生签名：_____手术室护士签名：_____

五、备注：术中特殊情况说明

附：表浅手术清点记录

仅用于术野局限、切口表浅、手术操作简单的手术，如眼科的青光眼手术、鼻喉科的鼻息肉摘除等

物品名称	术前数量	术中数量	术后数量	查对者签名
				器械护士＿＿＿＿＿＿
				/手术医生＿＿＿＿＿＿
				巡回护士：＿＿＿＿＿＿

二、手术患者安全核查的执行要求

（一）手术前

1. 患者入院前佩戴含患者信息的腕带，内容包括患者姓名、年龄、性别、病案号等，请患者（家属）进行确认。

2. 手术医生认真填写《手术安全核查单》手术患者各项信息，于手术前对患者手术部位进行体表标识，并与患者（家属）共同确认。

3. 接患者时手术室工作人员与病房护士将《手术安全核查单》与病历核对，确认后，手术室工作人员、病房护士与手术患者（家属）共同核对患者各项信息、手术部位及标识，三方核对无误后签字，并确认手术所需物品及药品均已备妥。

4. 接手术患者时还应做到

（1）检查皮肤准备情况，如发现毛囊炎及皮肤破损等，及时通知手术医生。

（2）了解术前准备情况，如禁食、洗肠、更衣、放置胃管、导尿管等及术前给药的执行情况。

（3）询问患者是否有假牙、饰物、手表、现金等贵重物品，若有，应取下交给病房护士或家属保管。

（4）带齐患者的病历、X光片、手术中所需的各种物品。

（5）认真做好患者交接并填写患者交接单。

（6）转运患者途中，应使用平车护栏或约束带，以保证患者安全，并注意保暖。

（二）手术中

认真执行安全核查制度，手术医生、麻醉医生、手术室护士应共同实施手术三步安全核查流程，并于每次进行三方确认后分别在《手术安全核查单》上签名。

第一步：麻醉实施前：由麻醉医生主持，三方根据《手术安全核查单》的

内容，依次核对患者身份（姓名、性别、年龄、病案号）、手术方式、知情同意情况、手术部位与标识、麻醉安全检查、皮肤是否完整、术野皮肤准备、静脉通路建立情况、患者过敏史、抗菌药物皮试结果、术前备血情况、假体、体内植入物、影像学资料等内容。局部麻醉患者由手术医生和巡回护士共同核对。

第二步：手术开始前，由手术医生主持，三方共同核对患者身份（姓名、性别、年龄）、手术方式、手术部位与标识，并确认风险预警等内容。手术物品准备情况的核查由手术室护士执行并向手术医生和麻醉医生报告。

准备切开皮肤前，手术医生、麻醉医生、巡回护士共同遵照"手术风险评估制度"规定的流程，实施再次核对患者身份、手术部位、手术名称、麻醉分级等内容，并正确记录。

术中用药、输血的核查：由麻醉医生或手术医生下达医嘱，由巡回护士与麻醉医生共同核查并签字，执行后麻醉医生做好相应记录。

第三步：患者离开手术室前，由巡回护士主持，三方共同核查患者身份（姓名、性别、年龄），实际手术方式，术中用药、输血的核查，清点手术用物，确认手术标本，检查皮肤完整性、动静脉通路、引流管，确认患者去向等内容。

（三）手术后

1. 搬运患者时应保持患者适宜的体位，注意保暖，做好约束。

2. 转运患者过程中，保持输液管路及各种引流管的通畅，防止脱落，严密观察患者病情变化。

3. 手术医生、麻醉医生及巡回护士带齐患者物品，共同将患者安全、稳妥地送回病房或重症监护病房，经病房或监护病房护士核对正确后，共同在《手术安全核查单》和患者交接单上签字。

第三节　手术患者的体位管理

手术体位是指患者术中的卧位，是根据手术部位和手术方式决定的，由患者姿势、体位垫的应用和手术床的操作三个部分组成。正确的手术体位摆放可以充分暴露手术野，方便术者操作，缩短手术时间，保证患者安全，避免因体位安置不当造成的并发症等。

一、手术体位的安置

（一）手术体位的概念

标准手术体位是由手术医生、麻醉医生、手术室护士共同确认和执行，根据生理学和解剖学知识，选择正确的手术体位设备和用品，充分显露手术野，确保患者安全与舒适。标准手术体位包括仰卧位、侧卧位、俯卧位及截石位，其他手术体位都是在标准体位基础上演变而来。

（二）手术体位的安置原则

1. 保证患者安全舒适，骨隆突处垫软垫，避免局部皮肤长时间受压损伤。肢体固定时要加衬垫，松紧适宜。保持手术体位稳定，防止患者术中移位和坠床。

2. 在保证患者正常生理功能的前提下，充分暴露手术野，同时注意保护患者隐私。

3. 保持患者呼吸道通畅以及循环的稳定，呼吸运动不可受限。

4. 保证外周血液回流通畅，避免大血管神经受压。

5. 尽可能保持人体的生理轴线，维持正常的生理弯曲及四肢、关节的生理功能位，不可过度牵拉、扭曲，以防脱位或骨折。

（三）手术体位变化对机体的影响

1. 对呼吸系统的影响

（1）重力 重力作用可以引起器官组织的移位和体液的再分布，导致胸腔和肺容量的变化。

①身体直立时，由于重力的作用，肺底部血液分布增多，可导致胸腔以及肺容量的改变。

②仰卧位时，腹式呼吸相对减弱，胸式呼吸增强，膈肌向头侧移位，下肺的通气量增加。

③俯卧位时，气体更容易分布到上侧肺泡，而血液分布正好相反，从而影响气体交换。

（2）机械性障碍 指对人体施加的外来压力对器官功能的影响。

2. 对心血管系统的影响

（1）由于重力作用可引起组织器官之间和组织器官内的血流及血液分布的改变。

（2）体位改变后，机体通过一系列复杂的调节机制包括局部调节机制及静脉和动脉系统神经反射维持动力学稳定，以保证中枢神经系统适宜的灌注血流。

（3）麻醉状态下，由于骨骼肌张力降低或完全麻痹、心肌收缩力的抑制，血管平滑肌的舒张以及对各种生理反射功能的抑制，可加重因体位改变引起的循环变化。

3. 对神经系统的影响

（1）对中枢神经系统的影响

①体位改变对脑血流的影响　取决于平均动脉压（MAP）和脑血管阻力的变化。正常人具有自身调节能力，在体位改变时只要 MAP 能维持在 60mmHg 以上，脑血流可维持正常水平。低血压时，当头部处于较高位置，对脑血流的影响较为明显。

②使颅内压升高的体位　除仰卧位以外的其他任何体位，当头低 30° 并向左或右转、仰卧头屈时，颅内压可显著升高。

（2）对周围神经系统的影响

①造成周围神经损伤的主要原因　牵拉、压迫、缺血、机体代谢功能紊乱及外科手术损伤。

②糖尿病、恶性贫血、酒精性神经炎、动脉硬化、药物、重金属接触史等也是发生手术期间神经病变的常见原因。因此，合并此类疾病的患者要格外注意体位保护，避免对周围神经系统的影响。

（四）常见手术体位及安置方法

1. 仰卧位　仰卧位是临床常见的手术体位，包括水平仰卧位、头（颈）后仰卧位、人字分腿仰卧位等。

（1）水平仰卧位（图 7 - 3 - 1）

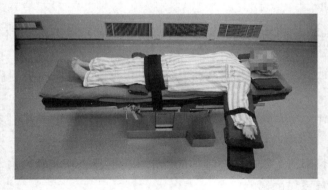

图 7 - 3 - 1　水平仰卧位

①适用手术　头颈部、颜面部、胸、腹部、四肢等手术。

②安置方法

a. 患者仰卧于手术床上，头部置头枕，高度适宜，使头与颈椎处于水平中立位置。

b. 双上肢放于身体两侧，掌心朝向身体，肘部微屈，中单固定。

c. 如需外展上肢，肩关节外展不得超过 90°，以免损伤臂丛神经。

d. 双下肢伸直，双膝下放一软枕。

e. 根据需要在骨突处（枕后、肩胛、骶尾、肘部、足跟等）垫保护垫，以防局部组织受压。

f. 在距离膝关节上或下5cm处使用约束带固定，松紧适宜，以能容纳一指为宜，避免腓总神经损伤。

（2）头（颈）后仰卧位

①适用手术　口腔、甲状腺、颈前路等手术。

②安置方法

a. 使用体位垫摆放（图7-3-2）　患者仰卧于手术床上，双肩下垫肩垫（平肩峰），按需抬高肩部；颈部伸直，下垫颈垫，头后仰（如患者有颈椎病，应在其可以承受的限度之内安置体位）；头下垫头枕，固定头部，避免移位，术中保持头颈部正中过伸位，其他部位安置同"水平仰卧位"。

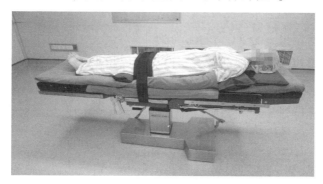

图7-3-2　体位垫摆放头（颈）后仰卧位

b. 使用手术床调节（图7-3-3）　头部置头枕，先将手术床调至头高脚低位，再按需降低头板形成颈伸位。

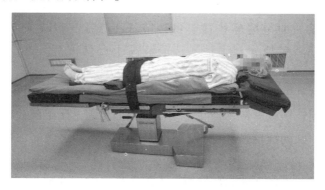

图7-3-3　手术床调节的头（颈）后仰卧位

（3）人字分腿仰卧位（图7-3-4）

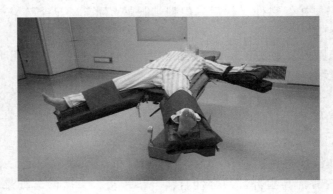

图7-3-4　人字分腿仰卧位

①适用手术　腹腔镜下腹部手术等。

②安置方法

a. 患者仰卧于手术床上，头下垫头枕。

b. 麻醉前让患者移至合适位置，使骶尾部超出手术床背板与腿板折叠处适合位置。

c. 安置体位前需评估双侧髋关节功能状态，是否实施过髋关节手术。调节腿板，使双下肢分开，分开不宜超过60°，以站立一人为宜，避免会阴部组织过度牵拉。

2. 侧卧位

（1）适用手术　神经外科手术、胸腰部、髋部等手术。

（2）安置方法

①患者取健侧卧，头下垫头枕，高度平下侧肩高，使颈椎处于水平位置。

②腋下垫一软垫，距腋下10cm。

③患侧上肢屈曲呈抱球状置于可调节托手架上，远端关节稍低于近端关节；下侧上肢外展于托手板上，远端关节高于近端关节，共同维持胸廓自然舒展。

④双肩关节外展或上举不超过90°；两肩连线与手术台呈90°。

⑤腹侧用固定挡板支持耻骨联合，背侧用挡板固定骶尾部或肩胛区（离手术野至少15cm），共同维持患者90°侧卧位，挡板与患者之间需放置软垫，防止皮肤受压。

⑥胸部手术，患者下侧腿部伸直，上侧腿部屈曲，两腿之间放一软垫，约束带固定，松紧适宜（图7-3-5、图7-3-6）。

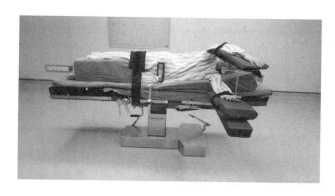

图 7 - 3 - 5　胸科侧卧位

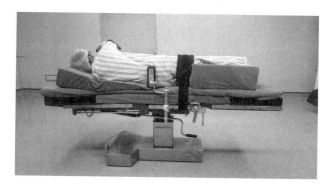

图 7 - 3 - 6　胸科侧卧位

⑦肾、输尿管、后腹膜等部位手术，患者下侧腿部屈曲，上侧腿部伸直，腰下置腰垫，升高手术床腰桥，使患者凹陷的腰区逐渐变平，腰部肌肉拉伸，肾区显露充分。约束带固定肢体。缝合切口前及时将腰桥复位（图 7 - 3 - 7、图 7 - 3 - 8）。

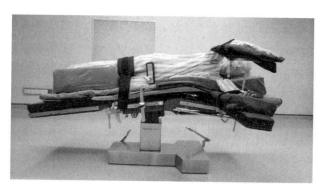

图 7 - 3 - 7　肾科侧卧位

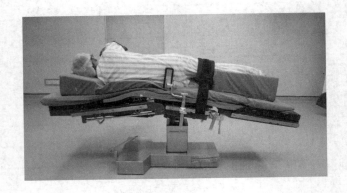

图 7 - 3 - 8　肾科侧卧位

3. 俯卧位（图 7 - 3 - 9、图 7 - 3 - 10）

（1）适用手术　颅后窝、背部、脊柱后路、下肢背侧等部位的手术。

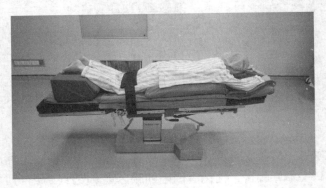

图 7 - 3 - 9　胸段手术俯卧位

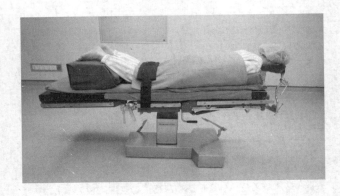

图 7 - 3 - 10　颈椎手术俯卧位

（2）安置方法

①根据手术方式和患者体型，选择适宜的体位支撑用物，并放于手术床上相应位置，并调整合适的高度、长度及宽度。

②患者在手术转运车上麻醉满意后，由医护人员共同配合，采用轴线翻身法将患者翻转至俯卧位支撑用物上，妥善约束后，撤离转运车。

③根据患者脸型选择合适的头部支撑物，将患者头部置于头托上，保持颈椎中立位，维持人体正常的生理弯曲；选择前额、两颊及下颌作为支撑点，避免压迫眼部眶上神经、眶上动脉、眼球、颧骨、鼻及口唇等。

④以患者前胸、肋骨两侧、髂前上棘、耻骨联合作为支撑点，胸腹部悬空，避免受压，注意避开两侧腋窝。保护好男性患者的会阴部以及女性患者的乳腺部。

⑤将双上肢沿关节生理旋转方向，自然弯曲平放于头部两侧或置于托手架上，高度适中，避免指端下垂，约束带固定。肘关节处垫防压力性损伤体位垫，避免尺神经损伤；或根据手术需要双上肢自然紧靠身体两侧，掌心向内，用布巾包裹固定。

⑥将双腿置于腿架或软枕上，保持功能位，给予体位垫保护，避免双膝部悬空，双下肢略分开，足踝部垫软枕，踝关节自然弯曲，足尖自然下垂，足趾悬空，约束带置于膝关节上5cm处。

4. 截石位（图7-3-11、图7-3-12、图7-3-13）

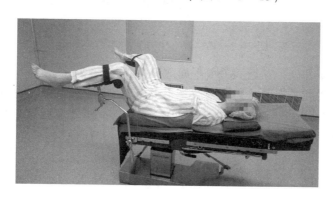

图7-3-11　水平截石位

截石位是患者仰卧，双腿放置于腿架上，臀部移至床边，最大限度的暴露会阴部，多用于肛肠手术和妇科手术。

（1）适用手术　适用于会阴部及腹会阴联合手术。

（2）安置方法

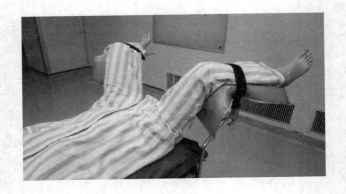

图 7 - 3 - 12 截石位腿部的摆放及约束

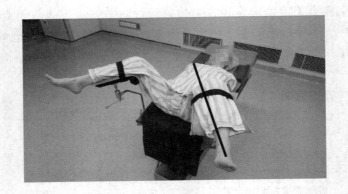

图 7 - 3 - 13 截石位的 T - K - O 连线

①患者取仰卧位，在近髋关节平面放置截石位腿架。

②双下肢屈髋、膝关节，分别放于手术床两侧的腿架上，腿架不宜过高。

③两腿高度以患者腘窝的自然弯曲下垂为准，腘窝部放置软垫，约束带固定，保证足尖、膝、与对侧肩在同一直线上，即 T - K - O 连线。

④放下手术床腿板，必要时，臀部下方垫体位垫，以减轻局部压迫，同时臀部也得到相应抬高，便于手术操作。双下肢外展 <90°，大腿前曲的角度应根据手术需要而改变。

⑤双上肢置于身旁，中单固定，如需手臂外展，同仰卧位。

二、手术室压力性损伤的管理和预防

2016 年 4 月 13 日，美国国家压疮咨询小组（National Pressure Ulcer Advisory

Panel，NPUAP）将"压力性溃疡（pressure ulcer，PU）"，俗称"压疮"，这一术语更名为"压力性损伤（pressure injury，PI）"。并更新了压力性损伤的分期系统以及相关示意图。其中1期和深部组织损伤期用来描述完整的损伤皮肤，其余分期描述开放性溃疡皮肤，因此压力性损伤更准确地描述完整和破溃的皮肤损伤。纵观国内外对于压力性损伤的研究，关注更多的是住院患者在病房内因长期卧床、制动等导致的病房内压力性损伤的发生。然而近年来，随着各种精细复杂手术的发展，手术时间延长、强制性体位等问题的出现，压力性损伤的发生率显著增加，手术室压力性损伤已成为院内压力性损伤发生的高危人群。一旦发生压力性损伤，不仅加重患者病情，延长康复期，造成经济负担，而且对围手术期护理及临床护理工作都有很大影响。因此，手术室压力性损伤的管理和预防已成为重要并需迫切需要解决的课题。

（一）压力性损伤的概念

是指发生在皮肤和（或）潜在皮下软组织的局限性损伤，通常发生在骨隆突处或皮肤与医疗设备接触处，可表现为局部组织受损但表皮完整或开放性溃疡，并可能伴有疼痛。剧烈和（或）长期的压力或压力联合剪切力可导致压力性损伤出现。皮下软组织对压力和剪切力的耐受性受环境、营养、灌注、合并症和软组织条件的影响。

（二）压力性损伤的分期

2016年NPUAP不仅更新了压力性损伤的概念，而且在压力性损伤的分期系统中用阿拉伯数字（1、2、3、4）代替罗马数字（Ⅰ、Ⅱ、Ⅲ、Ⅳ），将"可疑深部组织损伤"改为"深部组织压力性损伤"，并将医疗设备相关压力性损伤和黏膜压力性损伤纳入"压力性损伤"的范畴。具体分期如下。

1. 1期　局部皮肤完好，出现压之不变白的红斑。深肤色人群可能会出现不同的表现；局部呈现出的红斑或感觉、温度或硬度变化可能会早于视觉变化。颜色变化不包括紫色或栗色变色，这些改变提示深部组织压力性损伤。

2. 2期　部分真皮层缺损，伴真皮暴露，创面有活力，基底面呈粉红色或红色，潮湿，可能呈现完整或破裂的浆液性水疱，但不暴露脂肪层和更深的组织，不存在肉芽组织、腐肉和焦痂。在不良的环境中，骶尾骨、足跟等处受剪切力的影响通常会导致2期压力性损伤。该期应与潮湿相关性皮肤损伤（MASD）包括失禁性皮炎（IAD）、皮肤皱褶处皮炎（ITD）、医用粘胶相关的皮肤损伤（MARS）或创伤性伤口（皮肤撕裂、烧伤、擦伤）鉴别，不应使用2期压力性损伤来描述。

3. 3期　全层皮肤缺损，常可见皮下脂肪组织和肉芽组织伤口边缘卷边（上皮内卷）现象；可能存在腐肉和（或）焦痂；组织损伤深度按解剖位置而异，皮下脂肪较多的部位可能呈现较深的创面，在无皮下脂肪组织的部位（包括鼻梁、耳郭、枕部和踝部）则呈现为表浅的创面；潜行和窦道也可能存在，无筋膜、肌肉、肌腱、韧带、软骨和骨溃疡。如果腐肉或坏死组织掩盖了组织缺损的程度，即出现不明确分期的压力性损伤。

4. 4 期　全层皮肤和组织的损失，可见可直接触及筋膜、肌肉、肌腱、韧带、软骨或骨溃疡。伤口床可见腐肉或焦痂。上皮内卷，潜行，窦道经常可见，深度按解剖位置而异。如果腐肉或坏死组织掩盖了组织缺损的程度，即可出现不明确分期的压力性损伤。

5. 不可分期　深度未知的全层皮肤和组织缺失。全层皮肤和组织缺失，因创面被腐肉或焦痂掩盖，溃疡内组织损伤程度难以确定。一旦腐肉和坏死组织去除后，将会呈现 3 期或 4 期压力性损伤。在缺血性肢端或足跟存在的焦痂干燥、附着（贴壁）、完整、无红斑或波动感的稳定型焦痂时，不应去除。

6. 深部组织损伤　持续存在指压不变的深红、栗色或紫色皮肤改变。皮肤局部出现持久性指压不变的深红、栗色或紫色皮肤改变或表皮分离后出现暗红色伤口床或充血性水疱，颜色发生改变前往往会有疼痛和温度变化。深肤色人群中变色可能会有不同。在骨隆突处强烈的压力和（或）持续的压力和剪切力会致使该损伤的出现，伤口可能会迅速发展，呈现真正的组织损伤，经过处理后或可能无组织损伤。如果出现坏死组织、皮下组织、肉芽组织、筋膜、肌肉或其他潜在结构，表明全层组织损伤（不可分期，3 期或 4 期压力性损伤）。该分期不可用来描述血管性损伤、创伤性损伤、神经病变或皮肤病变等情况。

7. 其他

（1）黏膜压力性损伤　由于使用医疗器械导致相应部位黏膜出现的压力性损伤。由于这些组织损伤的解剖结构特点，所以统称为黏膜压力性损伤。

（2）医疗器械相关压力性损伤　该概念描述了损伤的原因。医疗器械相关性压力性损伤是指由于使用用于诊断或治疗的医疗器械的而导致的压力性损伤，损伤部位形状通常与医疗器械形状一致。这一类损伤可以根据上述分期系统进行分期。

（三）压力性损伤的好发部位

压力性损伤的发生与体位有密切关系，好发于受压和缺乏脂肪组织保护、无肌肉包裹或肌肉较薄的骨隆突处或皮肤与医疗设备接触处。

1. 仰卧位者以枕骨隆突、肩胛骨、手臂和肘部、胸部、腰区、骶尾部及足跟部好发。

2. 侧卧位者以面部和耳部、肩部、肋骨、髋部、膝关节内外侧及内外踝部好发。

3. 俯卧位者以面部、耳郭、胸部女性乳房、髂骨男性生殖器、膝部、足背部及足尖部好发。

4. 截石位者以枕部、肩胛、腘窝、骶尾部及足跟部好发。

（四）增加压力性损伤发生风险的相关因素

包括局部因素和全身因素。

1. 局部因素

（1）压力 垂直压力是引起压力性损伤的最主要原因。压力性损伤的形成与受压时间的长短和压力的大小有关，压力越大形成压力性损伤所需的时间越短。

（2）剪切力 剪切力是两层组织相邻表面间滑行时所产生的进行性相对移位而引起，与体位关系甚为密切。

（3）摩擦力 摩擦力主要来自皮肤与衣、裤或床单表面逆行的阻力摩擦。床单位表面皱褶不平、存有渣屑或搬动时拖拽患者，均可产生较大摩擦力。

（4）潮湿 皮肤浸润过度时，组织变得松软而脆弱。

2. 全身因素 包括年龄、营养不良、消瘦、血液循环障碍、体位、麻醉等因素。

（1）年龄 老年人感觉功能衰退，皮肤干燥，缺乏弹性，随着年龄的增加，血管硬化亦会使局部血流供应减少，造成外周血液循环障碍。

（2）营养不良 机体营养不良是手术患者皮肤受损的高危因素，如极度消瘦、低血清白蛋白及低体质量指数（BMI）。

（3）体位 若患者术前长期活动和移动受限，术中长时间强迫体位，使受压部位神经麻痹，血液循环障碍，造成组织缺血坏死，引起压力性损伤。

（4）麻醉 麻醉药物对神经传导具有阻滞作用，主要体现在血流动力学改变和感觉运动功能受限，导致机体自主调节作用丧失，外周血管扩张，使无氧代谢产物积聚增加，无法及时排出，易导致压力性损伤的发生。

（五）压力性损伤的风险评估

做好手术患者压力性损伤风险评估是预防的第一步，通过评估可以发现存在压力性损伤风险的手术患者，继而有针对性的正确给予预防措施。目前用于评估患者压力性损伤风险的工具有 40 多种，其中，较为广泛用于临床中的量表有 Norton、Braden、Waterlow 三种量表（表 7 - 3 - 1、表 7 - 3 - 2、表 7 - 3 - 3）。Norton 量表适用于卧床老年人的压力性损伤风险评估。Braden 量表主要针对老年人及内外科成年患者的压力性损伤评估，与其他量表相比，Braden 量表可以提供最佳的敏感性和特异性评估，但是不可单独用于手术期间患者的压力性损伤风险评估，需要结合其他评估方法。Waterlow 量表适用于所有的住院患者。研究发现，Waterlow 量表与其他量表的评估结果具有可比性。然而，目前尚未对其可靠性进行过评价，对该量表在临床使用中的适用性仍认识不足。有研究表明，Waterlow 量表具有较高的灵敏度，但是特异度却不理想，容易造成过度预测，进而导致过度预防，浪费不必要的医疗资源。这些量表虽然与多种护理因素有关，但并未纳入可能增加围手术期患者的风险因素（如麻醉的种类、体温的控制、手术时间及患者在麻醉苏醒室的风险因素等）。

表 7 - 3 - 1 Norton 压疮危险因素评估表

参数	身体状况				精神状况				活动能力				灵活程度				失禁情况			
结果	好	一般	不好	极差	思维敏捷	无动于衷	不合逻辑	昏迷	可以走动	帮助下可以走动	坐轮椅	卧床	行动自如	轻微受限	非常受限	不能活动	无失禁	偶有失禁	常常失禁	完全大小便失禁
分数	4	3	2	1	4	3	2	1	4	3	2	1	4	3	2	1	4	3	2	1
得分																				

注：总分 20 分，14 分以下为中度危险，12 分以下为高度危险。

表 7 - 3 - 2 Braden 压疮危险因素评估表

项 目	1 分	2 分	3 分	4 分
感 觉	完全受限	非常受限	轻度受限	未受损
潮 湿	持续潮湿	潮 湿	有时潮湿	很少潮湿
活动力	限制卧床	可以坐椅子	偶尔行走	经常行走
移动力	完全无法移动	严重受限	轻度受限	未受限
营 养	非常差	可能不足够	足 够	非常好
摩擦力和剪切力	有问题	有潜在问题	无明显问题	
得 分				

总分 23 分；15 ~ 18 分：轻度危险；13 ~ 14 分：中度危险；10 ~ 12 分：高度危险；9 分以下：极度危险。

表 7 - 3 - 3　Waterlow 压疮危险因素评估表（2005 年）

体质指数（BMI）	分数	皮肤类型	分数	性别和年龄	分数	营养筛查（MST）总分 >2 因给予营养评估/干预措施		分数
中等（BMI=20~24.9）	0	健康	0	男	1	A 是否存在体重减轻？	B 体重减轻程度	
超过中等（BMI=25~29.9）	1	薄	1	女	2	是→B	0.5~5kg	1
		干燥	1	14~49	1	否→C	5~10kg	2
肥胖（BMI>30）	2	水肿	1	50~64	2	不确定→C（记2分）	10~15kg	3
		潮湿	2	65~74	3		>15kg	4
		颜色差	2	75~80	4		不确定	2
低于中等（BMI<20）	3	裂开/红斑	3	81 +	5	C 是否进食很差或缺乏食欲		
BIM =体重（kg）/身高（m）^{2}						否 =0		
						是 =1		

失禁情况	分数	运动能力	分数	组织营养不良	分数	神经功能障碍	分数	大手术或创伤	分数
完全控制	0	完全	0	恶液质	8	糖尿病/多发硬化症/		外科/腰以下/脊柱手术	5
偶失禁	1	躁动不安	1	多器官衰竭	8	心脑血管疾病	4~6	手术时间 >2h	5
尿/便失禁	2	冷漠的	2	单器官衰竭	5	感觉受限	4~6	手术时间 >6h	8
尿、便失禁	3	限制的	3	外周血管病	5	半身不遂/截瘫	4~6		
		迟钝	4	贫血（Hb<80g/L）	2				
		固定	5	吸烟	1				

药物	分数
大剂量类固醇/细胞毒性药/抗毒素	4

注：评分≥10分，提示患者有发生压力性损伤的危险。

2016 年 4 月美国 AORN（美国手术室注册护士协会）年会公布了专门用于手术患者的压力性损伤预防评估表——门罗压力性损伤评估量表（表 7-3-4）。该量表对手术患者进行术前、术中和术后三阶段风险评估，术前评估患者的体重、营养情况、年龄、预计手术时间及合并症，有针对性的采取预防措施；术中评估患者的麻醉状态、体温情况、皮肤的潮湿情况、术中体位，重点关注高危患者；术后巡回护士对患者进行风险评估后可以评估围手术期护理持续时间及失血量，与病房护士及时沟通。预先制定一系列详细的压力性损伤预防措施。目前该量表并未在临床广泛应用，还有待于结合我国患者特点，进一步研究与完善并验证其使用性及信效度。

表 7-3-4　手术室压力性损伤风险门罗评估表（Munro Scale）成人

		术前风险因素评分		
手术前评估	活动度	1 ☐	2 ☐	3 ☐
		没有受限，或轻微受限。可以自主活动	非常受限，需要协助移动	完全受限，需要完全依靠他人
	营养状况	1 ☐	2 ☐	3 ☐
	空腹时间	≤12h	> 12h 但 < 24h	≥24h
	身体质量指数（BMI）	1 ☐	2 ☐	3 ☐
		<30kg/m^2	30~35kg/m^2	>35kg/m^2
	体重降低	1 ☐	2 ☐	3 ☐
	降低在 30~180 天之间	最多 7.4% 的体重降低，无改变或不知	7.5% 到 9.9% 之间的体重降低	≥10% 体重降低
	年龄	1 ☐	2 ☐	3 ☐
	患者年龄	39 岁以下	40~59 岁	60 岁以上
	健康不利因素	每项不利因素评 1 分，最低 0 分，最高 6 分		
		吸烟（近期）		1 ☐
		高血压前期或高血压（血压 120/80mmHg）		1 ☐
		血管/肾脏/心血管/周围血管疾病		1 ☐
		哮喘/肺部呼吸系统疾病		1 ☐
		有过压力性损伤病史/目前有压力性损伤		1 ☐
		糖尿病/胰岛素型糖尿病		1 ☐
	术前门罗评分总计＿＿＿＿ ≥15 = 高风险 ☐	风险程度：5~6 = 低风险 ☐		7~14 = 中风险 ☐
	风险评估人	日期		

续表

术中风险因素评分			
身体状态/麻醉评分	1 □	2 □	3 □
根据麻醉医生提供	健康或是轻度系统性疾病，无功能性的限制	中度或重度的系统性疾病，有功能性的影响	中度或重度的系统性疾病，有严重的功能受限，甚至威胁生命
麻醉类型	1 □	2 □	3 □
	监护局麻	神经阻滞	全麻
体温	1 □	2 □	3 □
根据麻醉医生提供体温高低变化	36.1~37.8℃体温保持恒温	<36.1℃或>37.8℃（±2℃）体温高低起伏	<36.1℃或>37.8℃（±>2℃）体温高低起伏
低血压	1 □	2 □	3 □
根据麻醉医生提供收缩压高低百分比变化	没有或≤10%的血压变化	高低起伏或11%~20%血压变化	持续性或21%~50%血压变化
潮湿程度	1 □	2 □	3 □
患者皮肤下	保持干燥	有一些潮湿	汇集潮湿
表面/移动情况	1 □	2 □	3 □
体位协助物，加温毯，体位改变	没有/使用毯子固定体位	使用体位协助物	剪压力/加压力/改变体位
体位	1 □	2 □	3 □
根据手术	膀胱截石位	侧卧位	平卧位/俯卧位

(左侧竖排标签：手术中评估)

术中部分评分_____　　术前门罗评分总计_____　　术中门罗风险（术前加术中）评分总计_____

风险程度：13 = 低风险 □　　14~24 = 中风险 □　　≥25 = 高风险 □

风险评估人	日期

		术后风险因素评分		
手术后评估	整个围手术期的时间	1 ☐	2 ☐	3 ☐
		<2h	2~4h	>4h
	失血量	1 ☐	2 ☐	3 ☐
		≤200ml	201-400ml	>400ml
	术后部分评分_____　　术中门罗风险（术前加术中）评分总计_____ 术后门罗风险评分总计_____			
	风险程度：15 = 低风险 ☐　　16~28 = 中风险 ☐　　≥29 = 高风险 ☐			
	风险评估人	日期		

注：整个围手术期的时间为整个从患者到达术前准备到离开麻醉恢复室的时间。

评估范围：1. 手术患者年龄≥60 岁；2. 手术时间≥4 小时；3. 术中需摆放特殊体位。

（六）压力性损伤的预防

随着手术室护理质量的持续改进，医院不断地加强手术室压力性损伤的预防管理工作，促进手术室护理人员对于压力性损伤的认知，不断更新护理管理理念及管理方法，加强了手术室压力性损伤预防的管理工作；另外，手术本身也是一种应激性创伤，且术中组织器官耗氧增加，使皮肤处于相对缺氧的状态，大大削弱了皮肤的抵抗力。所以，术前应对患者病情做全面评估，做好手术室压力性损伤的预防管理，术中应用相对应的干预措施以保护患者的皮肤，降低皮肤压力性损伤的发生。

1. 术前应认真评估手术患者综合情况，有无压力性损伤高危因素，根据预计发生的危险因素，制订详细的预防措施。

2. 保持手术床床面平整、清洁、干燥、无碎屑。

3. 安置体位前可在患者皮肤受压部位使用适宜的敷料，从而减小患者皮肤承受的剪切力。

4. 正确摆放手术体位，动作要轻柔，避免拖、拉、推等动作。体位安置后，检查患者身体与床面是否呈点状接触，防止患者局部受压导致压力性损伤的发生。

5. 应在患者清醒未麻醉时摆放手术体位，尤其是截石位，安放腿架后由患者自己摆放双腿可减少肌肉的牵拉，从而减轻摩擦力和剪切力，降低术中皮肤的损伤。

6. 手术中注意保持患者皮肤及床单位干燥，避免消毒液、冲洗液、汗液等浸湿床单。

7. 术中注意患者保温，合理应用保温措施。

8. 在手术允许的情况下，尽可能每 2 小时给受压部位进行按摩，以改善受压部位的血液循环。

9. 手术结束应再次评估患者皮肤情况，详细记录，并与病房护士认真交接，使对患者的护理能够完整，得以延续。

第四节 手术患者低体温的管理与预防

体温是人体主要生命体征之一。人类体温需保持在 36～37℃ 基本稳定不变，才能保证代谢和其他功能的正常运行。随着监测技术的提高和体温方面研究的发展，人们在临床手术中越来越关注体温这项指标，保证术中正常体温是手术后患者恢复的重要保障。术中低体温是指人体在麻醉和手术期间出现的非控制性体温下降的现象，是麻醉和外科围手术期常见的并发症，在外科手术患者中发生率为 50%～70%，围手术期体温 <36℃ 称为体温过低。低体温可影响凝血功能、心肌收缩力、麻醉药代谢，增加手术切口感染率和术后并发症发生率。

一、导致手术患者低体温的原因

1. 麻醉药物导致的体温调节障碍　麻醉药对外周血管有扩张作用抑制血管收缩，抑制了机体对温度改变的调节反应，患者只能通过自主防御反应调节温度的变化，核心体温变化范围约在 4℃。另外，在麻醉状态下患者的代谢降低，产热减少。

2. 手术操作导致的固有热量流失　手术室的空气过滤器多数安装在手术台的上方，空气对流容易导致患者体温下降较快，长时间手术，体表暴露面积大，切口大，体腔内容物暴露时间长，使患者体腔与冷环境接触时间延长，机体辐射散热增加。术中用大量常温冲洗液冲洗体腔或切口，使切口周围敷料、手术床潮湿，均可使患者处于低温环境，而且浸湿的敷料也可影响患者的体温。

3. 手术间的低温环境　层流洁净手术室温度保持在 21～25℃，但实际工作中室温往往比正常的低，有研究表明，手术室温度低于 21℃，时间超过 3 小时，患者极易出现低体温。

4. 静脉输注未加温的液体、血制品　手术中输入大量与环境温度相同的液体是患者体温降低的主要原因。有报道表明静脉输入 1L 与环境温度相同的液体或 1 个单位 200ml 4℃ 的血液，其中心体温下降约 0.25℃，输入液体越多体温下降越明显。且国内手术对液体进行加温，而对血液尚未进行加温，手术过程中低体温的发生率可能会更高。

5. 手术中使用未加温的冲洗液 术中用大量冷生理盐水冲洗体腔或切口，将切口周围敷料、手术床、患者身体上的覆盖巾部分浸湿，均可导致机体热量的散失。

6. 其他 术前禁饮禁食、皮肤消毒、患者紧张等因素的影响。因患者需要提前做好术前准备，方可进行手术。比如禁食、禁饮 12 小时、灌肠等，这些因素都可能导致患者对冷刺激敏感性增强，导致抵抗力减弱，引起体温下降。挥发性皮肤消毒液的蒸发也可直接带走热量，另外患者因恐惧、紧张、害怕等情绪波动，可使血液重新分配，影响回心血量和微循环，术中也易导致低体温。

7. 老年患者、新生儿、婴儿、虚弱者等为发生低体温的高危人群 老年人基础代谢率低，体温调节能力低，相对更容易出现术中低体温，新生儿、婴幼儿体温调节中枢发育不完善，当环境温度低、保温措施不够、热量摄入不足及感染等情况可使体温下降。而且，在低温下对手术患儿的消毒和手术操作，因其体表面积相对较大且体质量轻，体热会大量丢失使体温下降。另外，如果自身体质较差，会对冷刺激敏感性增强，导致抵抗力减弱，引起体温下降。

二、低体温对手术患者机体的影响

主要包括增加手术部位感染风险，导致心血管系统并发症、患者寒战，增加创伤患者死亡发生率，对凝血功能、药物代谢周期及中枢神经系统、内分泌系统等的影响。

1. 增加手术部位感染风险 体温下降组织耗氧量增加，血红蛋白对氧的亲和力增加，不利于氧的释放，故容易造成组织缺氧。低温患者的白介素生成减少，中性粒细胞吞噬能力下降和血浆皮质醇增高，促使体内促炎症细胞因子和抗炎症细胞因子的平衡失调，降低机体免疫功能，引起外周血管收缩致血流量减少，从而增加外科手术部位感染和肺部感染的风险，导致住院时间延长。

2. 导致心血管系统并发症 如室性心律失常、房室传导阻滞、血压下降，严重时可引起室颤、心脏停搏等。低体温可使交感神经兴奋，加快心率，增加心收缩力和心排血量，外周血管收缩。还可引起血浆儿茶酚胺升高，外周血管收缩和血液黏稠度升高引起外周阻力增大，心脏耗氧量随着增大，易导致心肌缺血和心律失常。另外，低体温还会导致患者出现低钾血症，低钾血症是导致室速、室颤等心律失常的重要因素，严重时可引起心力衰竭。

3. 增加创伤患者死亡发生率 低体温可降低代谢率和氧的供给，体温每降低 1℃，约降低机体氧量 7%。创伤患者若伤口在外部，止血较容易，若出血在内脏，短时间不止血，造成大量失血死亡。

4. 影响凝血功能　轻度体温降低可使患者机体循环血流减慢，血小板数量和功能减弱，凝血物质的活性降低，激活纤维蛋白溶解系统，抑制凝血功能，延长出血时间，从而增加手术出血量。严重低体温可导致 DIC。低体温又可导致静脉淤血和局部组织氧供减少，进一步引起深静脉血栓形成。

5. 改变药物代谢周期　低体温可导致肝脏代谢率降低，使麻醉药物的代谢速度减慢，并增加肌肉松弛药的作用时间，使患者麻醉恢复期和拔管时间延长。

6. 导致患者寒战、耗氧量增加　低体温引起寒战可显著增加氧耗和二氧化碳生成，使心血管系统供血需求增加。寒战引起的肌肉活动增强，增加患者不适感，引起伤口疼痛。

7. 影响中枢神经系统　降低中枢神经系统的氧耗和氧需，减少脑血流量，降低颅内压，核心温度在 33℃ 以上不影响脑功能，28℃ 以下意识丧失。

8. 影响内分泌系统　抑制胰岛素分泌，甲状腺素和促甲状腺素分泌增加，肾上腺素、多巴胺等儿茶酚胺水平随低温而增加，麻醉中易发生高血糖。

9. 其他影响　低体温可使肾血流量下降，pH 升高以及呼吸减慢等。

三、手术患者低体温的预防措施

合理的预防措施可以起到积极的作用，包括以下几点。

1. 预设适宜的环境温湿度　手术室温度过高会增加细菌繁殖的概率，随之增大创口感染的概率，过高的温度也会让手术医生感到不适。调节手术室温度在 21～25℃，相对湿度在 30%～60% 为宜。但手术室的常规温度和室内空气快速对流这两个因素会增加患者机体的散热，更容易导致患者体温下降，应根据手术不同时段及时调节温、湿度。

2. 注意覆盖，尽可能减少皮肤暴露　在接送患者时注意做好保温，冬天加盖毛毯、棉被。在术间预热棉被覆盖、无菌巾加盖、戴头套、穿脚套，尽量避免不必要的肢体暴露，减少体表热量散失。而且体表温度比中心温度下降速度更快，因此实施麻醉及手术时应尽可能减少身体暴露面积，注意肢体保暖。

3. 使用加温设备，可采用充气式加温仪等加温设备　充气式加温装置由电热充气装置和温毯组成，通过屏蔽辐射和对流两种机制加温。将充气式温毯以 43℃ 预热 20 分钟并保温至术毕，为患者提供了良好的体温保护，显著减少术中低体温的发生。还应注意的是加温装置不可直接与患者接触，应在上面铺置一次性单和一层布单，防止烫伤。

4. 用于静脉输注及体腔冲洗的液体宜给予加温至 37℃　研究表明，液体和血液制品加温至36～37℃是安全、舒适的，且对药液成分无影响。术中输入预热的液体可有效地预防体温降低和热量丢失，但要严格控制输血温度，不能超过37℃，以免破坏血液成分。目前普遍应用的是加温输液器、温箱。同时要注意部分药物（如青霉素、代血浆、维生素等）不宜加温。对于手术时间长、胃肠管等腹腔脏器长时间暴露者，术中使用温热盐水纱布覆盖肠管，需行腹腔冲洗者，使用温热液体冲洗体腔等，以减少体热的散失。冲洗时避免切口周围敷料、手术床的潮湿，亦能有效预防低体温的发生。

5. 高危患者（婴儿、新生儿、严重创伤、大面积烧伤患者等）除采取上述保温措施外还需要额外预防措施防止计划外低体温，如可在手术开始前适当调高室温，设定个性化的室温。

四、手术患者低体温的注意事项

预防手术患者低体温的发生还应注意以下几点。

1. 应采用综合保温措施。

2. 在使用加温冲洗液前需再次确认温度。

3. 应使用安全的加温设备，并按照生产商的书面说明书进行操作，尽量减少对患者造成可能的损伤。

4. 装有加温后液体的静脉输液袋或灌洗瓶不应用于患者皮肤取暖。

5. 使用加温毯时，软管末端空气温度极高，容易造成患者热损伤。不能在没有加温毯的情况下直接加温或使用中软管与加温毯分离。

6. 加温后的静脉输液袋或灌洗瓶的保存时间应遵循静脉输液原则及产品使用说明。

7. 对使用电外科设备需要粘贴负极板时，应注意观察负极板局部温度，防止负极板局部过热性状改变对患者皮肤造成影响。

8. 使用加温设备需做好病情观察及交接班工作。

9. 加强护士培训，掌握预防低体温发生及加温设备使用的相关知识。

第五节　手术病理标本的安全管理

手术病理标本是指在手术室内实施手术过程中所切取下的组织、器官或与患者疾病有关的物体异物。其病理诊断的准确性对疾病的诊断和治疗起着决定性作用，正确的病理诊断能为患者疾病后期的诊断和治疗方案提供有力保障，因此手术病理标本的安全管理是手术室患者安全质量管理的重要组成部分。

一、手术病理标本管理原则

2018 年《手术室护理实践指南》提出了手术病理标本管理的三原则：

1. 即刻核对原则 病理标本产生后洗手护士应立即与主刀医生核对标本来源、名称及数量，确定无误。

2. 即刻记录原则 病理标本取出核对无误后，巡回护士应即刻记录标本来源、名称和数量，可及时接收，避免混淆。

3. 及时处理原则 病理标本产生后应尽快固定储存或送至病理科处理，并有相关记录。

二、手术病理标本的安全管理

（一）手术病理标本的存放

1. 手术病理标本的存放设施 应建立手术标本存放柜，存放柜应具有分隔断及锁闭装置，便于清点核对，防止丢失。

2. 手术病理标本的存放容器 应设置不同容积、密闭性好的塑料封口袋，袋外附有标签，标签信息项目齐全（包括姓名、性别、科室、住院号、手术标本名称），便于登记和核对。

3. 手术病理标本的固定

（1）手术病理标本固定的目的 应用各种方法使病理标本尽量保持其离体前状态的过程称为固定。病理标本（样本）离体后，由于微环境的变化将发生自溶或使其结构破坏。固定的目的和机制是：①使蛋白质凝固，终止或减少分解酶的作用，防止自溶，保存组织、细胞的离体前结构状态，包括保存组织或细胞的抗原性，使抗原不失活，不发生弥散。②保存组织、细胞内的蛋白质、脂肪、糖原、某些维生素及病理性蓄积物，维持病变的特异性特征。③使上述物质转为不溶解状态，防止和尽量减少制片过程中人为的溶解和丢失。④起助染作用。

（2）固定原则 应在标本离体后尽快进行，一般应在 30 分钟内固定，小标本可在取材后直接放入固定液内，大标本应在手术结束前或结束后迅速放入固定液内，如微小标本（如胃黏膜等）2～4 小时即可，大标本可置放 12～24 小时，但也不要过久，以免影响抗原性，造成免疫组化操作中的困难。固定液与标本的比例不得少于标本体积的 3～5 倍。

（3）固定液的种类

①甲醛 是无色气体，易溶于水成为甲醛溶液。易挥发，且有强烈刺激气味，常用的是 37%～40% 的甲醛溶液，即福尔马林溶液。用作固定的浓度习惯为

10%福尔马林（即1份甲醛溶液加9份水配制而成），实际含甲醛4%。10%福尔马林渗透力强，固定均匀，对组织收缩少，对脂肪、神经及髓鞘、糖等固定效果好，是最常用的固定剂。

②中性甲醛液（混合固定液）　甲醛120ml，加蒸馏水880ml、磷酸二氢钠4g、磷酸氢二纳13g。此液固定效果比单纯10%甲醛要好。在以上2种固定液中，以中性甲醛为首选，其次为10%甲醛。

（二）手术病理标本的处置流程

1. 应遵循手术病理标本管理原则。

2. 手术台上留取单个病理标本时，洗手护士需根据标本体积、数量，选择合适的容器存放，必要时以丝线作为标识，应妥善保管，防止丢失和污染手术台。若为较大组织，应将湿盐水纱布覆盖盛有大标本的容器上，防止病理标本干燥及破坏其性质。巡回护士应在病理登记单记录采集（切除）病理标本的时间。当留取两个及以上病理标本时，洗手护士、巡回护士与手术医师应立即共同核对病理的名称、采取部位和数量，核对无误后由巡回护士将病理标本分别放入大小适合的病理袋中，准确标明名称和采取部位，以免混淆标本。

3. 手术医生负责填写病理单上各项内容，洗手护士将送检病理标本来源和数量与手术医生核对确认。

4. 巡回护士与洗手护士核对病理单各项内容准确无误后及时处理。

5. 浸泡处理后的手术病理标本定点放置在标本柜内，加锁保管，以防丢失。

6. 填写标本登记交接记录本，记录内容包括患者姓名、病历号、手术日期、病理标本名称及数量，确认后签字。

7. 送检人员将手术病理标本登记本与病理单信息核对无误，并确认浸泡合格，用封闭式专用容器送至病理室，双方交接共同核查确认后无误后签字。

（三）术中快速病理标本送检

1. 术前预计送检快速病理标本时，手术医生应填写病理单，注明类型应为快速病理。

2. 标本切除后应即刻送检，不应用固定液固定。

3. 送快速病理标本前，洗手护士、巡回护士与手术医生核对送检标本的来源、数量，确认无误后方可送检。

4. 术中快速病理标本的诊断报告必须采用书面形式回报，避免误听和误传。

三、手术病理标本管理注意事项

1. 手术病理标本不得与清点物品混放。

2. 任何人不得将手术标本随意取走，如有特殊原因，需经手术医生和手术室护士同意并做好记录。

3. 若需固定病理标本时，需使用 10% 中性甲醛缓冲液，固定液的量不少于病理标本体积的 3~5 倍，并确保标本全部置于固定液之中。如标本巨大，建议及时送检新鲜标本，防止标本自溶或腐败。

4. 手术病理标本送检时应将标本放在密闭、不渗漏的容器内，与病理单一同送检。

5. 手术病理标本送检人员应经过专门培训，送检时应与病理科接收人员进行双人交接核对，核对后双方签字确认。

6. 手术病理标本存放柜平时应处于锁闭状态，处理完毕标本后应及时上锁防止标本遗失。

第六节　手术室护理不良事件管理

不良事件是指在诊疗护理中，因违反医疗卫生法律、规章和护理规范、常规等造成的任何可能影响患者的诊疗结果、增加患者痛苦和负担并可能引发护理纠纷或事故的事件。不良事件是影响医疗质量和患者安全的直接因素，手术室作为医院的重要部门，进行手术和抢救的重要场所，工作量大、工作时间长、风险高，工作性质的特殊性和不可预测性使手术室存在诸多不安全因素，因此，护理不良事件管理成为手术室安全管理的重要内容。

一、护理不良事件分级

护理不良事件按照事件的严重程度分为四个等级。

Ⅰ级（警讯事件）：非预期的死亡，或是非疾病自然进展过程中造成永久性功能丧失。

Ⅱ级（不良后果事件）：在疾病医疗过程中因诊疗活动而非疾病本身造成的患者机体与功能损害。

Ⅲ级（未造成后果事件）：虽然发生了错误事件，但未给患者机体与功能造成任何损害，或虽有轻微后果但不需任何处理可完全康复。

Ⅳ级（临界错误事件）：由于及时发现，与治疗相关的错误事件在对患者实施之前被发现并得到纠正。

二、手术室护理不良事件上报程序的管理

（一）手术室护理不良事件上报的意义

根据相关研究结果显示，大约3.5%～16.6%住院患者中曾经发生不良事件，研究者认为其中约有30%～50%的不良事件可以通过系统的介入加以预防和避免。很多国家如美国、英国、澳大利亚等都建立了较为完善的医疗不良事件报告系统。通过系统里的分析工具对护理不良事件进行原因分析时，不但可以全面评估其发生原因，并重视后续的改进措施和信息反馈，还能将信息及时分享、反馈给临床护理人员，帮助他们发现安全隐患，避免和防止不良事件的再次发生，从而有效减少对手术患者的伤害，保证手术患者的安全。避免差错与纠纷的同时，手术室护理不良事件的上报有利于上级行政主管部门的整体掌控，可以更加合理地进行处理，从而制定有效的预防措施。

（二）手术室护理不良事件上报的程序

可通过强制性报告系统和自愿报告系统等方法上报，可逐级上报或直接上报。

1. 建立强制性报告系统和自愿报告系统，通过电话、书面或信息化网络平台的形式方便护理人员上报。

2. Ⅰ级和Ⅱ级造成后果的不良事件必须遵循及时主动上报原则，将事件发生和处理情况在24小时内通过强制性的报告系统完成逐级上报。

3. 针对Ⅲ级和Ⅳ级未造成后果事件，遵循保密、非惩罚原则鼓励自愿报告科室管理人员。

4. 科室应建立不良事件登记制度，将事件发生日期、时间、患者姓名、诊断、事件经过，原因分析、改进措施、责任人信息（年资、职称、班次）等详细记录，并将事件完整信息上报护理部。

5. 科室在1个月内，召开护理安全讨论会，分析查找事件原因、制订有效改进措施，实现持续质量改进。

6. 护理部或主管部门对不良事件整个处理过程进行督导调研，结合有关规范和要求，做出结论并提出指导意见，以书面报告形式反馈科室。

三、手术室护理不良事件持续改进的管理

科室应加强护理不良事件的管理，提高风险意识，进行护理质量的持续改进。

1. 建立不良事件应急预案，当有不良事件发生时，当值医护人员应立即启动应急预案，将损伤降到最低。

2. 加强不良事件的上报管理，积极倡导、鼓励医护人员主动报告不良事件，建立不良事件强制性报告系统和自愿报告系统方便医护人员上报。

3. 科室应有护理不良事件完整登记，将事件发生日期、时间、患者姓名、诊断、事件经过、原因分析、整改措施、责任人等信息记录清楚。

4. 科室定期召开护理安全事件分析会。就事件发生的经过进行全面准确分析，查找制度标准上、管理流程上、操作执行上存在的问题与原因，综合制订相关的改进措施。

5. 科室要以事件为鉴，对科室现有规章制度、操作标准、措施要求、设备维护等进行全面梳理、审查和修订，进一步做好细节管理，将预防风险的窗口前移。

6. Ⅰ级警讯事件、Ⅱ级不良后果事件，必须遵循主动、及时上报原则，及时在24小时内通过强制性的报告系统完成逐级上报，遇重大、紧急情况事件应在处理的同时口头上报上级管理人员。

7. 针对Ⅲ级未造成后果事件、Ⅳ级临界错误事件鼓励自愿报告不良事件，遵循保密、非惩罚原则进行自愿上报。发生事件的个人或他人通过电话、书面、信息化网络平台上报等形式，将事件发生日期、时间、患者姓名、诊断、事件经过、原因分析、整改措施、责任人等记录清楚，上报科室管理人员。

8. 科室管理人员及时将事件信息上报至护理部。

9. 各级管理部门应定期（科室每月组织1次，护理部每季度最少1次）针对护理不良事件案例进行成因分析、讨论并记录，如果存在与管理相关问题，应改进相应的工作流程和管理系统，并进行追踪评价。护理部每3~6个月组织一次全院护士安全警示教育，构建不良事件安全文化。

10. 护理部要对整改措施进行动态质量跟踪、检查和监测，查看落实情况与改进效果，使科室杜绝发生类似不良事件，实现护理质量持续改进的目的。

11. 医院除完成不良事件院内上报，还应经过科室—护理部—护理质控中心三级上报流程，及时将事件信息按要求上报至护理质控中心不良事件上报信息管理系统，质控中心定期对护理不良事件进行分析和反馈，为医院提供客观分析数据和改善策略。

四、手术室护理不良事件的预防

加强科室管理，建立、健全相应规章制度，提高护理不良事件的预防风险意识。

1. 健全各项工作制度 制度是工作的法则，是处理各项工作的准则，健全的工作制度是工作指南和管理依据，是防范手术室护理不良事件的重要保证。同时，仪器设备的大量使用，工作制度应伴随外科新技术的快速发展、新设备的大量应用等进行实时更新和不断完善。

2. 加强培训，提高护士素质 针对不同层次护士分别定期进行培训和学习，强化规则意识和培训效果，杜绝随心所欲，任意篡改等行为，使护士保持良好的工作状态，不断提高实践能力和风险预见能力。

3. 制定手术护理不良事件主动上报和持续改进的奖惩机制 提倡错误信息分享，鼓励护理人员主动报告不良事件。发现隐瞒不报或不实上报，应严肃处理。

4. 定期分析总结 定期召开讨论会，针对科内人员变动，新护士上岗，科内近阶段护理质量问题，工作中容易发生护理隐患的环节采用多种方法（如失效模式、根因分析、品管圈等）进行分析讨论，在汲取教训的基础上完善制度、修改流程、调整管理手段和培训内容，从源头上杜绝隐患，以增强护理人员的责任心，提高防范意识，防止和减少类似事件的再次发生。

5. 严格科室管理，加强安全文化建设 安全文化是安全理念、安全意识以及在其指导下的各项行为的总称。预防事故、差错的根本办法是在事前预防而不是事后处理。在日常工作中大多采取单纯的监督、管理和惩罚措施进行质量控制，但不能保证人人遵守规定，杜绝不安全行为，因此，夯实安全文化基础，营造安全工作氛围，建立患者安全为先的全员意识，预防为主的风险意识，力求每个人、每一次都把事情做对、做好，推动建立患者安全文化网。

第八章　手术室基础技术操作的质量管理

手术室护理是一项高技术、高风险、高责任的工作，随着手术技术的迅猛发展，对手术室护士的护理配合技术要求也愈加严格，每一例手术的成功离不开手术室护士的协作和参与，而手术室护士对基础技术操作规范的掌握程度决定着手术配合质量。因此，规范手术室护理技术操作是提高护理质量和保障护理安全的重要举措，手术室护理人员应严格执行各项标准操作规程，把护理技术操作规范贯穿于护理操作的始终，通过规范行业行为，提升医院手术护理质量，进而为患者提供优质的围手术期护理服务，成为手术室护理管理的重要内容之一。

第一节　手术无菌技术操作管理

无菌技术是外科治疗的基本原则，是预防和控制交叉感染及传播的一项重要基本操作。手术室护士及所有手术人员应遵循无菌原则和无菌技术规范管理要求，始终坚持无菌操作理念，保持整个手术过程中的无菌程度，减少和杜绝感染，保证手术的安全运行，保证患者健康权益。

一、手术人员的管理

手术人员术前进行无菌准备是避免手术切口感染，确保手术成功的必要条件之一。

（一）一般准备

手术人员一般准备应符合以下要求，方可进入手术间。

1. 更换鞋　手术人员应在手术室入口处区域分隔标志外脱去外穿鞋，在标志内更换手术室专用清洁鞋，方可进入更衣室更衣。注意内外鞋不能混淆。

2. 更换洗手衣裤　手术人员进入更衣室后去除身上所有饰物，脱掉外衣，穿好手术专用的洗手衣裤，不得套穿个人长内衣裤，衣领衣袖禁止外露，将上衣扎入裤内；非刷手人员穿手术室长袖外套时需系好钮扣和腰带，防止因衣着宽大影响无菌技术的执行。

3. 戴手术专用帽子和外科口罩　帽子应将头发全部遮盖，口罩盖住口鼻，鼻夹与鼻梁贴服，鼻孔不得外露，骨科等无菌手术需选用全遮盖式帽子。可重复使用的帽子应在每日使用后清洗干净。

4. 修剪指甲　手术人员不可涂指甲油和戴人工指甲，指甲长度以水平观察指腹不露指甲为宜，除去甲缘下污垢。

5. 明确手术室区域划分管理规范　手术人员注意区分手术室洁净区和非洁净区，手术室专用衣裤及更鞋不得穿着于手术室以外区域，外出时必须外罩一件手术室专用外出衣或白大衣裤，手术结束将洗手衣裤脱下放在指定位置，不可穿出手术室外。

（二）外科手消毒

1. 概念　外科手消毒是指外科手术前医务人员用皂液和流动水洗手，再用手消毒剂清除或者杀灭手部暂居菌和减少常居菌的过程。使用的手消毒剂具有持续抗菌活性。

2. 目的　外科手消毒目的是清洁或杀灭手臂表面暂居菌，减少常居菌，抑制手术过程中手表面微生物的生长，减少手部皮肤细菌的释放，防止病原微生物在手术人员和患者之间的传播，有效预防手术部位感染的发生。

3. 外科洗手消毒的设施

（1）洗手水池　应建在靠近手术间的区域，水池高度、体积适中，建议每2~4个术间配置1个水池，要求为水池管道不应裸露于外，安装标准防喷溅设施，池壁光滑无死角，便于每日清洁和消毒。

（2）水龙头　数量与术间数量相匹配，水龙头开关采用非手触式。

（3）洗手用水　水质应符合生活饮用水卫生标准要求，不宜使用储水箱。

（4）外科洗手清洁剂　可选用皂液，盛装皂液的容器应为一次性，如需重复使用应每次用完后清洁消毒。发现皂液有浑浊、变色时，应及时更换、清洁消毒容器。

（5）干手物品　常用无菌巾，一人一用。

（6）外科手消毒剂　应符合国家管理要求，在有效期内使用，开启后应标明日期时间，易挥发的醇类产品开瓶后使用期不超过30天。宜采用非接触式出液器，建议使用一次性包装，需重复使用的出液器应每周清洁与消毒。

（7）修剪指甲工具　应设在指定容器存放，便于每日清洁和消毒。

（8）手刷　应柔软完好，重复使用时一人一用一灭菌或采用一次性手刷使用。

（9）计时装置　方便医务人员观察洗手与手消毒时间。

（10）洗手流程及说明图示　洗手池上方应张贴外科洗手流程图方便医务人员规范手消毒流程（图8-1-1）。

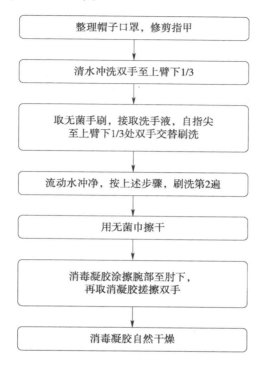

整理帽子口罩，修剪指甲

清水冲洗双手至上臂下1/3

取无菌手刷，接取洗手液，自指尖
至上臂下1/3处双手交替刷洗

流动水冲净，按上述步骤，刷洗第2遍

用无菌巾擦干

消毒凝胶涂擦腕部至肘下，
再取消凝胶搓擦双手

消毒凝胶自然干燥

图8-1-1　外科手消毒流程

4. 外科手消毒方法

（1）洗手方法　取适量皂液清洗双手、前臂和上臂下1/3，认真揉搓，清洁双手时，注意清洁指甲下的污垢和手部皮肤皱褶处。流动水冲洗双手、前臂和上臂下1/3。

（2）手消毒方法（免刷手消毒方法和刷手消毒方法）　免刷手消毒方法：取适量的手清洁剂采用六步洗手法揉搓至双手的每个部位、前臂和上臂下1/3，并认真揉搓2~6分钟，用流动水从手指到肘部沿一个方向冲洗手和前臂，双手应保持在高位，注意不要在水中来回移动手臂。用无菌巾从手至肘上依次擦干，注意拿无菌巾的手不要触碰已擦过皮肤的巾面，同时还要注意无菌巾不要擦拭未经刷过的皮肤。同法擦干另一手臂。取适量手消毒剂涂抹至双手的每个部位、前臂和上臂下1/3，并认真揉搓至消毒剂干燥。手消毒剂取液量，揉搓时间及使用方法遵照产品的使用说明。

刷手消毒方法：取无菌手刷，取适量手清洁剂，刷洗双手、前臂至上臂下

1/3，时间约3分钟。刷手时稍用力，先刷甲缘、甲沟、指蹼，再由拇指桡侧开始，渐次到指背、尺侧、掌侧，依次刷完双手手指，再分阶段交替刷左右手掌、手背、前臂和肘上。刷手时要注意勿漏刷指间、腕部尺侧和肘窝部。用流动水从手指到肘部沿一个方向冲洗手和前臂，不要在水中来回移动手臂，注意防止肘部水反流到手部。用无菌巾从手至肘上依次擦干，注意拿无菌巾的手不要触碰已擦过皮肤的巾面，同时还要注意无菌巾不要擦拭未经刷过的皮肤。同法擦干另一手臂。取适量手消毒剂涂抹至双手的每个部位、前臂和上臂下1/3，并认真揉搓至消毒剂干燥。手消毒剂取液量、揉搓时间及使用方法遵照产品的使用说明。

5. 外科手消毒注意事项

（1）外科手消毒之前正确佩戴口罩帽子，摘除手部饰物，修剪好指甲，长度不超过指尖。

（2）应先清洁后消毒，在清洁双手时，注意清洁指甲下的污垢和手臂皱褶处的皮肤。

（3）外科手消毒过程中始终保持手臂位于胸前，低于肩，高于腰，使水由手部流向肘部。

（4）外科手消毒过程中，注意手不可触及其他物品，否则需重新洗手。

（5）不同手术患者之间、手套破损、手被污染时应重新进行外科手消毒。

（6）冲洗双手时避免溅湿衣裤。

（7）戴无菌手套前，避免污染双手；摘除外科手套后应清洁洗手。

（8）外科手消毒剂开启后应标明开启日期、时间，易挥发的醇类产品开瓶后的使用期不超过30天，不易挥发的产品开瓶后不得超过60天。

（三）穿脱无菌手术衣

1. 目的　避免和预防手术过程中手术人员衣物上的细菌污染手术切口，同时保障手术人员安全，预防职业暴露。

2. 穿无菌手术衣方法（图8-1-2）

（1）拿取无菌手术衣，评估周围环境，站于宽阔处，面向无菌台，手提衣领打开，使无菌手术衣的另一端下垂。

（2）两手提住衣领两角，衣袖向前将手术衣展开，使手术衣的内侧面面向自己，举至与肩同齐水平，顺势将双手和前臂伸入衣袖内，并向前平行伸展。

（3）巡回护士在穿衣者背后抓住衣领内面，协助将袖口后拉，并系好领口系带及手术衣内侧一对系带。

（4）穿衣者无接触式戴无菌手套后，解开腰间活结，将右叶腰带递给台上其他手术人员或交由巡回护士用无菌持物钳夹取，旋转后与左手腰带系于胸前，使手术衣右叶遮盖左叶。

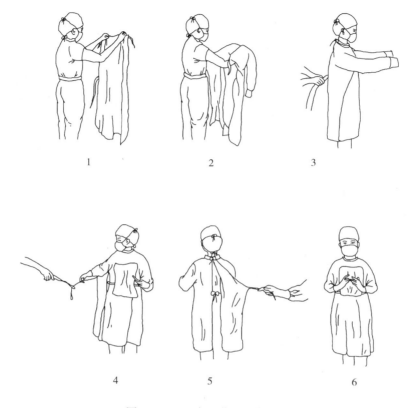

图 8 - 1 - 2　穿无菌手术衣方法

3. 协助穿无菌手术衣方法

（1）洗手护士持无菌手术衣，选择无菌区域较宽敞的地方协助医生穿衣。

（2）双手持手术衣领，内侧面向医生打开，护士的双手套入手术衣肩部的外面并举至与肩同齐水平。

（3）医生面向护士跨前一步，将双手同时伸入袖管至上臂中部，巡回护士协助系衣领和腰部腰带。

（4）洗手护士协助医生戴手套并将腰带协助打开拽住，医生旋转后自行系带。

4. 脱无菌手术衣方法　脱无菌手术衣原则是由巡回护士协助解开衣领系带，先脱手术衣，再脱手套，确保不污染刷手衣裤。

5. 穿无菌手术衣注意事项

（1）穿无菌手术衣应在手术间内进行，周围环境宽敞，穿衣人员需面向无菌区，穿衣时，手术衣不可触及任何非无菌物品，若不慎或可疑触及，应立即更换。穿全遮盖式手术衣时，穿衣人员需戴好手套后再接触腰带，未戴手套的手不可拉衣袖及其他部位。

（2）穿衣人员需巡回护士协助，要求衣领、衣袖后拉时，双手不可触及手术衣的外面。

（3）无菌手术衣的无菌区范围为肩以下，腰以上及两侧腋前线之间。

（4）穿好手术衣，戴好手套等待手术开始前，手术人员避免倚靠非无菌区，双手应始终放置在胸前手术衣夹层或双臂互抱置于胸前，不可高举过肩、下垂于腰下或双手交叉放于腋下。

（5）破损手术衣或可疑污染时应立即更换。

（四）无接触式戴无菌手套

1. 概念　无接触式戴无菌手套是指手术人员在穿无菌手术衣时手不露出袖口独自完成或由他人协助完成戴手套的方法。

2. 目的　避免和预防手术过程中医护人员手皮肤深部的细菌随汗液带到手的表面而污染手术切口，同时保障手术人员安全，预防职业暴露。

3. 自戴无菌手套方法　双手放于手术衣袖口内，隔衣袖取手套置于同侧的掌侧面，指端朝向前臂，拇指相对，反折边与袖口平齐，隔衣袖抓住手套边缘并将其翻转包裹手及袖口（图8-1-3）。

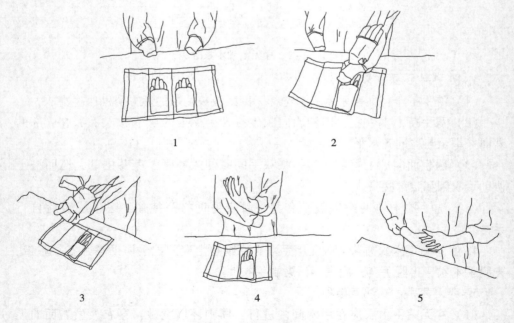

图8-1-3　无接触式自戴无菌手套方法

4. 协助戴无菌手套方法 协助者将手套口撑开，戴手套者直接插入手套中（图8-1-4）。

5. 摘除手套方法

（1）戴手套的手抓取另一手的手套外面翻转摘除。

（2）用已摘除手套的手伸入另一手套的内侧面翻转摘除，注意清洁手不被手套外侧面所污染。

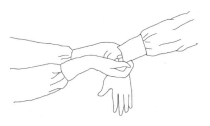

图8-1-4 协助戴无菌手套方法

6. 无接触式戴无菌手套注意事项

（1）戴手套时手稍向前伸，不要紧贴手术衣。

（2）在向近心端后拉衣袖时用力不可过猛，袖口拉到拇指关节处即可。

（3）戴手套时双手始终不能露于衣袖外，所有操作双手均在衣袖内。

（4）戴好手套后，应将手套的翻折处翻转包住袖口，避免腕部裸露。

（5）协助手术者戴手套时，洗手护士戴好手套的手避免触及手术者皮肤。

（6）感染、骨科等手术，手术人员应戴双层手套，有条件者内层可用彩色手套。

二、手术室护士无菌管理

（一）无菌器械台规范管理

1. 目的 使用无菌单建立无菌区域，设置无菌屏障，防止无菌手术器械和敷料被污染，最大限度地减少微生物由非无菌区域转至无菌区域，同时可以加强手术器械管理，迅速准确地配合手术医生进行手术操作，加快手术进程，缩短麻醉时间，降低手术部位感染，预防职业暴露。

2. 无菌器械台铺置前

（1）规范着装，按六步洗手法洗手，戴好帽子口罩。

（2）根据手术性质及范围，选择适宜的器械车，备齐所需无菌物品。

（3）在洁净宽敞的环境中开启无菌器械包和敷料包，铺置无菌器械台。

（4）无菌器械包和敷料包应在手术体位安置完成后打开。

（5）铺置无菌器械台的时间应尽量靠近手术开始时间，特殊情况下不能立即使用时，须用无菌巾覆盖，有效期为4小时。

（6）洗手护士和巡回护士双人共同进行开包前检查，包括包外化学灭菌指示物变色效果、有效期、包装是否完整干燥，有无破损，是否为手术所需的敷料和器械。

3. 无菌器械台铺置时

（1）直接用无菌敷料包或器械包的包布打开后铺置于器械台上，建立无菌器械台。

（2）巡回护士徒手打开无菌包外层，注意手和未灭菌物品不能触及外层包布的内面，包布内层可由巡回护士应用无菌持物钳打开，也可由洗手护士在完成外科手消毒、穿好无菌手术衣并戴无菌手套后再打开。

（3）无菌器械台台面敷料铺置至少达到 4 层，台面要求平整，四周边缘下垂不少于 30 厘米，手术台上的器械物品不能超出台缘。

（4）铺置好的器械台原则上不应进行覆盖。

4. 无菌器械台使用

（1）洗手护士应在穿手术衣、戴手套后再进行器械台整理。未穿手术衣及未戴无菌手套者，手不得跨越无菌区以及不得接触无菌台上的一切物品。

（2）器械台无菌区仅限于器械台面，平面以下视为有菌区，不可将器械物品置于器械台外侧缘，手术人员不可触及台面以下布单，垂落于台面以下物品不可再用。

（3）保持无菌器械台整洁、干燥，湿敷料纱布应放在无菌盘内，无菌布单如被水或血液浸湿，应更换或加铺两层以上无菌单。

（4）移动无菌器械台时，洗手护士不能接触台面以下区域，巡回护士不可触及下垂的手术布单。

（二）手术中无菌管理规范

1. 穿戴好无菌手术衣、手套的手术人员，在无菌区域及无菌单的无菌范围应保持不被污染。手术台面以下视为污染，手术人员的手、器械不得放到该平面以下。

2. 术者操作应面向无菌区，若更换位置时，如两人邻近，一人双手放于胸前，与交换者采用背对背方式交换；如非邻近，则由双方先面向手术台退出，然后交换。

3. 手术开始后手术台上一切物品不得相互使用，已取出的无菌物品虽未被污染也不能放回无菌容器内，需重新进行消毒灭菌。留置体内的物品，不得用手直接拿取，尽量采用无接触式拿取技术。

4. 巡回护士为台上提供一次性无菌物品，包装打开后用无菌持物钳夹取放于无菌器械台上或由洗手护士用镊子夹取，不应将物品倾倒或翻扣在无菌器械台上。如一次性无菌物品包装是不能完整打开的材料，应先将包装打开处进行消毒后剪开夹取，以保持一次性无菌物品无菌状态。临时打开无菌包拿取物品时，应使用无菌持物钳夹持。

5. 术中传递器械不应妨碍术者视线，应在无菌区域内进行，禁止从术者背后或头部传递，术者不可随意伸臂横过手术区取器械，必要时可从术者上臂下传递，但不得低于手术台边缘。暂时不用的器械应按顺序摆放在无菌器械台上，用无菌单覆盖备用。托盘上的缝针应针尖向上，以避免针尖扎透无菌敷料单。

6. 术者在手术中，手不能接触切口周围皮肤，切开皮肤前应用手术贴膜覆盖于手术区皮肤上，再做切口。如需延长或缝合时，应再次消毒。接触皮肤的刀片和器械不能再用。术中暂停手术如进行 X 线摄片时，切口及手术区应以热盐水纱布垫或无菌单覆盖，防止污染。

7. 洗手护士术中要保持无菌单干燥，台上湿纱布敷料放在治疗盘内，如果敷料单被浸湿应立即更换或加铺两层以上无菌单。

8. 巡回护士应始终保持手术间房门关闭，手术中尽量减少开关门次数，限制非手术人员进入手术间，减少人员走动，参观者不能站太高，距离手术人员 30cm 以上，不得随意在室内走动及互串手术间等。负压手术间应经常观察负压维持情况。

9. 手术中应保持肃静，禁止手术人员在无菌区域内谈笑，咳嗽、打喷嚏应将头转离无菌区，避免飞沫污染。为防手术人员滴汗，可于额头部加一汗带，术中请他人擦汗时，头应转向一侧，用湿毛巾擦拭，避免使毛絮纤维落入无菌区。

10. 需调节无影灯时，尽量使用无菌灯柄，由手术医生或洗手护士调节，以防巡回护士调节灯光时跨越无菌区。使用无菌灯柄时，应防止无菌手套和灯柄被污染。手术结束后应立即取下连同手术器械一起清洁消毒。

11. 手术室护士在手术中应加强无菌技术监督，坚持无菌原则，任何人发现或被指出违反无菌技术时必须立即纠正。

12. 手术次序安排应先做无菌手术后做污染手术。

三、手术室环境管理

1. 手术间内应为清洁、宽敞、明亮的环境，无菌操作前 30 分钟停止一切卫生清洁工作，减少人员走动，避免浮尘飞扬，影响手术间净化效果。

2. 在手术间内各项操作应动作轻柔，尽量避免在手术间内抖动敷料巾，整理工作宜在术后进行。

第二节　手术区皮肤管理

一、手术患者皮肤清洁

手术患者皮肤清洁的目的是清除手术患者皮肤污垢，避免手术后切口感染，有利于伤口愈合。活动自如的手术患者可采用含抑菌成分的沐浴露进行洗浴，应彻底清洗手术区域皮肤及皱褶内的污渍。

二、手术患者术前备皮

手术患者术前备皮应尽量使用电动毛发去除器，此方法安全可靠不易损伤皮肤，避免使用剃毛刀，防止手术区毛囊受损继发感染，对毛发稀疏的患者不主张备皮，但必须做皮肤清洁。备皮时间应在手术当日，越接近手术时间越好。

三、手术患者皮肤消毒

1. 目的　手术区皮肤消毒是预防手术部位感染的重要环节，通过消除手术患者皮肤的暂居菌，最大限度地抑制或减少常居菌移动，从而避免手术切口感染，有利于切口愈合。

2. 消毒方式

（1）环形或螺旋形消毒　用于小手术野的皮肤消毒。

（2）平行形或叠瓦形消毒　用于大手术野的皮肤消毒

（3）离心形消毒　切口皮肤消毒以手术切口为中心向周围涂擦。

（4）向心形消毒　适用于污染手术、感染伤口或肛门、会阴部手术皮肤消毒，从手术区外围清洁部向污染伤口或肛门、会阴部涂擦。

3. 消毒原则

（1）充分暴露消毒区域，充分显露消毒范围，以免影响消毒效果。

（2）消毒范围　由清洁区向相对不清洁区稍用力消毒，如清洁手术一般以拟定的手术切口区为中心向周围涂擦，消毒范围应超过手术切口周围15cm的区域。关节手术消毒范围应超过上或下一个关节。如为污染手术或肛门会阴部手术，则涂擦顺序相反，由手术区周围向切口中心涂擦。

（3）消毒顺序　无论消毒顺序由中心向四周或由四周向中心，已接触污染部位的消毒纱球，不得再返擦清洁处，应以切口为中心，由内至外、从上至下涂擦。若为感染伤口或会阴、肛门区消毒，则应由外至内涂擦。

（4）每一次消毒均不超过前一次范围，应至少使用2把消毒钳。术中需延长切口时应对局部皮肤再次消毒。

4. 消毒步骤 手术体位安置后，巡回护士检查备皮清洁情况；洗手护士将盛有消毒纱球的消毒碗和敷料钳递交医生；医生夹取纱球按皮肤消毒原则进行消毒，待消毒剂干燥后进行手术区铺单。

5. 常用皮肤黏膜消毒剂 一般皮肤消毒：临床上多选用0.5%碘伏进行皮肤消毒；骨科手术无菌程度要求高，多采用2%~3%碘酊消毒，75%乙醇脱碘的分步消毒方法进行。植皮供皮区选用75%乙醇擦拭2~3次。颜面部皮肤消毒选用1%碘酊、75%乙醇或3%碘伏（表8-2-1）。

表8-2-1 常用皮肤黏膜消毒剂的用途与特点

名称	主要用途	特点
2%~3%碘酊（碘类消毒剂）	皮肤消毒（需乙醇脱碘）	杀菌谱广，作用力强，能杀灭部分芽孢 常温下可挥发，应密闭保存 消毒部位由脓血降低消毒效果 对伤口黏膜有刺激性
0.5%~1%碘伏（碘类消毒剂）	皮肤黏膜消毒	杀菌力较碘酊弱，不能杀灭芽孢，无须脱碘
75%乙醇（醇类消毒剂）	颜面部、取皮区消毒，碘酊后脱碘	杀灭细菌、病毒、真菌，对芽孢无效，对乙肝病毒等部分亲水病毒无效
0.1%~0.5%氯己定（胍类）	皮肤消毒	效力和碘酊相当，但无皮肤刺激性，杀灭细菌，对结核分枝杆菌、芽孢有抑制作用
3%过氧化氢溶液（过氧化氢类）	伤口消毒	杀灭肠道致病菌，化脓性球菌

6. 注意事项

（1）消毒前应检查消毒区皮肤是否清洁，有破口或疖肿者，立即告知医生。

（2）检查消毒剂名称、有效期、质量及开启时间。

（3）消毒皮肤时应注意稍加用力，范围应符合手术部位要求，涂擦均匀无遗漏。

（4）消毒液使用量适度，以不滴为宜，消毒时避免消毒液流入患者身下、血压袖带下或电极板下，防止发生化学性烧伤或诱发压疮。消毒过程中一旦弄湿床单，应立即给予处置，避免因手术患者皮肤长时间接触消毒液浸湿的床单，造成皮肤损伤。

（5）实施头面部、颈后路手术时，应在皮肤消毒前做好眼睛保护，防止消毒液流入眼内，损伤角膜。

（6）结肠造瘘口的患者皮肤消毒时，皮肤消毒前应先将造瘘部位用无菌纱布覆盖，使之与手术切口及周围皮肤隔离，再进行常规消毒。烧伤或皮肤损伤的患者，应用0.9%生理盐水进行术前冲洗，再选用无刺激性消毒剂进行消毒，消毒者消毒时应动作轻柔。

（7）皮肤消毒后，应使消毒剂自然干燥，与皮肤充分时间接触后再铺置无菌巾，以使消毒剂发挥最大消毒作用。

（8）消毒过程中，消毒者双手不得碰触手术区和其他物品。

（9）用于皮肤消毒的海绵钳使用后不能再放回无菌器械台。

（10）注意观察消毒后的皮肤有无不良反应。

7. 手术区皮肤消毒范围

（1）头部手术皮肤消毒范围　头及前额（图8-2-1）。

（2）耳部手术皮肤消毒范围　术侧头、面颊及颈部（图8-2-2）。

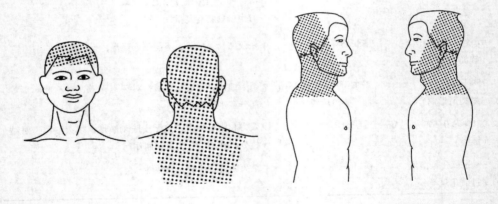

图8-2-1　头部手术皮肤消毒范围　　　图8-2-2　耳部手术皮肤消毒范围

（3）口颊面部手术皮肤消毒范围　面、唇及颈部（图8-2-3）。

（4）颈前部手术皮肤消毒范围　上至下唇，下至乳头，两侧至斜方肌前缘（图8-2-4）。

（5）锁骨部手术皮肤消毒范围　上至颈部上缘，下至乳头及上臂上1/3，两侧过腋中线（图8-2-5）。

（6）侧卧位胸部手术皮肤消毒范围　前后胸壁过中线5cm以上，上至肩及上臂上1/3，下过肋缘，包括同侧腋窝（图8-2-6）。

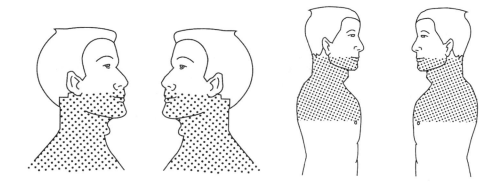

图8-2-3　口颊面部手术皮肤消毒范围　　　图8-2-4　颈前部手术皮肤消毒范围

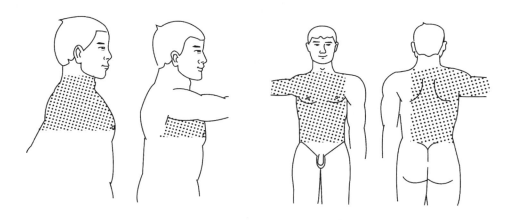

图8-2-5　锁骨部手术皮肤消毒范围　　　图8-2-6　侧卧位胸部手术皮肤消毒范围

（7）仰卧位胸部手术皮肤消毒范围　上至颈部上缘，下至脐水平，两侧过腋中线（图8-2-7）。

（8）乳癌根治手术皮肤消毒范围　上至肩部及上臂，下至脐水平，患侧至腋后线，健侧过锁骨中线（图8-2-8）。

（9）上腹部手术皮肤消毒范围　上至乳头，下至耻骨联合，两侧至腋中线（图8-2-9）。

（10）下腹部手术皮肤消毒范围　上至剑突，下至大腿上1/3，两侧至腋中线（图8-2-10）。

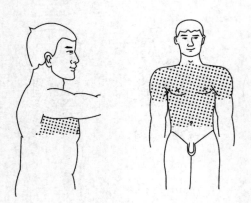
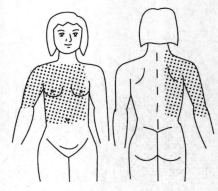

图8-2-7　仰卧位胸部手术皮肤消毒范围　　图8-2-8　乳癌根治手术皮肤消毒范围

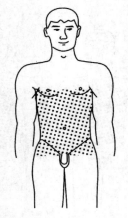
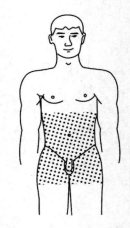

图8-2-9　上腹部手术　　　　图8-2-10　下腹部手术
　　　　皮肤消毒范围　　　　　　　　　　皮肤消毒范围

（11）腹股沟阴囊手术皮肤消毒范围　上至脐水平，下至大腿上1/3，两侧至腋中线（图8-2-11）。

（12）胸椎手术皮肤消毒范围　上至肩，下至髂脊连线，两侧至腋中线（图8-2-12）。

（13）腰椎皮肤消毒范围　上至两腋窝连线，下过臀部，两侧至腋中线（图8-2-13）。

（14）肾脏手术皮肤消毒范围　前后过中线5cm以上，上至腋窝，下至耻骨联合水平（图8-2-14）。

（15）会阴部手术皮肤消毒范围　耻骨联合、肛门周围、臀及大腿上1/3内侧（图8-2-15）。

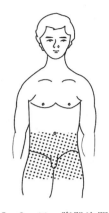
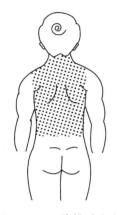
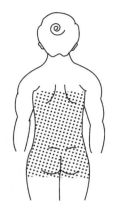

图 8 - 2 - 11　腹股沟阴囊　　图 8 - 2 - 12　胸椎手术皮肤　　图 8 - 2 - 13　腰椎手术皮肤
　　　手术皮肤消毒范围　　　　　消毒范围　　　　　　　　消毒范围

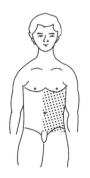
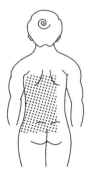
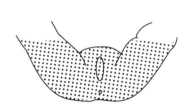

图 8 - 2 - 14　肾脏手术皮肤消毒范围　　　图 8 - 2 - 15　会阴部手术皮肤消毒范围

（16）髋部手术皮肤消毒范围　前后过正中线，上至剑突水平，下过膝关
节，包括会阴（图 8 - 2 - 16）。

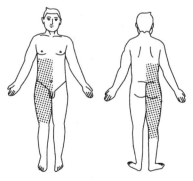

图 8 - 2 - 16　髋部手术皮肤消毒范围

（17）四肢手术皮肤消毒范围　上下各超过一个关节（图 8 – 2 – 17、图 8 – 2 – 18）。

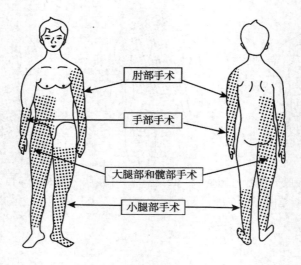

图 8 – 2 – 17　四肢手术皮肤消毒范围（肘、手、髋、腿部）

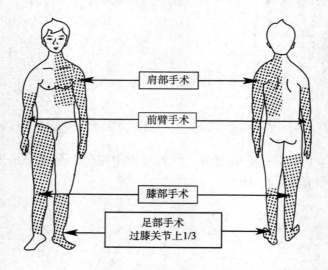

图 8 – 2 – 18　四肢手术皮肤消毒范围（肩、臂、膝、足部）

第三节　手术区无菌巾的铺置

手术区铺巾的目的是建立无菌安全区域，显露手术切口所必需的最小皮肤区，以避免和减少手术中污染。由洗手护士和手术医生在皮肤消毒完毕后共同完成无菌敷料巾的铺置。

一、铺无菌巾的原则

1. 铺巾前，洗手护士应穿好手术衣，戴好手套，协助手术者完成铺无菌巾。

2. 手术者铺巾操作分两步

（1）刷手后未穿手术衣，未戴手套，铺置第一层无菌巾。

（2）双手臂重新消毒一次，穿好手术衣，戴好手套，再铺其后的无菌巾。

3. 铺无菌巾顺序和方法根据手术切口确定，原则上以手术切口为中心，遵循先下后上、先远后近的原则，或遵循先相对污染后相对清洁的原则进行遮盖。

4. 无菌巾一旦铺下，不能再移动位置，必须移动时，遵循由切口区内向切口区外移动的原则，否则需要更换无菌巾并重新铺置。

5. 铺巾时，应手持边角向内翻转遮住手背，手只接触手术巾的边角部，应尽量避免接触手术切口周围的无菌手术巾部分。

6. 传递中单、大单时要手握单角向内翻转遮住手臂，以防手臂触碰非无菌物品而被污染。

7. 铺无菌巾时距离手术切口 2～3cm 处落下，悬垂至床缘 30cm 以下，距地面 20cm，保证切口周围至少 6 层，术野周边台面上无菌巾保证 4 层。

二、手术铺巾方法

（一）开颅手术铺单方法

1. 中单　对折中单铺于患者头下。

2. 切口治疗巾　依次传递四块切口治疗巾：第 1 块切口治疗巾铺于手术切口远侧；第 2、3 块切口治疗巾依次铺于手术切口两侧；第 4 块切口治疗巾铺于手术切口近侧。

3. 固定　手术膜固定铺巾，保护切口。

4. 中单　对折中单铺于切口下方和双器械托盘。

5. 开颅单　洗手护士与手术医生共同将开颅单开孔处对准手术切口展开铺置。

6. 双层治疗巾　双器械托盘铺置双层治疗巾。

（二）耳鼻喉眼部手术铺单方法

1. 铺置中单　两块中单对折四层铺置于患者头枕部下面，将上层中单边角提起于下颌部交叉，包裹住头部用巾钳固定。

2. 堵塞颈部两侧空隙　2 块小治疗巾卷成团状，分别塞于颈部两侧空隙，起隔离和固定作用。

3. 铺置切口治疗巾　依次传递 4 块切口治疗巾：第 1 块治疗巾铺于手术切口远侧，第 2、3 块治疗巾分别铺于手术切口两侧，第 4 块治疗巾铺于切口近侧。

4. 固定　巾钳固定。

5. 铺置大单　对折大单于平切口处向体侧展开遮盖胸部及器械托盘，另一块对折大单向下展开遮盖器械托盘及下身。

6. 铺置五官科孔单　将五官科孔单开孔对准切口，短端向头侧，长端向下肢，覆盖器械托盘及全身。

7. 铺置双层治疗巾　器械托盘上加铺双层治疗巾。

（三）甲状腺手术铺单方法

1. 铺置中单　两块中单对折四层铺置于患者头枕部下面，将上层中单边角提起于下颌部交叉，包裹住头部用巾钳固定。

2. 堵塞颈部两侧空隙　2 块小治疗巾卷成团状，分别塞于颈部两侧空隙，起隔离和固定作用。

3. 铺置切口治疗巾　依次传递 4 块切口治疗巾：第 1 块治疗巾铺于手术切口远侧，第 2、3 块治疗巾分别铺于手术切口两侧，第 4 块治疗巾铺于切口近侧。

4. 固定　巾钳固定。

5. 铺置大单　对折大单于平切口处向上展开遮盖头及麻醉架，另一块对折大单向下展开遮盖下身及器械托盘。

6. 铺置甲状腺孔单　将甲状腺孔单开孔对准切口，短端向头侧，长端向下肢，覆盖器械托盘及全身。

7. 铺置双层治疗巾　器械托盘上加铺双层治疗巾。

（四）乳癌根治手术铺单方法

1. 铺置中单　中单对折纵铺于患侧胸外侧及肩下；对折治疗巾铺于患侧颈部及肩上；两块对折中单铺置于患侧上肢托手板上。

2. 包裹手臂　治疗巾对折将肘关节以下部位包裹，用无菌绷带缠绕。

3. 铺置切口治疗巾　依次传递 4 块切口治疗巾：第 1 块治疗巾铺于手术切口远侧，第 2、3 块治疗巾分别铺于手术切口两侧，第 4 块治疗巾铺于切口近侧。

4. 固定　巾钳固定或无菌塑料薄膜粘贴固定铺巾，保护切口。

5. 铺置大单　对折大单于平切口处向上展开遮盖头及麻醉架，另一块对折大单向下展开遮盖下身及器械托盘。

6. 铺置乳腺专用孔单　将乳腺专用孔单的开孔对准切口，短端向头部，长端向下肢，覆盖器械托盘及全身。

7. 铺置双层治疗巾　器械托盘上加铺双层治疗巾。

（五）腹部手术铺单方法

常见腹部手术铺单方法如下。

1. 遮盖会阴　治疗巾对折遮盖会阴。

2. 铺置切口治疗巾　依次传递4块切口治疗巾：第1块治疗巾铺于手术切口远侧，第2、3块治疗巾分别铺于手术切口两侧，第4块治疗巾铺于切口近侧。

3. 固定　巾钳固定或无菌塑料薄膜粘贴固定铺巾，保护切口。

4. 铺置大单　对折大单于平切口处向上展开遮盖头及麻醉架，另一块对折大单向下展开遮盖下身及器械托盘。

5. 铺置剖腹孔单　将剖腹孔单的开孔对准切口，短端向头部，长端向下肢，覆盖器械托盘及全身。

6. 铺置双层治疗巾　器械托盘上加铺双层治疗巾。若肝、脾、胰、髂窝，肾移植手术时，宜在术侧身体下方铺对折双层中单1块。具体铺巾方法见胸腰部手术铺单方法。

（六）上肢手术铺单方法

1. 铺置大单　自腋窝向下铺置对折大单于上肢手术操作台上。

2. 包裹上肢根部　对折治疗巾环绕包裹，巾钳固定。

3. 铺置治疗巾　两块对折治疗巾于患肢根部先上后下铺置，再次包裹患肢，巾钳固定。

4. 铺置大单　再次自腋窝向下铺置对折大单于上肢手术操作台上。

5. 包裹患肢　对折治疗巾包裹上肢切口以下部位，用无菌绷带缠绕。

6. 铺置大单　对折双层大单覆盖切口上方及头架。

7. 套无菌袜套及铺置剖腹孔单　套无菌袜套，同时将患肢从剖腹孔单开孔穿出，展开覆盖胸腹部、麻醉架和手术操作台。

（七）下肢手术铺单方法

1. 铺置桌布（或两块中单）　将桌布或两块中单铺于患侧肢体下方。

2. 铺置治疗巾包裹气压止血带　对折治疗巾包裹气压止血带，巾钳固定。

3. 铺置治疗巾再次包裹气压止血带　将两块对折的治疗巾先上后下铺置，再次包裹气压止血带，巾钳固定。

4. 铺置桌布（或两块中单）　将桌布或两块中单再次铺于患侧肢体下方。

5. 包裹患侧足部　将三角巾（或治疗巾折成三角形）包裹患侧足部，用无菌绷带缠绕。

6. 铺置桌布（或两块中单） 铺于切口上方。

7. 套无菌袜套及铺置开腹单 套无菌袜套，同时将开腹单的开口套入患肢展开铺置。

8. 铺置双层治疗巾 器械台与床尾对接处铺置双层治疗巾。

（八）髋关节手术铺单方法

1. 铺置中单 在髋关节前后分别铺置一块对折中单。

2. 铺置大单 自臀部向下横铺对折大单遮盖手术床及健侧下肢。

3. 遮盖会阴 治疗巾对折遮盖会阴。

4. 铺置切口治疗巾 依次传递4块切口治疗巾：第1块治疗巾铺于手术切口远侧，第2、3块治疗巾分别铺于手术切口两侧，第4块治疗巾铺于切口近侧。

5. 固定 巾钳固定或无菌塑料薄膜粘贴固定铺巾，保护切口。

6. 包裹患肢 对折治疗巾包裹下肢切口以下部位，用无菌绷带缠绕。

7. 铺置大单 一块对折大单再次自臀部向下遮盖手术床及健侧下肢；另一块对折大单铺于切口上方及头架。

8. 套无菌袜套及铺置剖腹孔单 套无菌袜套，同时将患肢从剖腹孔单开孔穿出，展开覆盖全身。

（九）胸腰部（俯、侧卧位）手术铺单方法

1. 铺置中单 分别将两块对折中单铺于躯干两侧。

2. 铺置切口治疗巾 切口治疗巾分别铺于切口周围，第1、2、3块切口治疗巾折边向医生传递，依次铺于切口的下方、对侧和上方，第4块切口治疗巾折边向洗手护士传递，铺于切口的近侧。

3. 固定 手术膜（巾钳）固定铺巾。

4. 铺置上方中单 对折中单铺于切口上方。

5. 铺置下方中单 对折中单铺于切口下方和器械托盘。

6. 铺置孔单 洗手护士与手术医生共同将孔单开口处对准手术切口展开铺置。

7. 铺置双层治疗巾 器械托盘铺置双层治疗巾。

（十）腹会阴部联合手术铺单方法

1. 铺置中单 将对折的中单铺于患者臀下。

2. 铺置腹部切口治疗巾 第1、2、3块切口治疗巾折边向医生传递，依次铺置于对侧、上方、近侧，第4块切口治疗巾四折铺置于下方，手术膜（巾钳）固定。

3. 铺置上方中单 对折中单铺于切口上方。

4. 铺置会阴部切口治疗巾　3块切口治疗巾依次铺于会阴周围（左侧、右侧、下侧），4把巾钳固定。

5. 套三角袜套　洗手护士与手术医生共同套三角袜套。

6. 铺置"人字型"开腹单　洗手护士与手术医生共同将"人字形"开腹单开孔处对准腹部手术切口且两腿处"人"字型展开铺置，暴露会阴部。

7. 铺置器械托盘盘套　巡回护士调整器械托盘高度，与洗手护士配合铺置器械托盘盘套。

8. 铺置中单　将中单对折覆盖器械托盘和患者下肢。

9. 铺置双层治疗巾　器械托盘铺置双层治疗巾。

10. 铺置治疗巾　会阴部铺置治疗巾，用两把巾钳固定。

第四节　手术隔离技术的实施

手术隔离技术在手术室应用广泛，除应用于肿瘤手术之外，还常被用于产科等各类手术。在各类手术中熟练应用隔离技术除了熟悉相关知识与操作内容外更应树立正确的手术隔离观念，将手术隔离观念与无菌观念放到同样的位置，但又不能相互混淆。随着临床医学与外科手术的发展，手术隔离技术将更加趋于完善，因此手术医师与洗手护士都应严格执行手术隔离技术，并互相监督、提醒，从而更好地确保手术安全，减少术后并发症的发生。

一、手术隔离技术的概念

手术隔离技术的概念指在无菌操作原则的基础上，外科手术过程中采取的一系列隔离措施，将肿瘤细胞、种植细胞、污染源、感染源等与正常组织隔离，以防止或减少肿瘤细胞、种植细胞、污染源、感染源的脱落、种植和播散的技术。

二、适用手术范围

1. 消化系统（口腔、食管、胃、肠道）、呼吸系统（鼻腔、咽喉、气管、肺）、泌尿生殖系统（膀胱、尿道、子宫、阴道）等空腔脏器的手术。

2. 恶性肿瘤手术。

三、手术隔离技术实施原则

（一）遵循无菌技术操作原则

1. 明确无菌概念，建立无菌区域　明确无菌区、相对无菌区和污染区的概念，无菌区内的物品必须是灭菌合格的无菌物品，无菌操作台边缘平面以上属无菌区，无菌操作台边缘平面以下、穿无菌手术衣的手术者的腰部以下、肩部以上和背部视为相对无菌区，无菌物品不可触及上述部位，无菌包破损、潮湿或可疑污染时均视为污染。

2. 手术过程中保持无菌物品的无菌状态　手术中若手套破损或接触污染物品，应立即更换；无菌区的铺单若被浸湿，应加盖无菌巾或更换辅单；严禁跨越无菌区；若疑似污染应按污染处理。

3. 保护切口及周围皮肤　皮肤消毒后贴皮肤保护膜，保护切口不被污染，切开皮肤和皮下脂肪层后，边缘应以盐水纱布垫遮盖并固定或在条件允许下建议使用切口保护套，显露手术切口。凡与皮肤接触的刀片和器械不应再用，延长切口或缝合前再次消毒皮肤，手术中途因故暂停时，切口应使用无菌巾覆盖。

4. 正确传递器械和调换位置

5. 减少空气污染，保持洁净效果　手术间门随时保持关闭状态，控制人员数量，减少人员流动，保持术间安静，手术床位于术间中央区域，回风口无遮挡。

（二）手术隔离技术操作原则

1. 建立隔离区域　在无菌区域内建立隔离区域；隔离器械、敷料放置在隔离区域内在隔离操作过程中使用，不得与隔离前后操作器械、敷料混淆。

2. 隔离前操作准备　在切口至器械台之间加铺无菌巾，以保护切口周围及器械台面，隔离结束后撤除。

3. 隔离操作

（1）明确隔离开始时机　即进行肿瘤组织切开时，胃肠道、呼吸道、子宫腔、阴道、食管、肝胆胰、泌尿道等手术穿透空腔脏器时，组织修复、器官移植手术开始时即为隔离开始。

（2）被污染的器械、敷料应放在隔离区域内　注意避免污染其他物品，禁止再使用于正常组织。切除部位断端应用纱布垫保护，避免污染周围组织。

（3）保持术中吸引装置畅通　随时吸除外流内容物，吸引器头不能污染其他部位，根据需要及时更换。

（4）积极采取预防切口种植和污染措施　防止标本和切口接触，取下的标本置于专用容器。

（5）洗手护士的手不能直接接触隔离区域内污染物品。

4. 隔离后操作　立即撤除隔离区域内物品；彻底清洗手术野；更换器械敷料，手术人员更换手套；切口周围加盖无菌巾，重新建立无菌区。

四、常见隔离手术及操作要点

（一）恶性肿瘤手术（可疑恶性肿瘤手术）

1. 目的 防治肿瘤细胞沿血道、淋巴道扩散；防止肿瘤细胞创面种植。

2. 肿瘤切除原则（肿瘤手术中的隔离技术）

（1）不切割原则 手术中不直接暴露、接触切割癌肿本身，一切操作均在远离癌肿的正常组织中进行。

（2）整块切除原则 肿瘤切除手术必须将原发癌与所属区域淋巴结进行整块切除，不能将其分割切除或剔除。

（3）保护切口避免癌细胞污染 用无菌手术薄膜将切口及周围皮肤严密覆盖，防止术中血液、渗液污染，减少手术切口局部种植。

（4）避免挤压瘤体 术中尽量避免对瘤体的压迫，挤压瘤体易导致肿瘤细胞转移，应尽量减少探查的次数。

（5）高频电刀分离 尽量使用电刀进行分离、切割组织，减少出血，一方面可减少对瘤体的挤压，另一方面也可利用电刀的高温杀灭癌细胞。

3. 操作要点

（1）皮肤和皮下组织保护 皮肤粘贴贴膜或者采用干纱布垫保护，并用巾钳固定。切开皮肤后皮下组织使用盐水纱布保护后用牵开器固定暴露术野，确保手术切口安全，或根据手术切口大小选择合适的一次性切口保护器进行切口保护。

（2）体腔探查 如发现肿瘤破溃，注意保护肿瘤区域，探查结束后，操作者应更换手套后再进行手术。

（3）手术器械和敷料的管理

①建立肿瘤隔离区域，以便分清有瘤区和无瘤区，用于放置被污染和未被污染器械敷料。

②准备隔离盘，用于放置肿瘤标本和直接接触肿瘤的手术器械。

③接触肿瘤的器械和敷料放在隔离区域使用，不得放置到非隔离区域，禁止使用于正常组织，接触肿瘤的敷料用器械夹取。

（4）肿瘤切除过程中的管理

①隔离肿瘤 破溃肿瘤设法用纱布、手套、取瘤袋等方法进行隔离或应用肿瘤表面封闭技术进行生物制剂隔离。

②整块切除 将肿瘤整块切除和取出，禁止将肿瘤分割切除。

③操作轻柔 手术人员应尽量避免挤压肿瘤，尽量使用电刀锐性分离切割肿

瘤组织，减少出血机会，切断肿瘤细胞沿血管、淋巴管转移。

④取出肿瘤　取出肿瘤标本应使用取物袋，避免肿瘤直接接触切口。取出后的标本放在指定的容器内，手术人员的手不能直接接触。

（5）冲洗液的使用　应使用未被污染的容器盛装冲洗液冲洗术野，冲洗后建议用吸引管洗净冲洗液，不建议用纱布垫擦拭，以免肿瘤细胞种植。

（二）妇产科手术

1. 目的　防止子宫内膜残留到切口，造成医源性种植；防止宫腔及阴道内容物污染体腔及切口。

2. 隔离原则　术中严格按照手术隔离技术进行，减少不必要的宫腔操作，防止蜕膜组织和子宫内膜间质成分散落手术区域。

3. 操作要点

（1）保护切口　涉及暴露宫腔的手术时，切开腹壁后用切口保护套或纱布垫保护切口创面；剖宫产手术子宫切口周围应用纱垫保护，尽量避免宫腔内血液或羊水污染切口。

（2）手术器械和敷料的管理　术中接触宫腔的敷料必须一次性使用后丢弃，不能再用于其他部位。接触子宫内膜、胎膜或胎盘的器械应放在固定位置，避免污染其他器械和手术用物。缝合子宫的缝线不应再用于缝合腹壁各层组织。

（3）冲洗液的使用　关闭腹腔及缝合腹壁切口前需用冲洗液冲洗，切口周围加铺无菌巾，防止腹壁切口子宫内膜异位症。

（三）空腔脏器手术

1. 手术切口周围应用纱布垫或切口保护器保护，避免内容物污染切口。

2. 切开空腔脏器前用纱布垫保护周围组织，备好蘸有消毒液的纱布或棉球、吸引器，以免脏器内容物流出污染切口。

3. 若为肠梗阻，肠管内可能积存易燃性气体，在切开肠管时，不能使用电外科设备，避免造成意外伤害。

4. 切除空腔脏器。

（四）创伤手术

1. 开放性创伤手术，应先进行清洁去污，再进行伤口探查清理。

2. 准备两份器械，一份用于清洗去污，另一份用于清洁后伤口探查手术。

3. 探查手术过程中，怀疑被污染的器械敷料禁止再使用。

4. 清洗去污用的器械、敷料及从伤口上清理下来的敷料等，应在治疗手术开始前移除手术间，避免污染。

5. 探查时，合理使用纱布垫或切口保护器，避免感染扩散污染周围组织。

（五）同期手术

1. 分清一类切口与非一类切口，严格区分清洁手术和污染手术。

2. 一类切口手术合并非一类切口手术应遵循无菌技术原则，避免交叉感染。原则是一类切口手术在前，非一类切口手术在后。

3. 特殊手术需要先做非一类切口手术，再做一类切口手术时应重新更换器械及敷料。

4. 手术器械台的管理严格执行手术隔离技术操作规程，分别铺置 2 个无菌器械台，便于手术器械单独放置区别使用。

5. 物品不得交叉使用，凡接触污染手术的物品均视为污染，不能再用于清洁切口的手术操作，避免交叉感染，手术人员应更换手套，加铺无菌单。

6. 凡接触有腔脏器的器械均视为污染，禁止再用于无菌部位的手术操作。

7. 肿瘤合并非肿瘤同期手术（遵照恶性肿瘤手术相关内容）。

（六）移植手术

1. 严格执行无菌操作 感染是移植手术中常见、致命的并发症，所以移植组人员应将物品准备齐全，术中默契配合，尽量缩短供体器官的缺血时间及手术时间，减少感染机会；术中操作应严格执行无菌操作，器械物品严格灭菌、移植手术选择在百级手术间进行，严格控制术间人员数量和流动。若受体为肿瘤患者应遵循恶性肿瘤手术隔离技术操作原则。

2. 供体器官保护 供体器官经 0～4℃低温灌注后，放入低温保温箱转运，在修剪、移植过程中严格保持冰屑低温保护器官，严防污染、掉落，冰屑制作过程中严格执行无菌操作，防止污染。

3. 皮肤保护 因移植手术中需保持低温，大量使用冰屑和冰盐水，复温时使用热盐水，敷料单容易潮湿造成污染，浸湿皮肤导致皮肤损伤。做好患者术前评估，合理使用体位垫做好对受压部位的保护，保持患者皮肤干燥，保持手术区域干燥整洁，防止感染发生。

4. 体温综合性保护技术 术中低体温能降低巨噬细胞氧化杀伤力，血管收缩导致组织氧含量减少，易导致术后切口感染，因此术中应采取综合保温措施来预防患者低体温的发生。

（1）室温设置为 22～25℃，通过调节水温毯或充气式加温仪措施维持患者体温在 36℃以上。

（2）术中大量使用冰屑导致体温下降，通过调高加温设备温度到 40～41℃。

（3）术中输注加温液体和血制品。

（4）术中持续监测患者体温。

（七）内镜下肿瘤手术

1. 吸引器管道畅通，及时吸出渗液和渗血，减少脱落肿瘤细胞污染的机会。

2. 先放气再拔穿刺套管，避免烟囱效应造成穿刺管道肿瘤种植转移。

3. 预防切口种植　固定穿刺套管，防止意外脱出，引起烟囱效应导致的污染；小切口手术使用切口保护套，隔离瘤体污染切口；取出标本用标本取出袋，防止瘤体与切口接触。

4. 尽可能缩短 CO_2 气腹持续时间，术中调节气腹压力至 14mmHg，流量 5L/min。建议采用有气体加温功能的气腹机，降低肿瘤细胞的雾化状态，减少肿瘤种植。

第九章 手术室应急预案的管理

应急预案是科学管理的一种前沿方法，又称应急计划，是指针对可能发生的重大事故或灾害，为保证迅速、有序、有效地开展应急与救援行动，降低事故损失而预先制定的行动计划或方案，预先明确各种职责及相关流程的方法。为了使优质护理的服务内涵最大化，使护理管理工作更贴近临床，贴近患者，贴近社会。制定科学、有效、简明、易操作的手术室应急预案及处理流程，对提高手术室护士的应急反应能力和实践操作能力具有重要的意义，可使手术室护士及时发现护理操作中的缺陷，保证医疗环境安全，持续改进护理质量；同时缩短抢救时间，减少医疗纠纷。

第一节 手术室应急预案演练质量管理

手术室应以小组为单位定期组织演练各类应急预案，经过前期充分准备后，各角色迅速进入状态，互相协作，共同完成应急预案的演练。演练后还应对过程中出现问题的地方进行讨论、改进。只有通过不断地演练、完善各项应急预案，才能沉着、冷静去应对风险与挑战。

一、手术室应急预案的演练要求

1. 根据演练目的选择事件、案例，要求符合操作规程，参与人员有团队精神，互相配合。

2. 角色设置要合理，尽可能多安排人员参与，通过实景演练增加每个人"身临其境"的机会，如启动应急预案时，需要手术医生、麻醉医生、手术室护士及患者的全体参与，包括电话通知、安全转移患者、安全通道引导、指挥全局等，只有多增加角色，才能提高默契度。

3. 参与人员应准备充分，语言流畅，思路清晰，计划完整。

4. 演练有序开展，结束后提问、点评，护士长组织讨论、进行客观分析，对薄弱环节整改，包括修改应急预案和处理流程图，同时要进行下一次应急预案演练的布置。

5. 讨论问题应针对性强，将案例与实际情况相结合，并分析问题、讨论改进措施，有理论依据。

6. 讨论后应形成新的预案及流程，上报护理部后，全科组织学习、演练。

7. 演练结束后进行演练评价，演练不成功则需要进行二次演练以达到演练效果。

8. 应保留完整的演练记录，存有电子版与现场照片备案。

二、手术室应急预案的分类

手术室常见应急预案分为四类。

1. 手术室突发事件应急预案　包括停水、火灾、地震等。此类突发事件的应急预案应由医院统一制定，下发至各科室、部门执行。

2. 手术室常用仪器设备故障应急预案　此类预案主要是针对科室可能存在的安全隐患所制定的一系列的预案。

3. 手术室重点环节护理应急预案　此类预案主要是针对医疗过程中手术患者可能存在的安全隐患所制定的一系列的预案。

4. 手术室危急重症护理应急预案　比如患者病情突然变化所要采取的急救措施和流程。此类预案是在护士长及护理骨干撰写的基础上，由全科护士讨论、研究后进行补充并经护理部审查通过。

三、手术室应急预案的演练内容

演练内容主要分为六项，具体如下。

1. 前期准备　由小组各成员共同完成。

2. 交代背景　由主持人陈述说明应急预案背景和演练目的。

3. 演练开始　小组成员积极配合、互相协作，按照准备好的角色"身临其境"进行角色扮演。

4. 小组汇报　演练结束后小组首先进行短时间组内讨论，组内讨论结束后由组长汇报演练过程中存在问题、原因分析、改进措施并提供依据。

5. 科室讨论　护士长最后组织全体人员共同讨论，讨论时应凸显问题的特殊性，以现存困惑点、改进措施为重点，对重点问题可以进行提问。

6. 记录备案　演练全过程由科内秘书记录并留有详细文字记录、照片以备案。

四、手术室应急预案的演练方法

护士长应定期组织全体护士以小组为单位进行各类主题的应急预案演练，演练前选择手术室常见的突发事件作为演练主题。由护士长指定护理骨干搭配相对经验较少的护士进行演练，其余手术室护士、相关人员积极参与，每组不得少于10人，每组设主持人一名，组长一名（组长由年资高、业务能力强的护士担任）。每次演练从应急预案要求、处理流程、演练目的、重点问题、持续改进五个方面来进行，演练过程力求真实，符合正确操作规范，参与人员服从安排，积极配合，进行多样化的角色训练。演练结束后，护士长应组织科室讨论，查找并分析演练中的薄弱环节，持续护理质量改进，并做好详细记录存档。

第二节　手术室应急预案演练管理质量标准

手术室应急预案的演练重点应体现以患者为中心，按照流程各阶段有序展开，演练结束后进行评价，评价等级为 A、B 的说明演练成功，评价等级为 C、D 的需要重新进行演练，评价标准见表 9 - 2 - 1 应急预案演练管理评价标准。

通过加强对应急预案演练过程中每一环节的落实与改进，可以最大程度地减少护理不良事件的发生，减少医疗纠纷，提升管理质量，改善服务质量，保障患者安全，提高满意度。

表 9 - 2 - 1　应急预案演练管理评价标准

演练流程各阶段	管理评价标准	评价等级			
前期准备	根据演练目的选择常见突发事件、案例，要求符合操作规程，参与人员要有团队精神，互相配合	A	B	C	D
主持说明	组织有序地开展演练，能有针对性地进行客观分析并讨论，将存在问题作为持续质量改进重点	A	B	C	D
小组演练	要求积极参与，有条不紊，配合默契，讨论时能指出错误、不足之处并提出改进措施	A	B	C	D
组长汇报	要求语言流畅，思路清晰，计划完整	A	B	C	D
科室讨论	要求思路清晰，讨论问题针对性强，结合演练案例具体分析并提出改进措施，措施合理	A	B	C	D
护士长总结	提问有针对性，补充回答内容，指出改进措施是否合理，并询问依据，有指导和推动作用	A	B	C	D
过程评价	专注于讨论，能提出问题和改进措施，互动强	A	B	C	D
效果评价	能结合演练案例进行有针对性的评价，合理且有意义，并进行追踪，达到持续质量改进的目的，对形成的新处理流程组织学习并落实到实际工作中	A	B	C	D
演练记录	保留完整的演练记录，存有电子版与现场照片备案	A	B	C	D

第三节 手术室常见各项应急预案与处理流程

手术室常见各项应急预案与处理流程包括四部分，分别是手术室突发事件、手术室常用仪器设备故障、手术室重点环节护理、手术室危重症护理的应急预案与处理流程。

一、手术室突发事件应急预案与处理流程

（一）手术室急诊多发复合伤手术应急预案与处理流程

1. 应急预案

（1）急症多发复合伤的患者需在急诊室完善各项术前准备，同时为患者备齐所需药物、血液。

（2）急诊室通知手术室，并将患者送至手术室。

（3）手术室接到通知后，备齐各种抢救药品及物品，抢救设备处于待机状态。

（4）洗手护士备齐手术器械，与医生配合手术。

（5）巡回护士协助麻醉及手术医生工作，并作记录。

2. 处理流程 见图9-3-1。

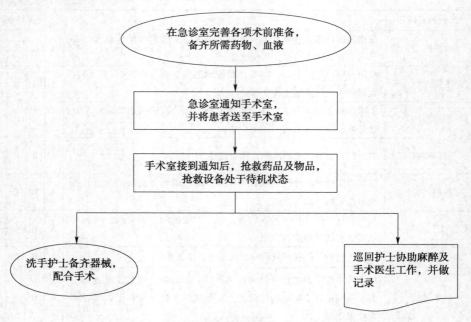

图9-3-1 手术室急诊多发复合伤手术应急处理流程

（二）手术室停电和突然停电应急预案与处理流程

1. 应急预案

（1）接到停电通知，应询问停电的原因及时间并做好记录。

（2）立即通知手术医生及麻醉医生做好停电的准备。

（3）准备好应急灯、手电、简易呼吸气囊等物品。

（4）关闭使用中的仪器电源，启用备用电源。

（5）对局麻等清醒患者做好解释、安慰工作。

（6）如遇突然停电，手术医生暂停一切手术操作。

（7）巡回护士关闭仪器电源，开启应急灯等照明设备，启用备用电源，同时与电工组联系，询问停电原因，进行维修，上报护士长。

（8）密切观察患者生命体征的变化，清醒患者做好解释。

（9）注意防火、防盗、防止患者跌倒、坠床等意外事件发生。

2. 处理流程　见图9-3-2。

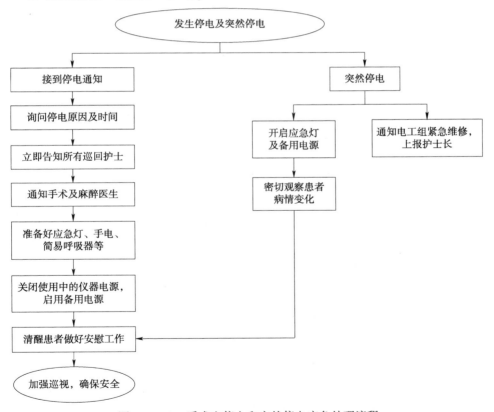

图9-3-2　手术室停电和突然停电应急处理流程

（三）手术室停水和突然停水应急预案与处理流程

1. 应急预案

（1）接到停水通知，应询问停水的原因及时间并做好记录。

（2）通知当班护士、手术医生及麻醉医生做好停水准备。

（3）根据停水时间长短准备充足的储备用水。

（4）突然停水时，立即联系总务处或总值班，汇报停水情况，上报护士长。

（5）通知相关手术科室根据患者情况酌情推迟手术。

（6）必要时可采用生理盐水或灭菌注射用水进行外科手消毒。

2. 处理流程　见图9－3－3。

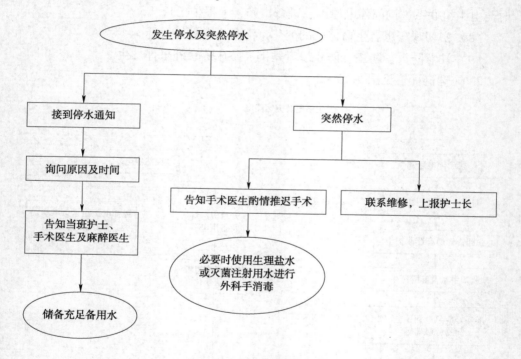

图9－3－3　手术室停水和突然停水应急处理流程

（四）手术室突发火灾的应急预案与处理流程

1. 应急预案

（1）评估火灾引起的原因，火势大小，有无人员伤亡。

（2）麻醉科主任、护士长担任现场总指挥，负责全面工作，通知所有手术间做好防火灭火准备，立即报告医院消防控制中心。

（3）立即切断通向火灾现场的供电和供气，撤除现场易燃易爆物品。

（4）组织现有人员集中现有灭火器材积极扑救，控制火势。关好临近房间门窗，防止火势蔓延。

（5）术间工作人员协助手术医生尽快处理患者，利用可移动的手术床或平车护送患者撤离至安全区域，撤离过程中要密切观察患者的生命体征，保证患者安全。

（6）应遵循 R. A. C. E 原则，即救援 R（rescue）、报警 A（alarm）、限制 C（confine）、灭火或疏散 E（evacuate）。

2. 处理流程　见图 9 - 3 - 4。

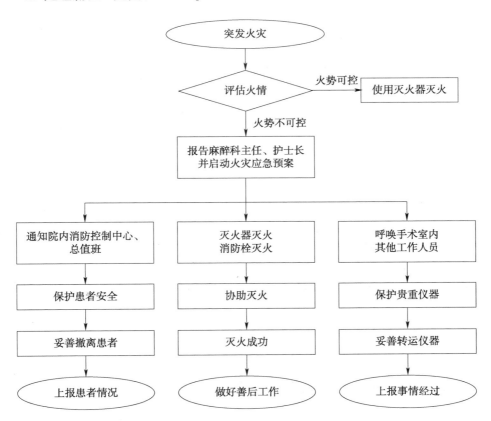

图 9 - 3 - 4　手术室突发火灾应急处理流程

（五）手术室地震应急预案与处理流程

1. 应急预案

（1）工作人员应明确紧急出口的准确位置，熟悉逃生路线。

（2）医护人员应坚守岗位，稳定情绪，维持秩序，防止因混乱而影响撤离。

（3）积极组织避险自救，尽快为手术台上的患者止血包扎伤口，利用可移动的手术床或平车将患者转移至空间狭小的区域，关闭各种仪器电源，预防摔伤等意外事故发生。

（4）主震结束后，迅速救治伤病员，根据医院指令将患者转移至安全区。

（5）将手术室地震中患者情况向医院汇报。

2. 处理流程　见图 9 - 3 - 5。

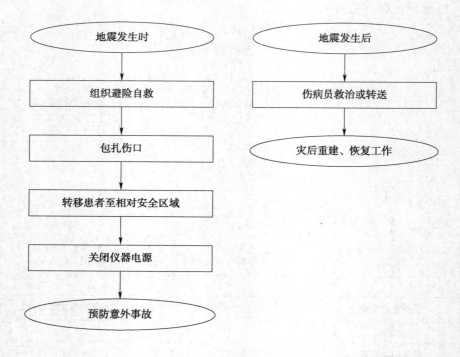

图 9 - 3 - 5　手术室地震应急处理流程

（六）手术室危险品泄露应急预案与处理流程

1. 应急预案

（1）一旦发生甲醛泄漏，应立即疏散泄漏污染区人员至安全区，禁止无关人员进入污染区，切断火源。

（2）如皮肤接触后，立即脱去污染的衣着，用肥皂水及清水彻底冲洗，或用 2% 碳酸氢钠溶液冲洗。

（3）如眼睛接触，立即翻开上下眼睑，用流动清水或生理盐水冲洗至少 15 分钟。

（4）若不慎吸入者，应迅速脱离现场至空气新鲜处，保暖并休息；必要时进行人工呼吸，呼吸困难者进行吸氧处理。

（5）若不慎误服者，应立即给牛奶、蛋清、植物油等口服或立即漱口、饮足量温水洗胃。

（6）向相关部门报告，通知专业维修人员到场，专业防护后，查找原因，采取雾状水稀释、堵漏、吸附剂吸附等措施阻止进一步泄漏造成更大危害。

（7）应急处理人戴自给式呼吸器、化学安全防护眼镜、橡皮手套，穿化学防护服。不要直接接触泄漏物，在确保安全的情况下堵漏。喷雾状水能减少蒸发，但不要使水进入包装容器内。如果大量泄漏，用塑料布覆盖，用沙土或其他不燃性吸附剂混合吸收，然后收集至废物处理场所处置。也可以用大量水冲洗，经稀释后的洗水放入废水系统。

（8）单独存放被毒物污染的衣服，洗后再用；操作现场严禁吸烟，预防意外事故再次发生。

2. 处理流程　见图9-3-6。

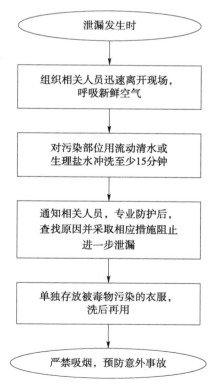

图9-3-6　手术室危险品泄漏应急处理流程

（七）手术室电子信息操作系统宕机应急预案与处理流程

1. 应急预案

（1）预防病毒侵袭，将本科室所有电脑安装杀毒软件，并及时升级，定期更新病毒库。

（2）各类软件系统做好备份，一旦发生故障，立即恢复；应用软件应保存最新版本的源程序、执行文件及安装软件，以备在故障发生时尽快恢复使用。

（3）如系统宕机，需立即通知科室领导，系统宕机 30 分钟内启动半手工应急预案，超过 30 分钟启动全手动应急预案。各手术间应存放纸质版的护理记录单，可手工进行填写，待系统恢复后进行实时补录工作，确保患者费用及时录入。

（4）如电脑宕机，启动手工填写，将记录填写在纸质记录单中，待电脑恢复后进行实时补录工作。

（5）科室将"手术安全核查单"等各类表单备份于电脑上，做到如有更改及时更新表单。

2. 处理流程　见图 9 - 3 - 7。

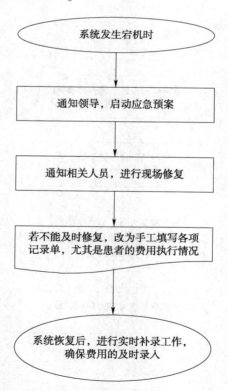

图 9 - 3 - 7　手术室电子信息操作系统宕机应急处理流程

（八）手术室职业暴露应急预案与处理流程

1. 应急预案

（1）手术人员发现被锐器刺伤后，用健侧手立即从患侧受伤部位的近心端向远心端挤压，使部分血液排出。同时在流动水下冲洗暴露伤口部位 15 分钟，用 75% 乙醇、0.2% 安尔碘或 0.5% 碘伏消毒受伤部位。

（2）了解患者的流行病学情况。

（3）立即向医院感染管理科室报告，填写《医务人员职业暴露登记表》。医院组织相关专家对针刺伤的危险程度进行评估，并提出对暴露者及患者进行相关的血清学检查。

（4）根据专家建议及时做好相应的预防处理，做好记录并按要求进行复检。

2. 处理流程 见图 9 - 3 - 8。

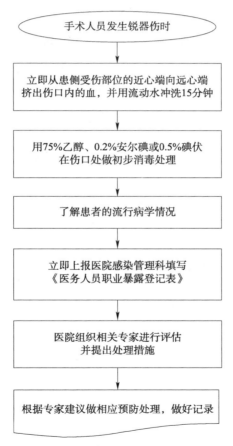

图 9 - 3 - 8 手术室职业暴露应急处理流程

二、手术室常用仪器设备故障应急预案与处理流程

（一）手术室仪器设备发生故障应急预案与处理流程

1. 应急预案

（1）手术开始前，巡回护士应检查手术所需仪器设备是否处于备用状态，有无故障。

（2）手术过程中出现仪器设备故障，如有备用机器，应立即更换，保证手术顺利进行。术后通知设备科进行维修。

（3）如没有备用机器的设备仪器出现故障，巡回护士应立即通知护士长，同时通知设备科维修人员，进行机器维修，如能排除故障，继续手术。如不能排除故障，应由设备科联系其他医院请求协助，并联系设备厂家。

（4）光源设备配备两组灯泡，以备用。

（5）加强仪器设备的规范管理，定期检查，保持备用状态。

2. 处理流程　见图9-3-9。

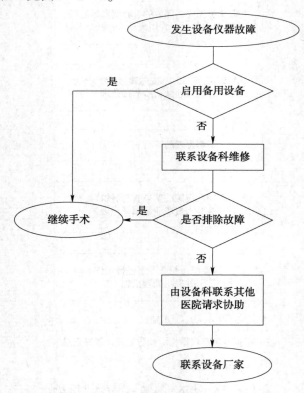

图9-3-9　手术室仪器设备发生故障应急处理流程

（二）手术室中心供氧突然中断应急预案与处理流程

1. 应急预案

（1）手术室发生中心供氧突然中断，立即评估停氧原因。

（2）第一时间报告中心供氧室，通知维修组尽快查明原因，进行处理。

（3）麻醉机改为空气驱动或简易呼吸控制装置控制呼吸。

（4）将备用氧气瓶推至麻醉机旁，协助麻醉医生连接呼吸机，以保证呼吸机正常运转。

（5）密切观察患者氧饱和度等病情变化。

2. 处理流程　见图 9 – 3 – 10。

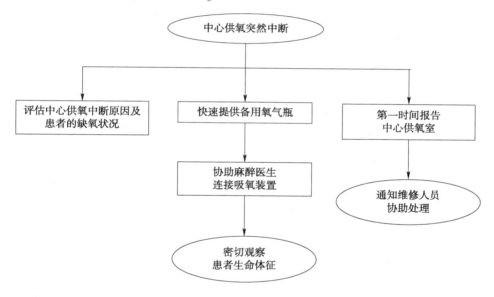

图 9 – 3 – 10　手术室中心供氧突然中断应急处理流程

（三）手术室中心吸引突然中断应急预案与处理流程

1. 应急预案

（1）手术室发生中心吸引突然中断，立即评估吸引停止的原因；检查中心吸引装置连接是否正确，管道是否通畅；评估患者的出血状况以及呼吸道分泌物情况。

（2）快速提供移动式电吸引器。

（3）同时立即拨打中心吸引室电话，通知维修组尽快查明原因，进行维修。

（4）呼吸道分泌物多而移动式电吸引器未到位时，可用注射器连接吸痰管进行抽吸。

2. 处理流程　见图 9 - 3 - 11。

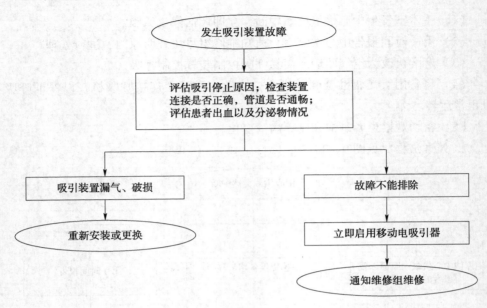

图 9 - 3 - 11　手术室中心吸引突然中断应急处理流程

三、手术室重点环节护理应急预案与处理流程

(一) 手术患者局麻药物过敏应急预案与处理流程

1. 应急预案

(1) 一旦发生过敏症状,立即停药,就地抢救,迅速通知医生和护士长。

(2) 将患者立即置于平卧位,遵医嘱立即皮下注射 0.1% 肾上腺素 1mg,小儿剂量酌减。如不缓解可每隔 30 分钟皮下或静脉注射该药 1mg,直至脱离危险期。

(3) 吸氧并保持呼吸道通畅,迅速建立静脉通路,做好气管插管或切开的准备工作。

(4) 遵医嘱使用肾上腺皮质激素、血管活性药物、抗组胺类药物等。

(5) 若患者发生呼吸、心脏停搏时,立即行心肺复苏术。

(6) 密切观察患者各项生命体征变化,包括意识、呼吸、心率、血压、脉搏、尿量等,注意保暖。

(7) 告知患者及家属避免以后再次使用该类药物。

（8）做好抢救记录。

2. 处理流程 见图9-3-12。

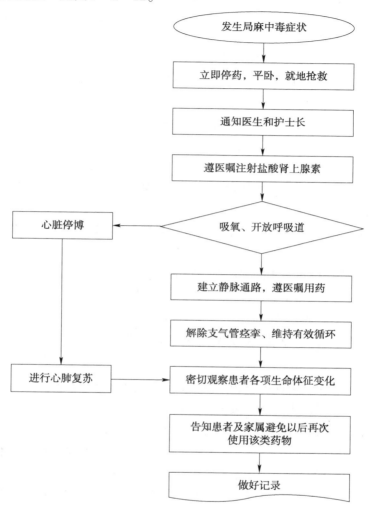

图9-3-12 手术患者局麻药物过敏应急处理流程

（二）手术室特异性感染手术应急预案与处理流程

1. 应急预案

（1）手术室接到特异性感染手术的通知单后，准备专用的手术间（独立净化设备），将手术间内暂时可能不用的物品全部移至室外，并备齐手术必需物品，手术间外挂隔离标志。

（2）手术间内外各设一名巡回护士，严格控制进入手术间的人员。

（3）配合手术的人员皮肤应完整无缺损。

（4）接触患者血液和体液时需戴双层手套。

（5）参加手术的人员需穿防止血液、体液渗透、喷溅的一次性手术衣，戴口罩帽子及护目镜。

（6）内巡回护士随患者进入手术间，平车应留在手术间内。

（7）术中所需一切物品均由室外巡回护士供应、传递，室内人员不得随意外出。

（8）手术完毕，由外巡回护士将患者送至病房，平车仍放回手术间。

（9）手术人员脱去口罩帽子、一次性手术衣、手套、护目镜，手消毒后更换拖鞋离开手术室。

（10）洗手护士处理手术间内的一次性物品，双袋盛放，袋口双扎，在黄色医疗垃圾袋上注明感染种类和日期。

（11）术后器械由洗手护士用含氯消毒剂浸泡30分钟后送消毒供应中心进行特殊处理。

（12）消毒液擦拭手术间内的所有物品，设备。

（13）手术间空气细菌监测3次阴性后再启用。

2. 处理流程　见图9-3-13。

（三）手术物品清点发生误差应急预案与处理流程

1. 应急预案

（1）洗手护士、巡回护士2次核对后确认发生手术物品缺失事件。

（2）通知手术医生、麻醉医生暂停手术。

（3）根据缺失物品类别及发现缺失时段，估计物品可能遗留的区域，分区域查找，洗手护士查找无菌区，手术医生探查切口，巡回护士查找手术间。

（4）未及时发现则报告护士长，由其主持全方位查找。

①查找手术间内敷料单褶皱内、地面、垃圾桶、标本袋、吸引器瓶。

②查找与手术间相关地点。

③如为缝针等金属器械，巡回护士可借助磁性巡针器等工具寻找。

④手术器械、可显影的手术敷料缺失巡查。

a. 电话通知放射科床旁照X光片。

b. X线结果显示若在切口内，手术医生探查取出；未在切口内，关闭切口，在其他区域内继续查找。

⑤手术医生探查切口、体腔。

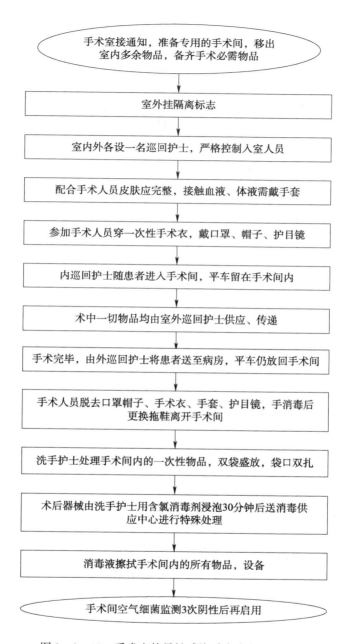

图 9 - 3 - 13　手术室特异性感染手术应急处理流程

⑥与曾进入手术间的相关手术医生、麻醉医生沟通，是否取用或将其带出手术间。

（5）巡回护士在手术护理记录单上书写事件发生经过及物品未在切口内证

实结果，由手术医生签字。

（6）最终未发现缺失物品的，再次填写护理记录单，详细记录事件发生经过及结果并由手术医师签字，与 X 光片一同由手术室统一保存。

2. 处理流程　见图 9 - 3 - 14。

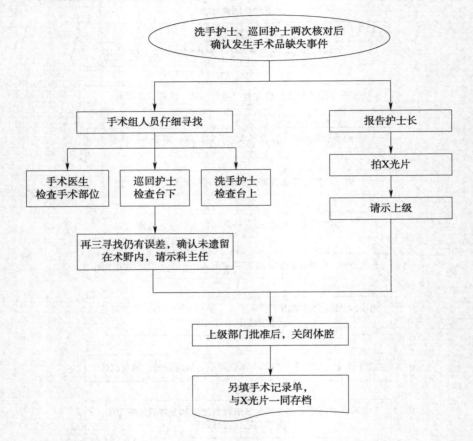

图 9 - 3 - 14　手术物品清点发生误差应急处理流程

（四）手术患者中心静脉（深静脉）导管滑脱应急预案与处理流程

1. 应急预案

（1）患者发生中心静脉（深静脉）导管滑脱时，立即按压穿刺部位，同时通知医生。

（2）对于抢救患者应立即建立周围静脉通路。

（3）穿刺部位或周围皮肤发生变化时，应立即予以处理。

（4）密切观察患者病情变化。

（5）据病情重新置入中心静脉（深静脉）导管。

（6）做好护理记录。

（7）填写导管脱滑登记表，上报护理部。

2. 处理流程　见图 9 - 3 - 15。

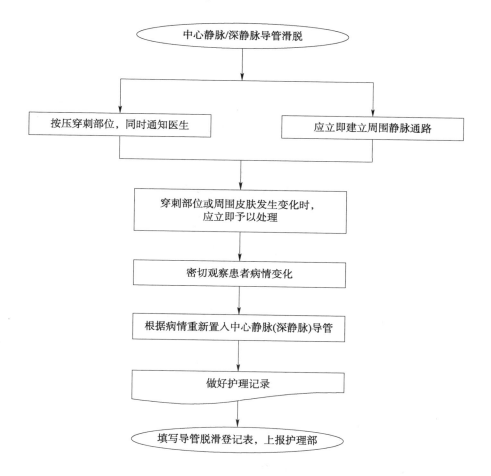

图 9 - 3 - 15　手术患者中心静脉/深静脉导管滑脱应急处理流程

（五）手术患者发生坠床、跌倒应急预案与处理流程

1. 应急预案

（1）检查患者有无外伤，立即评估患者受伤部位、严重程度，必要时采取紧急抢救措施。

（2）立即通知护士长及麻醉医生，按医嘱进行检查、处理。

（3）患者病情严重时应通知家属并做好善后工作。

（4）准确记录事件原因及处理措施。

（5）与病区护士做好交接班。

（6）术后随访患者，追踪患者病情发展情况。

2. 处理流程 见图 9-3-16。

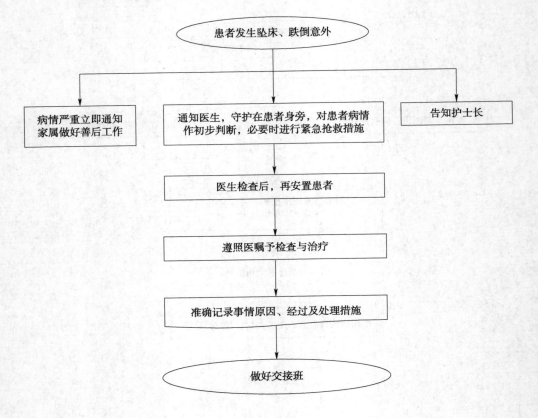

图 9-3-16 手术患者发生坠床、跌倒应急处理流程

（六）手术患者发生电灼伤的应急预案与处理流程

1. 应急预案

（1）发现手术患者发生电灼伤后，首先切断使用仪器的电源。

（2）通知手术医生、麻醉医生、护士长、相关科室进行抢救。

（3）保护现场通知总务处及电工查找原因。

（4）评估患者皮肤灼伤情况，对症处理。

（5）巡回护士在手术记录单上详细记录。

2. 处理流程 见图 9-3-17。

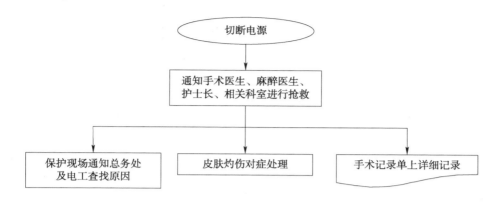

图 9 - 3 - 17　手术患者发生电灼伤应急处理流程

四、手术室危急重症护理应急预案与处理流程

（一）手术室危重症手术患者抢救应急预案与处理流程

1. 应急预案

（1）术中发生意外、出血休克、病情危重、突发情况时，巡回护士立即报告护士长或主管人员，同时准备抢救药品及物品等。

（2）护士长迅速组织抢救小组，并根据情况向上级部门报告。

（3）洗手护士要保持手术台面整洁干燥，严格无菌技术操作，预防感染，熟练配合手术医生进行操作。

（4）巡回护士快速建立有效静脉通道，配合麻醉医生进行气管插管、胸外心脏按压、深静脉置管，便于快速输血、输液及各种血标本的采集，并做好输血准备。

（5）巡回护士密切监测体温、脉搏、血压变化及出入量、尿量，并详细记录。以便发现病情变化，及时采取相应措施。

（6）护士长安排 1～2 名外勤护士负责取血、送化验、对外联络等工作，保证患者在最短的时间内得到最有效的救治。

（7）急救物品、药品定位放置，定期检查，专人负责，完好率达 100%，保证应急使用。

（8）参加抢救人员应注意互相密切配合，有条不紊，严格查对。抢救用药、输血必需两人核对；抽吸药液的空针必须标明药物名称、剂量、浓度；并保留各种药品安瓿及药瓶，及时做好记录，做到据实准确的记录抢救过程。

2. 处理流程　见图 9 - 3 - 18。

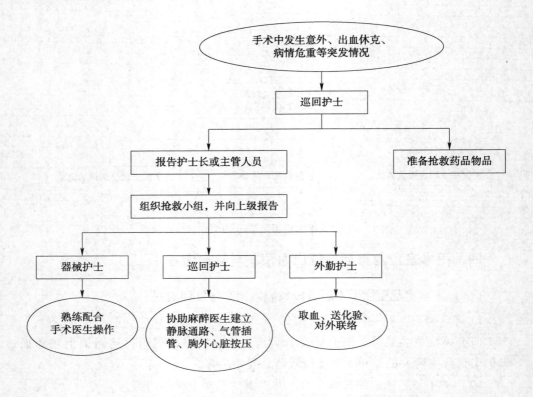

图 9 - 3 - 18　手术室危重症手术患者抢救应急处理流程

(二) 手术患者突发呼吸和心脏停搏应急预案与处理流程

1. 应急预案

(1) 手术患者进入手术室, 在手术开始前发生呼吸心脏停搏时, 应立即行气管插管、人工呼吸、胸外心脏按压、快速建立有效静脉通路, 根据医嘱应用抢救药物, 同时呼叫其他医务人员协助抢救, 必要时准备开胸器械, 行胸内心脏按压。

(2) 手术中患者发生呼吸心跳停搏时, 未行气管插管的患者, 应立即行气管插管辅助呼吸, 进行胸外心脏按压, 必要时再建立一条静脉通路。

(3) 参加手术人员应注意互相密切配合, 有条不紊, 严格查对, 及时做好记录, 并保留各种药物安瓿和药瓶, 做到据实、准确地记录抢救过程。

(4) 护理人员要严格遵守科室各项规章制度, 坚守岗位, 术中密切观察病情, 以便及时发现病情变化, 及时采取抢救措施。

(5) 急救物品做到 "四固定", 保持完好率 100%, 保证应急使用。

(6) 护理人员熟练掌握心肺复苏流程及各种急救仪器的使用方法和注意事项。

2. 处理流程 见图9-3-19。

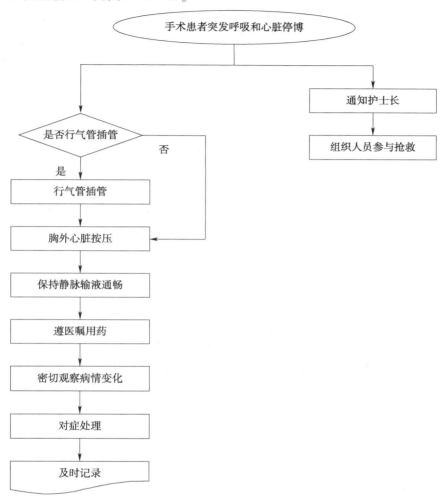

图9-3-19 手术患者突发呼吸和心脏停搏应急处理流程

（三）手术室多病员意外伤害事件应急预案与处理流程

1. 应急预案

（1）手术室日常应备有足够的手术器械和敷料，每日清点补充，以保证应急使用。

（2）对特殊器械如骨科器械、开胸器械等做常规准备，同时备有足够的一次性耗材，以保突发抢救的应用。

（3）各种抢救药品、仪器固定房间放置良好，严格交接，以备应急使用。

（4）全体医护人员熟练掌握各种抢救技术，熟悉抢救药品的药理作用和使用方法。

（5）工作人员要有高度的责任心和应急能力，如遇有意外事件发生后，应及时通知相关人员，立即到达手术室进行抢救。

（6）接到通知根据伤员的伤情，合理安排手术房间和人员，由护士长和科主任统一指挥。

（7）巡回护士备好电刀、吸引器、输液用品、中心吸氧装置及抢救药品等，同时准备好一切抢救用品，保证手术顺利进行。

（8）洗手护士备好器械包、敷料包及一次性手术材料，密切配合医生进行手术。

（9）根据情况随时与急诊科、护理部、医务处联系，做好一切抢救记录。

（10）同时安排 1～2 名护士负责专门取血，送标本等外出工作，保证患者在最短的时间内得到最有效的抢救。

（11）各班分工负责，忙而不乱，若遇有大量伤员需启动第二梯队应急，及时报告协调。

2. 处理流程　见图 9 - 3 - 20。

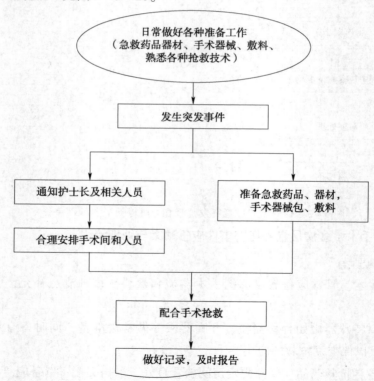

图 9 - 3 - 20　手术室多病员意外伤害事件应急处理流程

第十章　手术室感染管理

现代医学的快速发展为外科手术的创新、成长搭建了平台，手术术式日新月异，日趋精益化、复杂化，越来越多的疑难杂症不断被攻克，但外科手术在给患者带来希望的同时，也面临着更高的挑战。人员的活动、药品及物品的应用、环境的变化、手术的创伤以及患者自身条件的复杂性等多种因素，使得手术室感染问题也越来越突出，成为医院感染管理的核心重点环节之一。本章节围绕手术部位感染的防控和预防、手术室感染质量监测、感染性手术消毒隔离管理、手术室医疗废弃物管理等重点问题和环节进行探讨。

第一节　手术部位感染的控制和预防

皮肤和黏膜是人体防御细菌的天然屏障，能够保护人体免受病毒、细菌、支原体以及其他病原微生物的袭击。外科手术会破坏局部皮肤和黏膜的完整性，为病原微生物的入侵提供便利条件，当细菌侵入手术切口且污染达到一定程度时，就会发生手术部位的感染（surgical site infection，SSI）。手术部位感染（SSI）是指在手术后 30 天内或内置物术后 1 年内发生在手术部位且与手术相关的感染。SSI 是最常见最严重的手术并发症之一，已成为医院感染三大主要部位之一（下呼吸道占 47.53%，泌尿道占 11.56%、手术部位占 10.41%），严重影响患者健康。

一、SSI 危险因素分析

SSI 危险因素可概括为患者和手术两大方面。

（一）患者相关因素

1. 年龄　婴幼儿（<2 岁）因免疫系统发育不全而易被感染；老年人（>60 岁）则因机体老化、各种组织器官退行性变化、功能衰退、机体免疫防御功能明显下降、身体带菌状态增多易被感染，因此，婴幼儿及老年患者感染病种更广、感染率更高，是医院感染的易感人群。

2. 身体状况及疾病伴随程度

（1）肥胖　肥胖是由于饮食与消耗不平衡引起的脂肪组织增加的代谢性疾病，可以增加疾病的易感性。由于脂肪组织的血流量和血容量都较低，供血少的组织容易发生感染。此外，脂肪组织影响手术操作和显露、延长手术时间、脂肪层的死腔难以完全消灭等因素均会增加术后感染的机会。

（2）营养不良和低血清蛋白　蛋白质是机体各器官、组织的重要组成成分。低蛋白血症和营养不良影响免疫系统，导致免疫功能下降，从而增加手术部位感染率。

（3）疾病严重指数：有严重基础疾病的患者更容易发生感染。糖尿病是目前常见的慢性疾病，高血糖会导致患者机体微循环反应异常，不仅会抑制趋化因子和白细胞的吞噬作用，而且会降低细胞免疫反应，随着血糖水平的增高，手术部位感染的发生率也越高；相较于良性肿瘤，恶性肿瘤切口感染率更高，这是由于恶性肿瘤严重破坏了患者的自身免疫能力，导致机体免疫功能下降，且经放化疗后白细胞数降低，进而导致感染率的增加。

（4）远处感染灶　患有活动性感染的患者，即使感染部位与手术切口距离很远，仍比未患有感染的患者切口感染率高。控制手术前后出现的感染灶，可降低伤口感染发生的危险性。

（5）鼻腔携带金黄色葡萄球菌　金黄色葡萄球菌具有毒力强、易传播、高耐药性的特性，是医院感染的主要原因之一。金黄色葡萄球菌，尤其是耐甲氧西林金黄色葡萄球菌（MRSA），主要寄生在人体的鼻前庭，在住院患者以及医护人员中鼻腔定植率可高达50%～90%。金黄色葡萄球菌鼻腔携带者很可能在鼻腔外的其他部位也被相同的菌株污染，增加内源性感染的风险，尤其是SSI。

3. 吸烟　长期吸烟者免疫功能低下，免疫球蛋白浓度和溶菌酶活性降低，术后感染的机会大；同时吸烟能够导致外周血管收缩、组织缺氧及降低机体组织中性粒细胞抗氧化能力和胶原合成，增加了手术部位感染的能力，不利于切口愈合。

4. 术前住院时间　术前长时间住院的患者，机体的抵抗力降低，长时间住院后易出现病原微生物，特别是多重耐药菌的侵袭，加之环境、心理等因素的影响会延缓手术切口的愈合时间，增加感染发生。

5. 治疗因素

（1）免疫抑制药、麻醉用药、激素、放疗、化疗等药物或治疗方法，可降低机体免疫功能，增加手术部位感染的几率。

（2）围手术期抗菌药物的预防性应用　其目的主要是预防手术部位感染，

但并不包括与手术无直接关系的、术后可能发生的其他部位感染。因此，围手术期正确、恰当地使用抗菌药物才能达到预防手术部位感染的最佳效果。2015版《抗菌药物临床应用指导原则》中指出，如需预防用抗菌药物时，手术患者皮肤、黏膜切开前0.5~1小时内或麻醉开始时给予合理种类、合理剂量的抗菌药物。

（二）手术因素

1. 手术室环境　手术室空气中悬浮菌密度直接与手术切口感染的危险性呈正相关，着装是否规范、人员的数量、步行等运动、术间门的开启、敷料的抖动等均会影响空气细菌总数。

2. 术前备皮　手术区皮肤准备能够有效降低皮肤上定植的细菌，但同时能够破坏皮肤、黏膜的完整性，因此术前备皮也是造成切口感染的一个危险因素。手术前一日备皮比手术日备皮有更大的危险；使用剃刀比剪刀危险大，这是因为剃刀备皮会造成皮肤毛囊的损伤，增加真皮层细菌的定植。

3. 手术风险分级标准　根据美国《医院感染监测手册》中的手术风险分级标准（NNIS），手术分为NNIS0级、NNIS1级、NNIS2级和NNIS3级这四级。具体计算方法是将手术切口清洁程度、麻醉分级和手术持续时间的分值（表10-1-1）相加，总分0分为NNIS-0级，1分为NNIS-1级、2分为NNIS-2级，3分为NNIS-3级。手术部位感染率伴随着NNIS风险等级的升高而升高。

表10-1-1　NNIS分值分配

分值	手术切口	ASA分级	手术持续时间
0分	Ⅰ类切口、Ⅱ类切口	Ⅰ、Ⅱ	未超出75%分位
1分	Ⅲ类切口、Ⅳ类切口	Ⅲ、Ⅳ、Ⅴ	超出75%分位

注：手术持续时间75%分位的具体计算如下：

①75百分位是一个统计学使用的数据变量位置指标，它的意义代表了"大多数数据水平"，表示有75%的数据小于此数值。

②手术时间百分位根据样本量计算，是确定手术是否"在标准时间内"完成的划分点，计算公式为：75百分位=样本量×（3/4）取整。

（1）手术切口清洁度　SSI的发生与在手术过程中手术野所受污染程度有关，随着手术污染程度的增加，感染发生率显著上升。为了更好地评估手术切口的污染情况，卫生部《外科手术部位感染预防和控制技术指南（试行）》根据外科手术切口微生物污染的情况，将外科手术切口分为四类，见表10-1-2。

表 10 - 1 - 2 手术切口清洁度分类

类别	分类标准
Ⅰ类：清洁伤口	手术未进入感染炎症区，未进入呼吸道、消化道、泌尿生殖道及口咽部位
Ⅱ类：清洁-污染切口	手术进入呼吸道、消化道、泌尿生殖道及口咽部位，但不伴有明显污染
Ⅲ类：污染切口	手术进入急性炎症但未化脓区域；开放性创伤手术；胃肠道、尿路、胆管内容物及体液有大量溢出污染；术中有明显污染（如开胸心脏按压）
Ⅳ类：感染切口	有失活组织的陈旧创伤手术；已有临床感染或脏器穿孔的手术

（2）手术持续时间 手术风险分级标准根据手术的持续时间将患者分为两组："手术在标准时间内完成组""手术超过标准时间完成组"。随着手术时间的延长，手术术野暴露时间延长，创面感染细菌的机会以及数量均会增加；长时间的暴露、牵拉，切口周围组织可出现缺血缺氧，进而造成组织损伤；手术时间长，创伤大，出血、麻醉时间延长，导致机体免疫力下降；手术时间长也会导致术者疲劳，疏于无菌技术操作，而增加感染的机会。

（3）ASA 分级 美国麻醉师协会（ASA）根据患者体质状况和对手术危险性将麻醉前患者分为 5 级，见表 10 - 1 - 3。有研究显示 ASA 评分是 SSI 的危险因素，随着麻醉分级（ASA）的提高，术后感染的危险性增加。

表 10 - 1 - 3 ASA 评分表

分级	分值	标准
Ⅰ级	1	健康。除局部病变外，无全身性疾病。如全身情况良好的腹股沟疝
Ⅱ级	2	有轻度或中度的全身疾病。如轻度糖尿病和贫血，新生儿和 80 岁以上老年人
Ⅲ级	3	有严重的全身性疾病，日常活动受限，但未丧失工作能力。如重症糖尿病
Ⅳ级	4	有生命危险的严重全身性疾病，已丧失工作能力
Ⅴ级	5	病情危急，属紧急抢救手术，如主动脉瘤破裂等

4. 手术性质及手术部位 急诊手术是影响手术部位感染的首要因素，急诊手术患者病情危急，开放性创伤大，患者失血、失液，其机体防御能力下降，进而增加感染的风险。手术部位不同，感染率也不尽相同，手术部位感染率随着手术切口的污染程度的加重而增加，NNIS（美国医院感染监测）报道手术部位感染率最高的部位为结肠手术。

5. 低体温 低体温可导致凝血机制的障碍，也可使多种免疫功能无法发挥正常，长时间低体温还会导致能量消耗增加。

二、SSI 分类及诊断要点

2001 年我国卫生部《医院感染诊断标准（试行）》将 SSI 分为浅表手术切口

感染（累及皮肤和皮下组织的感染）、深部手术切口感染（累及切口深层软组织的感染）、器官（或腔隙）感染（累及除切开的身体表层之外的任何术中切开或进行操作的解剖结构的感染，如器官或组织间隙），见图 10 - 1 - 1。

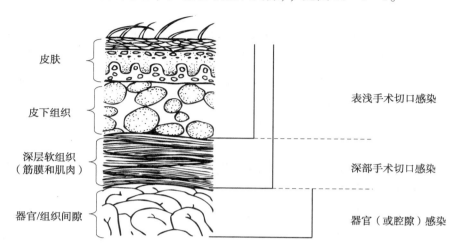

图 10 - 1 - 1 手术部位感染分类（腹壁横切面）

（一）表浅手术切口感染

1. 定义 手术后 30 天以内发生的仅限于切口涉及的皮肤或者皮下组织的感染。

2. 临床诊断 符合定义的规定并满足下列条件之一即可诊断。

（1）表浅切口有红、肿、热、痛，或有脓性分泌物。

（2）临床医师诊断的表浅切口感染。

3. 病原学诊断 在临床诊断的基础上，细菌培养为阳性。

4. 注意事项

（1）因创口既包括外科手术切口又包括意外伤害所致的伤口，为避免概念上的混乱，临床表述不使用"创口感染"一词。

（2）若切口缝合的针眼处有轻微的炎症和少许分泌物，则不属于切口感染。

（3）当切口出现脂肪液化时，若液体清亮，则不属于切口感染。

（4）临床和（或）有关检查显示典型的手术部位感染，即使细菌培养为阴性，也可以诊断。

（二）深部手术切口感染

1. 定义 无植入物者手术后 30 天以内、有植入物者（如人工心脏瓣膜、机械心脏、人造血管、人工关节）手术后 1 年以内发生的与手术有关并涉及切口深部软组织（深筋膜和肌肉）的感染。

2. 临床诊断　符合定义中的规定，并满足下列条件之一即可诊断：

（1）从切口深部引流或穿刺出脓液，但脓液不是来自器官（腔隙）部分；感染性手术后引流液除外。

（2）切口深部组织自行裂开或者由外科医师开放的切口；有脓性分泌物或有发热≥38℃，局部有疼痛或压痛。

（3）经直接检查、再次手术探查、病理学或者影像学检查，可发现切口深部组织脓肿或者其他感染证据。

（4）临床医师诊断的深部切口感染。

3. 病原学诊断　在临床诊断的基础上，分泌物细菌培养阳性。

4. 注意事项　同时累及切口浅部组织和深部组织的感染归为切口深部组织感染，仅需报告深部感染。

（三）器官（或腔隙）感染

1. 定义　无植入物者手术后30天以内、有植入物者手术后1年以内发生的累及术中解剖部位（如器官或者腔隙）的感染。

2. 临床诊断　符合定义中的规定，并满足下列条件之一即可诊断：

（1）引流或穿刺有脓液。

（2）经直接检查、再次手术、病理学或者影像学检查，发现器官（腔隙）脓肿或者其他器官（腔隙）感染的证据。

（3）临床医师诊断的器官（或腔隙）感染。

3. 病原学诊断　在临床诊断的基础上，从器官或者腔隙的分泌物或组织中培养分离出致病菌。

4. 注意事项　经切口引流所致器官（或腔隙）感染，不需再次手术者，应视为深部切口感染。

三、SSI 预防

2008 年 10 月英国 NICE 发布了《手术部位感染的预防与治疗指南》，2009 年美国 CDC 发布了《手术部位感染预防指南》，2000 年我国卫生部发布了《外科手术部位感染预防与控制技术指南（试行）》，2016 年 WHO 推出《预防手术部位感染（SSI）的全球指南》，2017 年美国 CDC 更新了《手术部位感染预防指南》。不同国家和地区的相关 SSI 防控指南中相关防控措施、证据级别、推荐强度等可能有所差别，借鉴时需要结合国情综合考虑。根据手术不同阶段的特点，作者参考了多篇 SSI 防控指南，对术前、术中、术后的防护措施进行了归纳总结。

（一）术前

1. 术前感染灶治疗　术前尽可能确认并治疗远离手术部位的所有感染灶，直至感染消退。

2. 术前血糖控制　无论是否为糖尿病患者，均应严格控制患者围手术期血糖水平，血糖目标应控制在≤200mg/dl 或 11.11mmol/l。

3. 禁烟　鼓励患者禁烟，择期手术前至少 30 日停止吸食任何形式的烟草。

4. 加强营养支持　准备接受大手术的低体重患者，考虑通过口服或鼻饲给予富含多种营养素配方的营养液。

5. 清除毛发　清除毛发不能作为常规的术前准备，也不能作为降低 SSI 发生的一种有效措施。当切口及手术区的毛发影响手术操作时可考虑清除毛发；需要清除毛发时，不建议使用剃刀，以免损伤皮肤或黏膜的完整性，应该选择对皮肤损伤最小的方法，如备皮器、脱毛剂等用物。

6. 术前沐浴　手术日或前一日晚上，患者需进行全身沐浴以减少皮肤上细菌数量，可使用肥皂（抗菌与否均可）或消毒液擦拭。

7. 术前药物应用

（1）全身免疫抑制治疗：如术前患者已接受免疫抑制治疗，则不需停止。

（2）去定植：若鼻部携带金黄色葡萄球菌的患者接受心胸外科或骨科手术，术前应使用 2% 莫匹罗星软膏进行去定植；若患者接受其他手术也可以考虑应用此方法。

（3）术前预防性应用抗生素：外科手术预防性使用抗菌药物须遵循已发表的临床实践指南，根据药物的性质选择合理的给药时机，以保证手术开始时药物在血清和组织中达到杀菌浓度。2016 年 WHO 手术部位感染预防指南建议在切皮前 2 小时内进行外科手术预防性应用抗生素（SAP），原国家卫生和计划生育委员会《2015 年抗菌药物临床应用指导原则》提议在切皮前 0.5～1 小时给予抗菌药物。同时，临床应用中需考虑抗生素的半衰期。

8. 肠道准备　术前联合使用口服抗生素和机械性肠道准备（MBP）可以降低接受择期结直肠手术的成年患者 SSI 风险，但单独使用 MBP（不联合抗生素）不宜用于以降低 SSI 为目的；额外的肠道准备并不能降低术后感染发生。

（二）术中

1. 手术环境　减少手术室空气的微生物是手术室环境管理的关键。人员流动是手术室空气中细菌变化的主要原因，因此，手术室应严格限制参观人员数量、手术间内人员的活动和无意义的谈话。

2. 手术部位皮肤消毒　因乙醇对细菌、真菌和病毒均有杀伤力，如无禁忌证，则术前使用含乙醇的消毒液常规消毒皮肤，目前聚维酮碘－乙醇、氯己定－乙醇可能是最佳皮肤消毒液选择；《医疗机构消毒技术规范》中规定皮肤消毒可使用 70%~80%（体积分数）乙醇溶液。使用乙醇类溶液还需注意三点：一是不可应用于新生儿；二是应避免与黏膜或眼睛直接接触；三是由于乙醇的高度易燃性，使用后应有足够的时间使皮肤风干，避免发生烧伤或造成火灾。

3. 手卫生　手卫生是预防和控制医院感染最重要、最简单、最有效和最经济的方法。手术人员应剪短指甲，去除指甲油，禁止佩戴人工指甲，术前应摘掉手部饰品；外科手术人员在戴无菌手套之前，需要严格按照 WS/T313－2009《医务人员手卫生规范》进行外科手消毒。

4. 手术器械灭菌　所有使用的手术器械均应进行严格灭菌并有相关标识；一般情况下不建议对手术器械进行快速灭菌，快速灭菌只能用于急诊或未能预期的病例；应避免对植入物进行快速灭菌。

5. 手术切口保护膜　2017 年版《外科部位感染预防指南》并不推荐使用手术切口保护膜，因为无抗菌成分的切口保护膜可能会促进皮肤细菌易位而增加 SSI 风险，含抗菌成分（如胺碘酮）的保护膜对降低 SSI 发生率的作用也尚未被证实。

6. 切口保护器、抗菌缝线以及术后抗菌敷料的使用　清洁－污染、污染和污秽的腹部手术切口，可考虑使用切口保护器以降低 SSI；抗菌缝线的作用还有待进一步研究，目前术中并不推荐常规使用；同样，抗菌敷料并不能降低 SSI 的发生，因此不推荐术后使用。

7. 术中追加抗菌药物　不强调术中必须追加使用抗生素。2015《抗菌药物临床应用指导原则》指出某些情况术中应追加用药：①手术时间超过 3 小时；②超过所用药物半衰期的 2 倍以上；③成人出血量超过 1500ml。剖宫产手术，在开刀前就可进行预防性抗感染治疗；在清洁和清洁－污染手术时，关腹后不需要给予额外的抗生素，即使有引流的情况下也不需要；外科技术仍然是影响 SSI 的关键，如电刀使用中尽量减少组织损伤，缝合消除潜在的死腔，而术中抗生素灌洗并不能降低 SSI 的发生率。

8. 维持正常体温　术中可应用综合性措施，包括保温医疗设备以维持患者围手术期核心体温 36.5~37.5℃。

9. 围手术期氧疗　英国 NICE 指南提出，手术中应维持最佳供氧状态，尤其是大手术时以及术后恢复期应给予患者足量氧气以保证血红蛋白饱和度大于95%；2017 年 CDC 指南指出，对肺功能正常、全身麻醉且接受了气管内插管的患者，在术中及术后拔管立即增加吸入氧浓度（FiO_2），可促进组织供氧；WHO

的全球指南也关注了全麻气管插管患者的 FiO_2 ，通过研究对比发现，全麻气管插管的结肠手术患者在术中和术后 2 ~ 6 小时给予 80% 的 FiO_2 ，其 SSI 发生率低于 FiO_2 为 30% ~ 35% 时，同时，专家也指出，只有在一定条件下才能观察到吸入高浓度氧的益处。

10. 围手术期液体管理　围手术期液体治疗可通过增加心排血量预防组织缺氧，改善动脉氧供，但也应关注容量负荷过重或不足带来的负面影响，因此，WHO 的指南中专家并不建议以降低 SSI 为目标而在围手术期施行目标导向性或限制性液体治疗；输血仍应该严格控制指标，但也不应该把停用必要的血液制品作为预防 SSI 的一种方法。

11. 伤口冲洗　尚无充足证据支持或反对使用生理盐水冲洗手术切口预防 SSI；可以考虑在缝合切口前使用聚维酮碘水溶液冲洗切口以预防 SSI，特别是对于清洁和清洁 - 污染切口。

12. 引流　对于需要引流的手术切口，术中应当首选密闭负压引流，并尽量选择远离手术切口、位置合适的部位进行置管引流，确保引流充分。

13. 关节置换手术中的防护　SSI 预防工作应该针对所有外科手术，特别是人力和经济负担较大的手术，如关节置换手术。但大量措施并举的防控措施，并不能保证临床的依从性、执行的准确性，应该强调适应性。例如：关节置换手术中"宇航服"手术衣的作用尚未明确，改进骨水泥或骨接合剂（如含万古霉素或头孢呋辛等抗菌药物或者含纳米颗粒的骨水泥）、关节表面加涂层（如涂抗菌药物、电偶等）、使用疫苗和使用能控制生物膜的药物或制剂（如生物膜驱散剂、细菌群体感应抑制剂）等预防微生物定植和生物膜形成的措施的有效性并未被证实，故不建议大范围推广使用。

（三）术后

1. 术后切口护理　对于 I 期缝合切口术后应使用无菌敷料覆盖保护 24 ~ 48 小时；医务人员接触患者手术部位或者更换手术切口敷料前后必须进行手卫生；为患者更换切口敷料时，要严格遵守无菌技术操作规程及换药流程。

2. 术后引流　术后保持引流通畅，根据病情尽早为患者拔除引流管。

3. 术后抗生素使用的管理　术后延长预防性使用抗生素并不能降低 SSI。预防用药时间不可超过 48 小时，以免增加耐药菌感染的机会；清洁手术的预防用药时间不超过 24 小时，心脏手术可视情况延长至 48 小时；清洁 - 污染手术和污染手术的预防用药时间亦为 24 小时；污染手术必要时延长至 48 小时；不能因为存在切口引流，就延长围手术期预防性抗生素的使用来预防 SSI。

4. 监测　外科医师、护士、感控监测专职人员要定时观察患者手术部位切口情况，出现分泌物时应当进行微生物培养；严格依据 SSI 诊断标准，对门诊和住院手术患者进行监测。

四、SSI 监测

（一）监测目标

导致 SSI 的因素繁多且复杂，通过监测 SSI 感染情况，有利于数据收集、分析以及对临床医生的反馈，从而采取针对性的干预措施。

（二）监测方法

1. 手术部位感染监测　属于医院感染监测中的目标监测，具体方法包括直接监测和间接监测。直接监测方法是由外科医生或感染监测专职人员直接观察手术部位情况来获取信息；间接监测法是由感染监测专职人员通过监测体温表、实验室报告、病程记录、病情讨论、抗菌药物使用情况等信息获取。根据患者就诊情况，两种方法相结合用于临床中，可获取全面信息。

2. 医院监测管理

（1）建立完整的监测系统　医院应建立多学科协作的监测模式，采用系统性、主动性、预防性相结合的监测方法，确保特定手术类别当中所有符合要求的患者均能被鉴别；为保证数据的质量和结果的可信度，感染管理部门可设置感染监测专职人员，对临床医务人员的报告、检验部门的异常结果、药学部门的药物供给情况进行综合分析。手术部位感染监测步骤见图 10 - 1 - 2。

（2）建立监测档案　动态追踪每一例被监测患者手术部位感染情况。根据 SSI 分类及诊断要点可知，SSI 可发生于手术后 30 天以内（无植入物）或 1 年以内（有植入物），但由于术后住院时间持续缩短，仅仅监测住院病例会导致对 SSI 发生率的低估，宜住院监测、出院监测、门诊监测相结合，所有可能发生 SSI 的患者数据都需要收集，并且进行跟踪监测。

（3）监测周期　手术量越大，SSI 发生率估计得越准确。根据监测的目的、手术例数确定监测的周期。一般以连续 3 个自然月为一个周期，手术量少的医院至少进行一个周期以上的监测，也可以选择连续监测。

（三）监测内容

根据我国 2009 年卫生部发布的《医院感染监测规范》的要求，对手术部位进行感染监测时，需对以下内容进行收集。

1. 基本资料　监测月份、住院号、科室、床号、姓名、性别、年龄、调查日期、疾病诊断、切口类型（手术切口清洁度）。

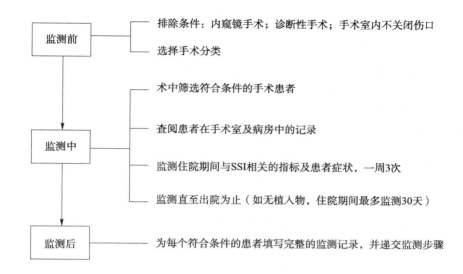

图 10 - 1 - 2　手术部位感染监测步骤

2. 手术资料　手术日期、手术名称、手术腔镜使用情况、危险因素评分标准（表 10 - 1 - 1）、围手术期抗菌药物使用情况、手术医生。

3. 手术部位感染资料　感染日期与诊断、病原体。

（四）感染监测指标

1. 手术部位感染发生率

$$手术部位感染发生率 = \frac{指定时间内某种手术患者的手术部位感染数}{指定时间内某种手术患者数} \times 100\%$$

2. 不同危险指数手术部位感染发病率

$$某危险指数手术感染发病率 = \frac{指定手术该危险指数患者的手术部位感染数}{指定手术某危险指数患者的手术数} \times 100\%$$

3. 外科医生感染发病专率

（1）某外科医生感染发病专率 $= \dfrac{该医生在该时期的手术部位感染病例数}{某医生在某时期进行的手术例数} \times 100\%$

（2）不同危险指数等级的外科医生感染发病专率

某医生不同危险指数感染发病专率 =

$$\frac{该医生不同危险指数等级患者的手术部位感染例数}{某医生不同危险指数等级患者手术例数} \times 100\%$$

（3）平均危险指数

$$平均危险指数 = \frac{\Sigma（危险指数等级 \times 手术例数）}{手术例数总和}$$

（4）医生调正感染发病专率

$$医生调正感染发病专率 = \frac{某医生的感染专率}{某医生的平均危险指数等级}$$

（五）总结和反馈

医院根据调查目的，结合历史同期资料进行总结分析，提出 SSI 监测中发现的问题及监测结果，并向临床科室反馈。临床科室及手术室共同寻找发生感染的原因，及时进行改进。

SSI 是外科病房中常见的医院获得性感染，严重威胁着患者生命，因此，不同国家、地区均在不断地积极探索，追踪 SSI 发生的危险因素，改进防护措施，并进行全面、有效、及时的监测，以期最大限度地降低 SSI 的发生率。医学的发展要求临床工作需要具有辩证思维，寻找最佳循证学证据，通过对 SSI 的监测、数据分析，可进一步完善或改进 SSI 的预防措施，保障患者生命安全。

第二节　手术室感染质量监测

手术室中包括物体表面、空气、手、皮肤黏膜消毒、消毒剂（液）、灭菌物品等，任何一个环节质量出现问题均可能造成手术部位的感染。通过严格监管、及时监测，可以针对案例查找传染源、切断传播途径，进一步控制手术室感染。

一、物体表面消毒效果监测

1. 监测目的及范围

（1）手术室内一般微生物学监测：如定期监测，包括手术间内可接触到的任何物品表面，如手术区域的灯、塔、床、器械台，各种仪器设备、麻醉桌、操作壁柜、治疗盘、控制面板、电源开关、门把手、输液架、电脑、键盘等。

（2）手术室感染暴发时流行病学调查。

2. 采样时机　根据现场情况确定采样时机。常规物体表面监测，选择消毒处理后进行采样，若是怀疑与医院感染暴发有关时，则尽早地尽可能对未消毒处理的现场进行采样。

3. 采样面积　根据物体表面的形状及面积大小确定采样面积。常规物体表面监测时，如果被采样面积小于 $100cm^2$，则取全部表面；不规则小型物体表面可取全部表面积；如果被采样面积大于等于 100cm²，取 100cm² 即可；若为或怀疑暴发流行时采样面积不受此限制。

4. 采样方法　可设置专人进行手术室内相关卫生学监测。根据《医疗机构消毒技术规范》（WS/T 367－2012）要求，对于规则的平面物体，用 5cm×5cm 大小的标准灭菌规格板，放在被检物体的表面，用浸有无菌 0.03mol/L 磷酸盐缓冲液（PBS）或生理盐水采样液的棉拭子 1 支，在规格板内横、竖往返各涂抹 5 次，并随之转动棉拭子，连续采样 1～4 个规格板面积（如果被采样面积小于 100cm²，则取全部表面积），剪去手接触部分，将棉拭子投入装有 10ml 无菌检验用洗脱液的试管中，立即送检。对于门把手、金属、玻璃等不规则的小型物体，则采用棉拭子直接在物体表面按照一定顺序涂抹。若采样物体表面有消毒剂残留时，采样液应含有相应中和剂。棉拭子外标记监测物体序号、采样名称、采样地点等信息，并及时送检。

5. 化验单填写要求　采样后必须尽可能早送检，时间上不超过 6 小时，若保存于 0～4℃条件下，则送检时间不得超过 24 小时；送检前填写相应化验单，并注明采样序号、采样时间、地点、物体的名称、采样面积（常规物体表面使用灭菌规格板采样时，注明采样面积，便于微生物室计算物体表面菌落数）及监测目的。

6. 监测结果　送至相关科室进行菌落数计数，必要时可分离致病微生物进行细菌鉴别。

（1）细菌菌落数计算公式

$$物体表面细菌总数(cfu/cm^2) = \frac{平皿上菌落平均数(CFU) \times 采样液稀释倍数}{采样面积(cm^2)}$$

（2）结果计算　规则物体表面监测结果以 cfu/cm² 表示；采用棉拭子涂抹的不规则小型物体表面监测结果以 cfu/件 表示。

（3）各类环境表面菌落总数卫生学标准　GB15982－2012《医院消毒卫生标准》对医院环境的分类中将手术室环境分为Ⅰ、Ⅱ类环境。Ⅰ类环境为采用空气洁净技术的洁净手术室，Ⅱ类环境为非洁净手术室。手术室物体表面（包括Ⅰ类环境及Ⅱ类环境）菌落总数≤5cfu/cm²，并未检出致病菌。

二、空气消毒效果监测

1. 监测目的及范围

（1）手术室内空气一般微生物学监测　包括手术室空气微生物学定期监测、新建或改建的洁净手术室进行验收时以及洁净手术室更换高效过滤器后的空气监测。

（2）手术室感染暴发时流行病学调查　如有或怀疑医院感染暴发与手术室空气污染相关时进行的空气监测。

2. 采样时机

（1）洁净手术室在洁净系统自净后（洁净度及自净时间见表10-2-1）与从事医疗活动前。

（2）非洁净手术室在消毒或规定通风换气后与从事医疗活动前。

（3）若是怀疑与医院感染暴发有关，随时进行空气微生物学监测，并进行相应致病微生物检测。

表 10-2-1　洁净手术室用房的等级标准（空态或静态）

洁净用房等级	区域	空气洁净度级别	自净时间	沉降法（浮游法）细菌最大平均浓度	适合手术
I 级	手术区	5 级 100 级	10min	0.2cfu/（30min·Φ90 皿）（5cfu/m³）	假体植入、某些大型器官移植、手术部位感染可直接危及生命及生活质量等手术
	周边区	6 级		0.4cfu/（30min·Φ90 皿）（10cfu/m³）	
II 级	手术区	6 级 1000 级	20min	0.75cfu/（30min·Φ90 皿）（25cfu/m³）	涉及深部组织及生命主要器官的大型手术
	周边区	7 级		1.5cfu/（30min·Φ90 皿）（50cfu/m³）	
III 级	手术区	7 级 10000 级	20min	2cfu/（30min·Φ90 皿）（75cfu/m³）	其他外科手术
	周边区	8 级 100000 级		4cfu/（30min·Φ90 皿）（150cfu/m³）	
IV 级		8.5 级 300000 级	30min	6cfu/（30min·Φ90 皿）	感染和重度污染手术

注：（1）手术区是指手术台及其四边外推一定距离的区域，根据洁净用房等级不同，手术区所涉及的范围亦有所不同，主要不同点在于手术区手术台两侧外推的区域大小，如 I 级至少各外推 0.9m，II 级至少各外推 0.6m，两端至少各外推 0.4m，III 级至少各外推 0.4m；而各级别手术室的手术区两端均至少各外推 0.4m（包括手术台）；IV 级手术室不分手术区和周边区；I 级眼科专用手术室手术区每边不少于 1.2m。

（2）眼科专用手术室周边区比手术区可低 2 级，检测时按照手术区及周围区的实际级别进行布点。

3. 采样方法

（1）洁净手术室空气卫生学监测主要采用浮游法测定浮游菌浓度或沉降法测定沉降菌浓度，手术室内可设置专人进行相关卫生学监测，检测人员应该严格遵守无菌技术规范。

1）浮游法 空气采样器法：选择经验证的空气采样器进行监测，使用方法按照仪器操作说明指导进行，经培养后可得到单位空气体积中的菌落数（cfu/m³），则代表空气中的浮游菌数。监测时采样器高度为 0.8～1.5m，每次采样时间不应超过 30 分钟。如果怀疑术后患者感染或发生医院感染暴发流行与手术室空气有关时，建议使用浮游菌撞击法采样进行动态监测，并可增加检测频度。

2）沉降法 平板暴露法，是用培养皿在空气中暴露一定时间后（一般为 30分钟）进行采样，盖好培养皿后经过培养得出的菌落形成单位的数量，代表空气中可以沉降下来的细菌数，cfu/皿，不适用于空气中真菌孢子的测定。

①洁净手术室 根据手术间及其洁净辅助用房的级别不同，空气培养时的采样点数及位置有所不同（表 10－2－2，图 10－2－1～图 10－2－3）。具体操作如下：a. 采样点布置的位置。在地面上或不高于地面 0.8m 的任意高度上，布点上方避免有任何的遮挡物。b. 平皿打开方式。自内向外打开平皿盖，平移至培养皿边缘并扣放，手臂及头不可越过培养皿上方，防止污染，行走及放置动作要轻，尽量减少对空气流动状态的影响。c. 暴露时间。暴露培养皿 30 分钟后，由外向内合上皿盖。d. 空白对照。共两次空白对照。第一次空白对照是针对采样所使用的培养皿进行对照，每批次采样时设置一个，随机取出一个未打开的平皿；第二次空白对照是针对操作过程进行对照，操作过程中随机挑选一次操作，打开平皿盖平移至边缘后立即合上，可在每间手术间内设置一个，也可以每个级别区域设置一个空白对照。e. 标记。在每个平皿底部记录所采样点的具体位置，空白对照同样需要标识。f. 转运。将培养皿放入转运箱，密闭转运至细菌室，在 37℃ 条件下培养 48 小时。

表 10－2－2 洁净手术室空气监测布点要求

洁净用房等级	区域	空气洁净度级别	沉降法测点数	含尘浓度测点数	布点数（取大值）	合计（不含对照）
Ⅰ级	手术区	5 级	13	5	13	21 点 图 10－2－1
	周边区	6 级	4	8	8（每边内两点）	
Ⅱ级	手术区	6 级	4	3	4（四角布点）	10 点 图 10－2－2
	周边区	7 级	3	6	6（长边内 2 点，短边内 1 点）	

续表

洁净用房等级	区域	空气洁净度级别	沉降法测点数	含尘浓度测点数	布点数（取大值）	合计（不含对照）
Ⅲ级	手术区	7级	3	3	3（单对角线布点）	9点图 10 - 2 - 3
	周边区	8级	2	6	6（长边内 2 点，短边内 1 点）	
Ⅳ级		8.5级	2	测点数 = $\sqrt{面积平方米数}$	测点数 = $\sqrt{面积平方米数}$（均匀布点，避开送风口正下方）	

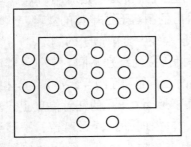

图 10 - 2 - 1　Ⅰ级洁净用房布点

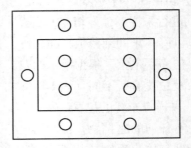

图 10 - 2 - 2　Ⅱ级洁净用房布点

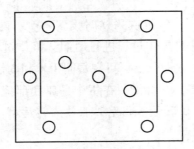

图 10 - 2 - 3　Ⅲ级洁净用房布点

②非洁净手术室　采用沉降法，即平皿暴露法。室内面积≤30m²，设内、中、外对角线 3 点，内、外点的布点位置应距墙壁 1m 处（图 10 - 2 - 4）；室内面积＞30m²，设 4 角及中央 5 点，4 角的布点位置应距墙壁 1m 处（图 10 - 2 - 5）；将平皿放置于相应采样点，采样高度距地面 0.8～1.5m；采样时将平皿打开，扣放于平皿旁，暴露规定时间（属Ⅱ类环境，应暴露 15 分钟）后盖上平皿盖及时送检。

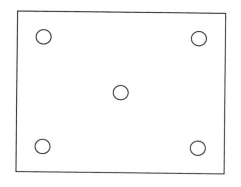
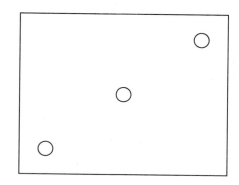

图 10 - 2 - 4 非洁净用房（>30m²）布点　　图 10 - 2 - 5 非洁净用房（≤30m²）布点

（2）采样注意事项

①洁净手术室，应在洁净系统自净后，进行医疗活动前，无人条件下采样；非洁净手术室应在消毒或规定的通风换气后，进行医疗活动前，无人条件下，关闭门窗，静止 10 分钟后采样。

②采样时，同一批平皿也应设阴性对照。

③当送风口集中布置时，应对手术区和周边区分别检测；当送风口分散布置时，全室统一检测。

④菌落数应四舍五入保留小数点后一位即可，如果某一个平皿菌落数太大或太小时，应重测或分析判定；不同方法检测的细菌浓度是直接测算的结果，不是沉降法和浮游法互相换算的结果。

⑤每季度抽测≥25%。采用洁净技术净化手术室，不同净化级别手术间，每月抽测，每季度抽测总数≥25%；并保证每一手术间及洁净辅助用房每年至少监测 1 次。

4. 化验单填写要求　应注明采样时间、手术间名称、面积、级别、布点数、布点位置、暴露时间，尽早送检。

5. 监测结果

（1）浮游法细菌浓度结果计算

$$空气中菌落总数（cfu/m³）= \frac{采样器各平皿菌落数之和（cfu）}{采样速率（L/min）×采样时间（min）}×1000L/m³$$

（2）沉降法细菌浓度计算结果：按平均每皿的菌落数报告：cfu/（直径 90mm 平皿×暴露时间）

（3）空气监测卫生学标准

①GB50333 - 2013《医院洁净手术部建筑技术规范》中将洁净手术部洁净用

房分为 5 个级别，在空态或静态条件下，无论采取什么样的监测方法（浮游法细菌浓度或沉降法细菌浓度），每一级别的手术间或辅助用房均有相应的空气监测卫生学标准，如表 10－2－1，且不得检出致病菌。

②根据 WS/T367－2012《医疗机构消毒技术规范》，非洁净手术室空气采样前，要求关闭门窗、无人走动下，静止 10 分钟，监测结果要求菌落总数≤4cfu/（直径 90mm 平皿×15min），不得检出致病菌。

③对照平皿结果应为阴性。

三、手卫生消毒效果监测

手卫生是指所有手部清洁的统称，医务人员手卫生包括洗手、卫生手消毒和外科手消毒。手卫生是预防和控制手术部位感染的重要手段，也是控制医院感染的有效途径。通过对手卫生效果的监测，一方面能够了解手术室内相关人员手卫生后手部微生物携带的情况，判断手卫生的效果；另一方面能够督促相关人员执行手卫生，提高依从率，进一步达到预防和控制手术室医院感染的目的。

1. 监测目的及范围

（1）一般微生物学监测　定期对手术室内相关人员手卫生的定期监测以及新入科人员手卫生效果监测。

（2）手术室感染暴发时流行病学调查　如有或怀疑医院感染暴发与手术室人员手卫生相关时进行的监测。

2. 采样时机　洗手或卫生手消毒后在接触患者前以及进行诊疗活动前采样；外科手消毒后穿无菌手术衣前采样。医疗机构应每月对手术室医务人员的手进行卫生学监测，当怀疑医院感染暴发或流行与医务人员手卫生有关时，应及时进行监测，并进行相应致病性微生物的检测，此时，医务人员不一定进行手卫生。

3. 采样方法

（1）被检测人员，必须按照 WS/T313－2009《医务人员手卫生规范》中的标准，严格进行手卫生。

（2）压印法　被检人 5 指并拢，培养基直接压贴在掌根至指尖曲面 10～20 秒后送检。

（3）棉拭子涂抹法　被检测人员进行手卫生后伸出双手，五指并拢，检测者用浸有含相应中和剂的无菌洗脱液浸湿的棉拭子在双手指曲面从指跟到指端往返涂擦各 2 次，一只手涂擦面积约 30cm²，涂擦过程中同时转动棉拭子；将棉拭子接触操作者的部分剪去，投入 10ml 含相应中和剂的无菌洗脱液试管内，用酒精灯外焰烧灼试管口及瓶塞后塞住试管，在试管上标记序号、被检测者的姓名、采样时间、手卫生的方式，及时送检。

4. 化验单填写要求　应注明采样时间、被检查者姓名、手卫生方式以及监测目的。

5. 监测结果

（1）手卫生的检测结果计算

细菌菌落总数（cfu/cm^2）＝平板上菌落数（cfu）×稀释倍数/采样面积（cm^2）

（2）卫生学标准

①卫生手消毒检测的细菌菌落总数应≤10cfu/cm^2，不得检出致病菌。

②外科手消毒，监测的细菌菌落总数应≤5cfu/cm^2，不得检出致病菌。

四、皮肤、黏膜消毒效果监测

1. 监测目的及范围

（1）一般微生物学监测　手术部位皮肤、黏膜消毒效果的定期监测。

（2）手术室感染暴发时流行病学调查　如有或怀疑医院感染暴发与皮肤、黏膜消毒效果相关时进行的监测。

2. 采样时机　根据消毒液使用说明进行皮肤或黏膜消毒，待消毒液充分发挥作用，达到消毒效果后及时进行采样。

3. 采样方法

（1）规则皮肤黏膜消毒效果监测方法　用5cm×5cm的标准灭菌规格板，放在被检皮肤处，用浸有含相应中和剂的无菌洗脱液的棉拭子1支，在规格板内横竖往返均匀涂擦各5次，并随之转动棉拭子，剪去手接触部位后，将棉拭子投入10ml含相应中和剂的无菌洗脱液的试管内。

（2）不规则皮肤黏膜消毒效果监测方法　可用棉拭子直接涂擦采样。

（3）在试管上标记序号、被检测区域及消毒液名称，并及时送检。

4. 化验单填写要求　应注明采样时间、检查部位、消毒液名称。

5. 监测结果

（1）结果计算

细菌菌落总数（cfu/cm^2）＝平板上菌落数×稀释倍数/采样面积（cm^2）

（2）卫生学标准　监测的细菌菌落总数应≤5cfu/cm^2，不得检出致病菌。

五、消毒液效果监测

1. 监测目的及范围

（1）一般微生物学监测　对消毒液的浓度、细菌染菌量的定期监测。

（2）手术室感染暴发时流行病学调查　如有或怀疑医院感染暴发与消毒液消毒效果相关时进行的监测。

2. 采样时间　对使用中的消毒液在有效期间进行采样。

3. 采样方法

（1）使用中消毒液有效成分含量的测定　可依据产品企业标准进行检测，也可使用市售的经国家卫生行政部门批准的消毒剂浓度试纸（卡）进行检测；无浓度测试纸（卡）的消毒液可通过药物检测手段定期对消毒液进行含量测定。

（2）使用中消毒液染菌量测定　采样后4小时内检测，怀疑与医院感染暴发有关时，进行目标微生物的检测。

①涂抹法检测　用无菌吸管吸取一定稀释比例的中和后混合液1.0ml，接种于平皿后及时送检。

消毒液染菌量计算：

消毒液染菌量（cfu/ml）=平均每皿菌落数×10×稀释倍数

②倾注法　用无菌吸管吸取消毒液1.0ml，加入到9.0ml含相应中和剂的采样管中混匀，分别取0.5ml放入2只灭菌平皿内，加入已熔化的45~48℃的营养琼脂15~18ml，边倾注边摇匀，待琼脂凝固，一平板置20℃培养7日，观察霉菌生长情况；另一个平板置36℃±1℃培养72小时，计数菌落数，可检测致病菌。

消毒液染菌量（cfu/ml）=每个平板上的菌落数×20

（3）中和剂的选择　了解待监测的消毒液性质后，选择适宜的中和剂。

4. 监测结果

（1）使用中灭菌用消毒液：无菌生长。

（2）使用中皮肤黏膜消毒液染菌量：≤10cfu/ml，不得检出致病菌。

（3）其他使用中消毒液染菌量≤100cfu/ml。

六、灭菌医疗器材的无菌检验

消毒与灭菌是预防手术部位感染的重要措施之一。GB15982-2012《医院消毒卫生标准》规定高度危险性医疗器材应为无菌，即进入正常无菌组织、脉管系统或有无菌体液（如血液）流过，一旦被微生物污染将导致极高感染危险的器材，包括灭菌的器械、器具和物品。目前，手术过程使用的绝大多数为极高感染危险的器材。无菌检验则是检查经灭菌方法处理后的医疗器械（具）、植入物品、敷料等是否达到无菌标准的一种方法。

1. 监测目的及范围　用于检测手术相关的医疗器材是否达到无菌标准。不推荐临床部门常规进行无菌检验，当流行病学调查怀疑医院感染与灭菌医疗器材有关时可进行采样检测。

（1）可用破坏性方法取样的医疗器材：一次性注射器、注射针；一次性输液（血）器；无菌敷料、引流条、棉球、纱布等医疗用品。

（2）不能用破坏性方法取样的医疗器材：手术钳、镊子等医疗器械。

（3）牙科手机。

2. 采样时机　在灭菌处理后且存放有效期内进行采样。

3. 采样方法　无菌检查应在环境洁净度10000级下的局部洁净度100级的单向流空气区域内或隔离系统中进行，其全过程应严格遵守无菌操作，避免微生物污染，防止污染的措施不得影响供试品中微生物的检出；对单向流空气区域及工作台面，必须进行洁净度验证。

（1）可用破坏性方法取样的医疗器材　按照《中华人民共和国药典》中"无菌检查法"。

（2）不能用破坏性方法取样的医疗器材　按照GB15982-2012《医院消毒卫生标准》中"灭菌医疗器材的检查方法"进行。用浸有无菌生理盐水采样液的棉拭子在被检物体表面涂抹，采样取全部表面或不少于$100cm^2$；除去手接触部分的棉拭子后进行无菌检查。

（3）牙科手机　按照GB15982-2012《医院消毒卫生标准》中"灭菌医疗器材的检查方法"进行。将每支手机分别置于含20~25ml采样液的无菌大试管（内径25mm）中，液面高度应大于4.0cm，于漩涡混合器上洗涤震荡30s以上，取洗脱液进行无菌检查。

4. 监测结果　手术室环境卫生学的监测，能动态概括环境中微生物的存在状态，验证环境的安全性；及时发现手术室现存中潜在感染风险及需要解决的问题；对手术室已发生感染的来源、性质、规模进行判断；为手术室相关感染提供解决问题的依据。因此，相关人员有必要掌握手术室环境卫生学的监测方法以及判断指标，管理人员需进行严格监管，进一步保障手术室的安全。

第三节　感染性手术消毒隔离的管理

手术室作为外科系统的主要诊疗场所，不仅承担着去除疾病、抢救危重患者的任务，同时也是预防医院感染的重要部门。手术过程中由于患者血液、体液、分泌物、手术创面等直接暴露于医护人员以及手术室环境中，作为感染源同样能够造成医院内感染。手术过程中，医护人员不仅仅要注意手术操作过程中的隔离技术，同时更要了解手术感染的性质，根据可能存在的感染因素，从手术用物及环境的准备、术中防护措施、术后消毒处理等方面采取针对性的消毒隔离措施，切断感染途径，进一步预防交叉感染以及术后感染的发生。

一、感染手术的概念

感染手术主要是指手术部位已受到病原微生物的感染或直接暴露于感染区的手术，包括脓肿切开引流、开放性骨折、烧伤、清创术等手术部位已有感染形成的手术以及患者一些特殊化验指标异常（如肺结核、各种病毒性肝炎、气性坏疽、多重耐药菌感染等）的手术。

二、常见感染性手术的分类

根据病原菌的种类及病变性质，手术室内常见的感染手术可以分为一般感染性手术及特殊感染性手术两类。

（一）一般感染性手术

一般感染性手术中既包括了脓肿切开引流、烧伤、清创术等手术部位已有感染形成的非传染性疾病的手术，同时又包括了患有肝炎、梅毒、艾滋病、高致敏性禽流感、多重耐药菌等的传染性疾病的手术。根据 WS/7311－2009《医院隔离技术规范》中疾病的传播途径，具有传染性的一般感染性手术分为经空气传播、经飞沫传播、经接触传播、经其他途径传播这四种类型。

1. 经空气传播的感染性手术　带有病原微生物的微粒子（≤5μm）通过空气流动导致的疾病传播，隔离标识为黄色。如患有开放性肺结核、麻疹、流行性出血热等疾病的感染性手术。

2. 经飞沫传播的感染性手术　带有病原微生物的飞沫核（＞5μm），在空气中短距离（1m内）移动到易感人群的口、鼻黏膜或眼结膜等导致的传播，隔离标识为粉色。如患有人感染高致病性禽流感、严重急性呼吸综合征（severe acute respiratory syndromes，SARS）、肺结核等疾病的感染性手术。

3. 经接触传播的感染性手术　病原体通过手、媒介物直接或间接接触导致的传播，隔离标识为蓝色。如患有多重耐药菌感染、梅毒、艾滋病、人感染高致病性禽流感、SARS、肝炎病毒感染（HAV、HBV、HCV）、铜绿假单胞菌、破伤风等疾病的感染性手术。

4. 其他传播　例如病原体可通过苍蝇、蟑螂、鼠蚤等生物媒介进行传播，如患有脊髓灰质炎等疾病的感染性手术。

（二）特殊感染性手术

1. 朊毒体感染患者手术　朊毒体是一种缺乏核酸但能够自行增殖的蛋白质亚病毒，是一种能够引起人畜共患的传染性中枢神经系统慢性退行性变的病原体。朊毒体的本质虽然是蛋白质，但与一般蛋白质的特征有所不同，主要表现在耐高温性和抗蛋白酶性。传染源是感染朊毒体的动物和人，人群具有普遍易感性；传播途径主要是消化道感染和医源性感染；潜伏期较长，可达数年至数十年，但病情进展迅速，可很快导致死亡；主要临床表现为中枢神经系统的异常。

2. 气性坏疽感染患者手术　是厌氧芽孢杆菌疾病，芽孢型细菌远比繁殖型细菌抵抗力强，芽孢对高温、干燥、消毒剂都有强大的抵抗力，传染性极强；发生气性坏疽主要有三个条件：有梭状芽孢杆菌污染的伤口、伤口尤其是肌肉组织内有失活的或血液循环障碍的组织以及缺氧的局部环境。潜伏期因创伤性质与细菌种类而不同，可为数小时或 1～6 天不等。主要临床表现为局部疼痛加重（外伤或手术伤口处），组织中积气，伴毒性反应、发热等全身症状。

3. 不明原因感染患者手术　如在世界范围内第一次引起疫情的新病原体以及我国范围内第一次引起疫情的新病原体等。

三、感染性手术管理

（一）建立并完善感染性手术管理制度

1. 手术室布局合理，标志明显，符合功能流程，洁污分流，分为限制区、半限制区和非限制区。

2. 手术室的人员应按照规定路线出入手术室，着装规范；遵守手术室的相关规章制度。

3. 严格执行无菌操作规程及手术隔离技术，并监督他人，及时纠正错误行为。

4. 根据手术分级以及手术间层流级别合理安排手术。先做无菌手术，后做污染手术；先做级别高的手术，后做级别低的手术；两台手术间间隔时间满足净化要求。

5. 手术室的门在手术过程中应当处于关闭状态，尽量减少人员的出入。严格控制手术间人数，除手术人员外，依据手术间设计的人员数安排参观人员。

6. 设置手卫生设施，严格手卫生管理。

7. 清洁卫生

（1）每天清晨应对所有手术间环境进行清洁。手术间所有物体表面宜用清水擦拭，并在手术开始前至少 30 分钟完成。

（2）手术中发生可见污染或疑似污染时应及时进行清洁消毒。每台手术结束后应对手术床及周边至少 1~1.5 米范围的物体表面和地面进行清洁消毒。

（3）手术后的废弃物管理应当严格按照《医疗废物管理条例》及有关规定进行分类、处理。全天手术结束后应对手术间暴露的地面和物体表面进行清洁消毒。

（4）接送患者的平车每日清洁消毒，车上布单一人一用一更换，用于感染患者的平车勿用于他人，待消毒后方可再用。每周应对手术室进行全面的清洁消毒。

（5）物体表面应采取湿式清洁消毒方法。清洁消毒用品应选择不易掉纤维的织物，不同区域宜有明确标识、分区使用，用后清洗消毒并干燥存放。

（6）进入手术室无菌区和清洁区域的物品、药品，应当拆除其外包装后进行存放，设施、设备应当进行表面的清洁处理。

8. 消毒灭菌

（1）进入手术室的新设备或者因手术需要外带的仪器、设备，使用前必须对其进行检查，根据手术器械的性能、用途做好清洗、消毒、灭菌工作后方可使用。

（2）手术使用的医疗器械、器具以及各种敷料必须达到灭菌水平；一次性使用的无菌医疗器械、器具不得重复使用；接触患者的麻醉物品应一人一用一消毒。

（3）手术器械清洗、消毒、包装、灭菌应遵循原国家卫计委《医院消毒供应中心 第 2 部分：清洗消毒及灭菌技术操作规范》WS 310.2 - 2016 及《医院消毒供应中心 第 3 部分：清洗消毒及灭菌效果监测标准》WS310.3 - 2016 的规定。

9. 定期对手术室环境卫生学、消毒灭菌效果及医务人员手卫生等进行监测。

10. 传染病患者或者其他需要隔离患者的手术应当在隔离手术间进行。实施手术时，应当按照《传染病防治法》有关规定，严格按照标准预防原则并根据致病微生物的传播途径采取相应的隔离措施，加强医务人员的防护，手术结束后，应当对手术间环境及物品、仪器等进行终末消毒。

（二）多学科联合进行感染性手术的排查

根据 WS/T311 - 2009《医院隔离技术规范》和 WS/T 367 - 2012《医疗机构消毒技术规范》等规范，医院应针对各重要环节，从门诊、临床、护理、检验、感染管理、药学等多学科的角度，梳理工作流程，发挥科室间的协同作用，从监测、流行病学上分析和反馈、甚至是药物敏感性试验等多方面对患者感染情况进行排查。

（1）预检分诊　有严格的预检分诊制度及工作流程，对患者进行重点、快速排查，如询问有无发热、呼吸道感染症状、流行病学史及外伤史等情况。

（2）医生术前完善各项检查，并判断手术部位有无感染病灶、皮肤完整性、有无黄疸等问题，对疑似感染患者进行相应的病原学检测，及时发现并判断感染手术类型。

（3）感染管理科、检验科微生物室作为感染监测和管理的主要职能部门，应对感染患者做到早发现、早诊断，必要时开展主动筛查。

（4）严格报告制度

①门诊预检工作人员排查出可疑感染疾病的患者后，正确引导患者至指定的感染疾病科门诊就诊，并及时上报至医院相关管理部门。

②检验科微生物室应及时向临床科室发送检测报告，对阳性结果有重点提示；如发现或怀疑为特异性感染、多重耐药菌感染、传染病等病例，应及时报告感染管理科、临床科室以及手术室进行联合管理，必要时进行微生物学鉴定。

③临床科室应在手术通知单上注明感染手术诊断、感染途径。

④如遇急诊手术患者，需加急做流行病学检测，并在手术通知单上注明"流行病学检测结果未回报"，结果回报后第一时间通知手术室；手术室接诊手术时做好询问及观察：①有无传染病史。如甲肝、乙肝、丙肝、戊肝、活动性肺结核、艾滋病等及其隔离情况。②如遇急诊外伤患者，应警惕破伤风。询问有无外伤史及手术史，受伤时间、位置、深度、场所、污染程度、受伤后的初步处理、发病的时间、病情发展经过、有无破伤风预防接种史；检查受伤部位、伤口情况；伤口周围肌肉有无痉挛；观察患者有无牙关紧闭、阵发性抽搐。③如遇开放性损伤、深层肌肉广泛挫伤，尤其是大腿和臀部损伤、弹片存留的手术患者，应警惕气性坏疽。确定伤口内是否有死腔和异物存在，是否伴有血管损伤以及局部血供不良。

（5）患者无相关流行病学检查结果，均视为感染性手术。

（三）感染性手术的隔离原则

根据《医院隔离技术规范》（WS/T311-2009），隔离的实施应遵循"标准预防"和"基于疾病传播途径的预防"原则，根据不同传播途径疾病的特点，在标准预防的基础上，从手术间、人员、物品、患者转运、术后处理等方面采取相应的隔离与预防措施，做到管理感染源、切断传播途径和保护易感人群。

1. 手术间准备　　手术间条件应适宜接收感染性疾病患者，如无条件者应尽快转送至有条件的医疗机构，并注意转运过程中医务人员的防护（如呼吸道传染病）。

（1）手术室内应设一般手术间和隔离手术间，有条件可设置正负压手术间。

（2）隔离手术间应设置在手术室入口处，远离其他手术间，为独立单元，并有独立刷手间。

（3）若只有正压隔离手术间，经空气传播、飞沫传播的传染性手术术前消毒半小时后，手术室应关闭室内空调和空气净化系统，避免空气流通造成交叉感染。

（4）感染手术进行时，手术间需全程悬挂隔离标志。

（5）床单位尽量采用一次性耗材。

（6）根据手术感染的风险合理安排手术的区域与台次。

2. 人员管理

（1）术间人员进行标准预防：进行外科手消毒、无接触式戴无菌手套、正确佩戴一次性手术帽、防护口罩眼罩、穿一次性无菌手术衣、佩戴一次性防水鞋套；离开手术间前，相关人员需脱去污染的衣物、鞋套、手套。

（2）接触空气传播疾病的患者，相关手术或接触人员必须佩带防护口罩或呼吸器，如 N95 口罩。

（3）对于特殊性感染、多重耐药菌感染、人感染高致病性禽流感以及 SARS 感染患者等特殊手术结束后需进行沐浴更衣后再重新进入手术间。

（4）限制术间人员数量以及走动频次，限制手术内外廊开启的频次，拒绝参观人员，根据感染性手术的性质（如特殊感染性手术、多重耐药菌感染手术等），手术间可酌情设置内外两名巡回护士，相对区分操作空间，内外分工明确、协调配合。

（5）接触患者体液、血液、分泌物、排泄物等必须戴手套。

3. 物品准备

（1）敷料、器械、耗材　根据手术需要备齐所需用物，包括敷料、器械、手术所需耗材、医疗垃圾收集容器、工作人员防护用品等，无关用物不存放在手术间内。

（2）有条件尽可能采用一次性耗材，用后按感染性医疗废物处理。

（3）患有空气传播疾病的患者应使用带有细菌过滤器的麻醉机，并在使用后立即进行麻醉机消毒。

4. 患者管理

（1）接送患者时，转运平车需单独铺置一条大单，能够包裹患者，以一次性材质为佳；设专用感染标识，提示工作人员采取隔离措施；平车专人专用，转运途中以及转运后避免不必要的停留。

（2）尽量减少患者的转运：如病房、苏醒室、麻醉预麻室、患者等候室、手术间等地方之间的转运、停留。

（3）对于患有空气传播以及飞沫传播疾病的患者，病情允许时应佩戴外科口罩；患有接触传播疾病的患者应更换清洁的病号服。

5. 术后处理

（1）手术间的环境及物体表面消毒　被患者血液、体液、分泌物等污染的环境及物体表面，应先清除污染物（采用可吸附的材料）再根据病原体特点选用适宜的消毒剂进行消毒。常用消毒剂杀灭生物效果见表 10 - 3 - 1、表 10 - 3 - 2。

表 10 - 3 - 1　环境表面常用消毒剂杀灭微生物效果

消毒剂	消毒水平	细菌			真菌	病毒	
		繁殖体	结核杆菌	芽孢		亲脂类（有包膜）	亲水类（无包膜）
含氯消毒剂	高水平	+	+	+	+	+	+
二氧化氯	高水平	+	+	+	+	+	+
过氧乙酸	高水平	+	+	+	+	+	+
过氧化氢	高水平	+	+	+	+	+	+
碘类	中水平	+	+	−	+	+	+
醇类	中水平	+	+	−	+	+	−
季胺盐类α	低水平	+	−	−	+	+	−

注："＋"表示正确使用时，正常浓度的化学消毒剂可以达到杀灭微生物的效果。

"－"表示较弱的杀灭作用或没有杀灭效果。

α　部分双长链季铵盐类为中效消毒剂。

表 10 - 3 - 2　环境表面常用消毒方法

消毒产品	使用浓度（有效成分）	作用时间	使用方法	适用范围	注意事项
含氯消毒剂	400 ~ 700mg/L	>10min	擦拭、拖地	细菌繁殖体、结核杆菌、真菌、亲脂类病毒	对人体有刺激作用；对金属有腐蚀作用；对织物、皮草类有漂白作用；有机物污染对其杀菌效果影响很大
	2000 ~ 5000mg/L	>30min	擦拭、拖地	所有细菌（含芽孢）、真菌、病毒	
二氧化氯	100 ~ 250mg/L	30min	擦拭、拖地	细菌繁殖体、结核杆菌、真菌、亲脂类病毒	对金属有腐蚀作用；有机物污染对其杀菌效果影响很大
	500 ~ 1000mg/L	30min	擦拭、拖地	所有细菌（含芽孢）、真菌、病毒	

消毒产品	使用浓度（有效成分）	作用时间	使用方法	适用范围	注意事项
过氧乙酸	1000 ~ 2000mg/L	30min	擦拭	所有细菌（含芽孢）、真菌、病毒	对人体有刺激作用；对金属有腐蚀作用；对织物、皮草类有漂白作用
过氧化氢	3%	30min	擦拭	所有细菌（含芽孢）、真菌、病毒	对人体有刺激作用；对金属有腐蚀作用；对织物、皮草类有漂白作用
碘伏	0.2% ~ 0.5%	5min	擦拭	除芽孢外的细菌、真菌、病毒	主要用于采样瓶和部分医疗器械表面消毒；对二价金属制品有腐蚀性；不能用于硅胶导尿管消毒
醇类	70% ~ 80%	3min	擦拭	细菌繁殖体、结核杆菌、真菌、亲脂类病毒	易挥发、易燃，不宜大面积使用

（2）感染性织物的处理

①一次性感染性织物　有条件者可使用一次性织物，术后按照感染性医疗垃圾处理。

②需重复使用的医用织物　应采用专机单独洗涤消毒；一般感染手术用过的织物可使用湿热消毒方法，如 100 ~ 250mg/L 的二氧化氯消毒剂，或 250mg/L 的含氯消毒剂，或相当计量的其他消毒剂洗涤消毒时间应不少于 10 分钟，或煮沸消毒（100℃）时间≥15 分钟，或蒸汽消毒（100℃）时间 15 ~ 30 分钟；特殊感染性手术织物应先消毒后洗涤。使用 500 ~ 1000mg/L 的二氧化氯消毒剂，或 2000 ~ 5000mg/L 的含氯消毒剂，或相当计量的其他消毒剂，洗涤消毒应不少于 30 分钟；灭菌时应首选压力蒸汽灭菌方法。

③感染性布巾、地巾：宜先消毒后洗涤。可使用 250mg/L 的二氧化氯消毒剂/500mg/L 的含氯消毒剂/相当剂量的其他消毒剂浸泡进行消毒。

（3）术后器械处理

①一般感染性手术用过的器械，按照"清洗—消毒—干燥—检查与保养—包装—灭菌"的程序进行处置。

②特殊感染性手术用过的器械，按照"消毒/灭菌—清洗—消毒—润滑—干燥—包装—灭菌"的程序处理。

（4）标本处理：建议标本在手术间内完成固定工作，做好感染的标识，密闭容器运送，运送过程相关人员做好相应的防护，尽量减少中转及停留的环节。

（5）患者血液、体液、尿液等经 2000mg/L 有效氯消毒液浸泡 30 分钟后再倒入污水处理管理，或进行封闭式收集。

（四）特殊感染性手术后的消毒隔离

《疫源地消毒总则》GB19193 - 2015 提出：朊毒体、气性坏疽、呼吸道传染病及突发原因不明的传染性疾病患者手术结束后，参照 GB19193 要求进行终末消毒，普通手术间消毒后通风换气时间 ≥ 30 分钟；洁净手术间自净时间 ≥ 30 分钟。

1. 朊毒体感染患者术后消毒隔离措施

（1）朊毒体对常用的理化消毒及灭菌因子抵抗力很强，消毒及灭菌处理困难。感染朊病毒患者或疑似感染朊病毒患者宜使用一次性使用的器械、材料和废物，使用后双层密闭封装焚烧处理。

（2）耐热的物品、器械先浸泡于 1mol/L NaOH 溶液中 60 分钟，在下排式压力蒸汽灭菌器中 121℃灭菌 60 分钟或预真空压力蒸汽灭菌器中 134℃灭菌 18 分钟，然后清洗并常规灭菌。

（3）不耐热的物品、器材用 2mol/L NaOH 或有效氯浓度为 20000mg/L 的含氯消毒剂中浸泡 60 分钟，擦干并用水冲洗，不能耐受 NaOH 或次氯酸钠液的任何表面，用水清洁、冲洗干净。

（4）环境表面：应用清洁剂清洗，采用 10000mg/L 的含氯消毒剂消毒，至少作用 15 分钟。为防止环境和一般物体表面污染，宜采用一次性塑料薄膜覆盖操作台，操作完成后按特殊医疗废物焚烧处理。

2. 气性坏疽病原体感染患者手术后消毒隔离措施

（1）伤口的消毒　采用 3% 过氧化氢溶液冲洗伤口周围皮肤可选择碘伏原液擦拭消毒。

（2）器械的消毒　应先消毒，后清洗，再灭菌。消毒可采用含氯消毒剂 1000～2000mg/L 浸泡消毒 30～45 分钟，有明显污染物时应采用含氯消毒剂 5000～10000mg/L 浸泡消毒≥60 分钟，然后按规定清洗，灭菌。

（3）物体表面的消毒　采用 0.5% 过氧乙酸或 500mg/L 含氯消毒剂擦拭。

（4）环境表面的消毒　环境表面有明显污染时，随时消毒，采用 0.5% 过氧乙酸或 1000mg/L 含氯消毒剂擦拭。

（5）终末消毒　可采用 3% 过氧化氢或过氧乙酸熏蒸，3% 过氧化氢按照 20ml/m³气溶胶喷雾，过氧乙酸按照 1g/m³加热熏蒸，湿度 70%～90%，密闭 24 小时；5% 过氧乙酸溶液按照 2.5ml/m³气溶胶喷雾，湿度为 20%～40%。

3. 多重耐药菌感染患者术后消毒隔离

（1）器械处理：消毒可采用含氯消毒剂 1000mg/L 浸泡消毒 30 分钟，有明显污染物时应采用含氯消毒剂 1000mg/L 擦拭，后装入密闭箱送至消毒供应中心按规定进行清洗灭菌。

（2）术后严格做好环境物体表面清洁消毒工作，仪器设备以及地面、物体表面建议采用 1000mg/L 含氯消毒剂进行擦拭消毒。

（3）终末消毒　消毒人员做好个人防护；按照先上后下、先左后右、先里后外依次对室内（含病室内卫生间）所有门窗、墙壁、家具、仪器设备等物体表面及空气进行消毒；消毒剂可以选择 700mg/L 有效氯的含氯消毒液或 2000mg/L 的季铵盐类消毒液；对污染重、经济价值不大的物品装入双层医疗废物包装袋，按照医疗废物处理；消毒所用工具及防护用品一次性物品按医疗废物处理，重复使用的物品使用消毒液喷洒或浸泡消毒，清洗、干燥备用；多部位采集与患者密切接触的环境物体表面进行病原学监测，无多重耐药菌检出方可收治患者。

4. 突发不明原因传染病患者术后消毒隔离措施

（1）突发不明原因的传染病病原体污染的诊疗器械、器具与物品的处理应符合国家发布的规定要求。

（2）没有要求时，其消毒的原则为：在传播途径不明时，应按照多种传播途径，确定消毒的范围和物品；按病原体所属微生物类别中抵抗力最强的微生物，确定消毒的剂量（可按杀灭芽孢的剂量确定）；医务人员应做好职业防护。

第四节　手术室医疗废弃物的管理

医疗废物（medical waste）是指医疗卫生机构在医疗、预防、保健以及其他相关活动中产生的具有直接或间接感染性、毒性以及其他危害性的废物。医疗废物具有极强的传染性、生物病毒性和腐蚀性，已被列入《国家危险废物名录》之中。手术室医疗废物数量多且种类繁杂，是控制医源性感染的重要管理环节之一，若对手术室医疗废物疏忽管理或处置不当，不仅会给手术室环境带来影响，导致传染性疾病的流行，直接危害患者及工作人员，还可能会直接流入到临床或者社会中，给人们的健康带来极大的威胁。

一、医疗废物的分类

2003 年由国务院卫生行政主管部门和环境保护行政主管部门共同制定、公布了《医疗废物分类目录》，其中将医疗废物共分为感染性废物、病理性废物、损伤性废物、药物性废物、化学性废物这五大类，具体内容见表10-4-1所示。

表10-4-1　医疗废物分类目录

类别	特征	常见组分或者废物名称
感染性废物	携带病原微生物具有引发感染性疾病传播危险的医疗废物	1. 被患者血液、体液、排泄物污染的物品，包括棉球、棉签、引流棉条、纱布以及其他各种敷料；一次性使用卫生用品、一次性使用医疗用品及一次性医疗器械；废弃的被服；其他被患者血液、体液、排泄物污染的物品
		2. 医疗机构收治的隔离传染病患者或者疑似传染病患者产生的生活垃圾
		3. 病原体的培养基、标本和菌种、毒种保存液
		4. 各种废弃的医学标本
		5. 废弃的血液、血清
		6. 使用后的一次性使用医疗用品及一次性医疗器械视为感染性废物
病理性废物	诊疗过程中产生的人体废物和医学试验动物尸体等	1. 手术及其他诊疗过程中产生的废弃的人体组织、气管等
		2. 医学实验动物的组织、尸体
		3. 病理切片后废弃的人体组织、病理蜡块等
损伤性废物	能够刺伤或者割伤人体的废物的医用锐器	1. 医用针头、缝合针
		2. 各类医用锐器，包括：解剖刀、手术刀、备皮刀、手术锯等
		3. 载玻片、玻璃试管、玻璃安瓿等
药物性废物	过期、淘汰、变质或者被污染的废弃的药品	1. 废弃的一般性药品，如抗生素、非处方类药品等
		2. 废弃的细胞毒性药物和遗传毒性药物，包括①致癌性药物，如硫唑嘌呤、苯丁酸氮芥、萘氮芥、环孢霉素、环磷酰胺、苯丙氨酸氮芥、司莫司汀、三苯氧胺、硫替派等；②可以致癌性药物，如：顺铂、丝裂霉素、阿霉素、苯巴比妥等；③免疫抑制剂
		3. 废弃的疫苗、血液制品等
化学性废物	具有毒性、腐蚀性易燃易爆性的化学物品	1. 医学影像室、实验室废弃的化学试剂
		2. 废弃过氧乙酸、戊二醛等化学消毒剂
		3. 废弃的汞血压计、汞温度计

二、手术室医疗废物管理要求

手术室在医院的管理下应当建立、健全医疗废物管理责任制，严格按照《医疗废物管理条例》《医疗卫生机构医疗废物管理办法》《医疗废物分类目录》《医疗废物专用包装物、容器标准和警示标识规定》《医疗废物集中处置技术规范》

等法律法规的要求进行管理。

（一）手术室医疗废物管理一般规定

1. 管理组织　手术室医院感染管理小组负责手术室医疗废物的管理，并接受职能部门的定期检查，及时解决存在的问题。

2. 收集

（1）手术室医疗废物的处理应严格按照国家医疗废物管理的相关规定进行分类收集。将医疗废物分置于符合《医疗废物专用包装物、容器的标准和警示标识的规定》的包装物或者容器内，包括包装袋、利器盒、周转箱（桶）等。

（2）包装袋、利器盒、周转箱（桶）等专用包装物或容器的整体颜色均为黄色，表面印有盛装医疗废物类型的文字。

（3）在盛装医疗废物前，应确保医疗废物包装物或者容器无破损、渗漏以及其他缺陷，做好检查、排查工作。

（4）一般情况下医疗废物不能混合收集，可允许少量的药物性废物混入感染性废物中，但应当在标签上注明情况；已放入包装物或者容器内的医疗废物不得取出。

（5）废弃的放射性、麻醉、毒性、精神等药品及其相关的废物，管理上应依照有关法律、行政法规和国家有关规定、标准执行。

（6）隔离的传染病患者或者疑似传染病患者所产生的医疗废物，应当视为具有传染性，使用双层包装物及时进行密封，单独存放，并设有相应的警示标识；病理性废物应装入防渗透的医疗废物袋或盒内，并按要求标示。

（7）盛装的医疗废物不可过满，以不超过包装物或者容器的3/4满为宜，结扎封口时应采取有效的封口方式进行密封，保证封口严密且紧实。

（8）包装物或容器外表面应当设有警示标识，并注明医疗废物产生的地点（如手术间序号、日期、医疗废物类别、其他特别说明）。

3. 贮存

（1）手术室应当建立医疗废物暂存处，设有贮存设施、设备，并有严密的封闭措施，加锁，专人管理。

（2）暂存处位置符合手术室区域划分的要求，应设有明显的医疗废物和"禁止吸烟、饮食"的警示标志；应具备防渗漏、防鼠、防蚊蝇、防蟑螂、防飞鸟、防盗、预防非工作人员进入的管理措施。

（3）各类医疗废弃物不得混放，不得露天存放，禁止在非贮存地点倾倒、堆放医疗废物或者将医疗废物混入其他废物和生活垃圾。

（4）根据科室产生医疗废物的量及时、合理、尽早安排回收；医院内医疗废物暂时贮存的时间不得超过 2 天。

4. 转运

（1）手术室医疗废物的转运属于院内转运。

（2）手术室医疗废物应由专用通道或其他封闭隔离方式运送，运送时间错开医院人流高峰时段。

（3）运送人员每天使用防渗漏、防遗撒、无锐利边角、易于装卸和清洁的专用运送工具，将手术室医疗废物分类包装并按照规定的时间和路线运送至医院指定的暂时贮存地点。

（4）运送人员在运送手术室医疗废物前，应当检查包装物或容器的标识、标签及封口是否符合要求，不得运送不符合要求的医疗废物。

（5）运送时，应当防止造成包装物及容器破损和医疗废物的流失、泄露和扩散。

（6）禁止在运送过程中丢弃或邮寄医疗废物；禁止任何单位和个人转让、买卖医疗废物。

（7）每天运送工作结束后，应当对运送工具及时进行清洁和消毒；运送医疗废物的专用车不得用于其他用途。

5. 交接

（1）手术室医疗废物院内运送需填写登记本，登记及时、准确。

（2）登记内容包括来源、种类、数量（或重量）、交接时间以及经手人签名等项目，登记资料至少保存 3 年，见表 10 - 4 - 2。

（3）医院具备污水集中处理系统，液体废物可直接排放；无污水集中处理系统的医院，应参照 GB 19193 - 2003 进行处理。

表 10 - 4 - 2　手术室院内医疗废物登记本

交接日期时间	感染性废物		病理性废物		损伤性废物		药物性废物		化学性废物		其他	手术间号	交接签名
	体积箱、袋	重量千克	体积箱、袋	重量千克	体积箱、袋	重量千克	体积箱、袋	重量千克	体积箱、袋	重量千克			
合计														

（二）手术室常见医疗废物的处理

手术室为外科手术的集中地，由于其特殊的职能，每日产生的医疗废物数量大，种类多，实施规范化的分类管理及处置是控制手术室医源性感染的重要环节。根据医疗废物的性质，需采用不同的盛装容器进行分类处置，不得混放。

1. 非感染性垃圾的处理

（1）不属于医疗废物，其范畴 ①非手术区垃圾：主要为办公、学习、生活区域的一些生活垃圾，及相关区域工作人员使用的未被污染的一次性口罩、帽子等；②手术区非感染性垃圾：主要为一次性无菌物品的包装袋、药品包装盒，属于可回收垃圾；③未被患者血液、体液、排泄物污染的使用后的输液瓶（一次性玻璃瓶、一次性塑料输液瓶/袋），不属于医疗废物，但回收利用时不可用于原用途，且再次应用时不可危害人体健康。

（2）盛装容器 除未被洗涤的输液瓶（袋）可盛放于白色垃圾袋内，均为内套黑色塑料袋的垃圾桶，非手术区的垃圾桶可加盖。

（3）收集处理 按生活垃圾处理。根据区域特点选择适宜地方设置内套黑色垃圾袋的垃圾桶，盛放至四分之三满时，由相关人员将塑料袋扎口后按手术室规定要求送到暂存处处理。

2. 损伤性医疗废物的处理

（1）范畴 使用后的医用针头、手术刀片、缝合针、麻醉穿刺针、针灸针、各种穿刺针、手术锯片、钻头、备皮刀、术中各种治疗针、各种导丝、钢针、安瓿、一次性利器（电刀头、一次性穿刺器等）等锐利废物。

（2）盛装容器 不损漏，能防刺穿，不会出现破裂，易于焚烧的黄色锐器盒。

（3）收集处理 手术间内相对污染区域放置锐器盒，手术结束后或盛放 3/4 满时，由手术室护士将盒口密封，不得再次打开；表面注明手术间号、开启日期，送至指定暂存处，由专职人员统一回收处理。

3. 非锐利感染性废物的处理

（1）范畴 ①接触患者血液、体液、排泄物的物品：使用后的一次性吸引器管、一次性注射器针筒、一次性输血器、一次性输液器、一次性医疗器械、一次性高值耗材、一次性吸痰管、一次性气管醚管、一次性麻醉用物、各种敷料、一次性引流袋等；②患者血液、体液、排泄物。

（2）盛装容器 黄色垃圾袋统一处置，如为隔离的传染患者或者疑似传染病患者产生的相关医疗垃圾应使用双层黄色垃圾袋盛放，并及时结扎。

（3）收集处理 手术结束后由手术间护士进行有效封口，表面注明手术间号、日期、"感染性废物"的警示标识等信息，送至指定暂存处，由专职人员统一回收处理；一次性使用的医疗卫生用品必须按要求进行分类放置，绝不可以混入生活垃圾中，有专人管理，集中毁型；一次性高值耗材，如一次性吻合器、闭合器等，需有使用记录及毁型记录。

4. 病理性医疗废物

（1）范畴 ①需保留做进一步诊断的标本组织，如术中快速病理诊断标本、肿瘤标本等；②死胎、死婴、残肢、胎盘；③其他废弃的手术标本。

（2）盛装容器 按要求置于专用包装容器内，如专用标本袋、标本盒，防渗漏的医疗废物袋等。

（3）收集处理

1）需保留的标本处置 ①由洗手护士、巡回护士、手术医生、其他相关人员按照要求进行标本接收前、接收后、登记时、移交时等环节的双人核对；②包装袋外粘贴标签，注明日期、患者姓名、性别、住院号、手术名称、标本名称；③登记本上另外注明巡回及洗手护士的姓名，存放在指定地点；④由相关负责人及时送医院标本相关管理部门进行交接登记并由送检人及接收人签字。

2）胎盘的处置 ①归属性：产妇分娩后胎盘应当归产妇所有；②产妇有知情同意权：产妇在产前应被告知胎盘处置的相关内容，并填写《胎盘处置知情同意书》，经产妇（授权委托人）签字、医务人员签字后，随病案归档备查；未经产妇同意，任何医疗机构及医务人员均不得擅自对胎盘进行处置；③产妇放弃或是捐献胎盘的，可以由医疗机构按照医疗废弃物进行处置，使用感染性废物包装袋；④回收员将回收的胎盘转交医疗废弃物暂存站，按照回收胎盘数量与暂存站接收人员进行交接并双签字，回收各种记录、单据保存3年；⑤如果是传染患者的胎盘，有可能造成传染病传播的，应由医务人员告知产妇按照《传染病防治法》《医疗废物管理条例》等有关规定执行，按照传染性医疗废弃物处置；⑥任何单位、科室和个人不得买卖胎盘，违者进行严厉处罚，造成后果者追究责任；⑦胎盘处置登记表见10-4-3。

表10-4-3 胎盘处置登记表

日期	床号/手术间号	患者姓名	病案号	助产护士/医生	处理方		个数	交接签字	
					家属	医院		交出方	回收方

3）死胎/死婴的处置 ①体重 > 500g 或胎龄 > 16 周的胎儿遗体不属于医疗废物，医疗机构必须将其纳入遗体管理，依照《殡葬管理条例》的规定进行妥善处置；②严禁医疗机构及其工作人员从事死胎（死婴）的买卖和各种营利性活动；对违反规定的医疗机构和工作人员，一经发现必须严肃查处；③各级各类医疗机构必须高度重视死胎（死婴）的管理工作，建立健全该项工作管理制度，明确工作人员职责，落实岗位责任，确保患者尸体的规范管理。

5. 医用织物

（1）概念 ①医用织物是指医院内可重复使用的纺织品，包括患者使用的衣物、床单、被罩、枕套；工作人员使用的工作服、帽；手术衣、手术铺单；病床隔帘、窗帘以及环境清洁使用的布巾、地巾等；②感染性织物是指医院内被隔离的感染性疾病［包括传染病、多重耐药菌感染（定植）］患者使用或者被患者血液、体液、分泌物（不包括汗液）和排泄物等污染，具有潜在生物污染风险的医用织物。

（2）医用织物的分类收集、运送与储存应符合 WS/T508 – 2016《医院医用织物洗涤消毒技术规范》的操作要求，相关操作人员能够准确识别出可能存在的生物污染风险及其关键控制点，及时反馈并提出可持续改进的措施。

三、医疗废物管理中的职业安全

（一）手术室医疗废物处理中常见的职业伤害

在医疗废物处理过程中，医疗废物释放出的感染介质，可以通过接触（如接触患者血液、体液、消化道黏膜）、吸入等传播途径，导致易感人群，即工作人员（包括医务人员以及处理医疗废物的相关工作人员等）感染，造成职业伤害。常见的伤害包括以下四种。

1. 机械性损伤 工作人员在处理利器或医疗废物中外漏的利器时，受到的损伤，其中针刺伤最常见。

2. 生物性损伤 工作人员在医疗废物处理的各环节暴露于感染患者的血液、体液中引起的传染病、皮肤软组织感染等。

3. 化学性损伤 工作人员在分类、收集细胞毒素药物或化学消毒剂时，由药物性或化学性物质引起的损伤。

4. 物理性损伤 工作人员在医疗废物处理的各环节暴露于放射性物质或焚化医疗废物操作中，引起的放射损伤、烧伤等。

（二）职业安全防护措施

手术室工作人员是手术室医疗废物的收集、分类、贮存、转运、处置等工作的直接负责人，也是手术室发生医疗废物职业伤害的高危人群。因此，针对工作人员的职业防护措施尤为重要，包括健全制度、加强培训、规范流程、防护保障等内容。

1. 健全制度 医院建立健全的医疗废物管理相关规章制度，如医疗废物管理制度、医疗废物分类交接制度、医疗废物收集运送制度、医疗废物暂存地管理制度、医疗废物流失泄露扩散和意外事故应急处理制度等。手术室在遵守医院相关规章制度的同时，需要根据本科室医疗废物种类及处置情况进行补充说明，符合工作需求。

2. 加强培训 对手术室所有工作人员，包括医务人员以及保洁人员等医疗废物处置直接相关的工作人员，进行相关法律法规、专业技术、安全防护和应急处理等知识的培训，要求相关人员熟练掌握和熟记医疗废物收集、运送、贮存、处理过程中的各项规定、要求和操作程序，并定期考核；提高工作人员的自我防护意识，能够在医疗废物职业安全防护中有较高的自觉性、主动性，确保自身安全。

3. 规范流程 制定医疗废物的收集、分类、贮存、转运、处置等的规范化工作流程，改变工作人员操作的不良习惯，使操作有据可依，有章可循；制作医疗废物在手术室产生至流出的流程图，从起点到终点全程均有可追溯记录，以最大限度地降低工作人员的暴露和伤害风险，确保安全。

4. 防护保障

（1）加强手术室工作人员个人防护，配置必要的防护用品，如工作服、工作裤、工作鞋、口罩、帽子、防护眼罩、防护手套、防水围裙和袖套等。

（2）实行标准化预防。在工作前、中、后过程中注意对手的保护，有损伤的皮肤应先用防水敷料包扎好，然后再使用防护用品，手部皮肤破损可戴双层手套，工作中接触所有沾有患者血液、体液、排泄物的器具或物体表面时都应戴手套，脱手套后立即洗手，接触和处理医疗废物后立即在流动水下实施卫生洗手。

（3）掌握在医疗废物收集、分类、贮存、转运、处置过程中预防职业伤害的措施及发生后的处理措施；掌握发生医疗废物流失、泄露、扩散和意外事故情况时的紧急处理措施。

（4）建立健康档案，定期进行健康检查，必要时对有关人员进行免疫接种，防止受到健康损害。

（三）医疗废物突发应急事件的处置

常见的医疗废物突发应急事件主要包括各种职业伤害、医疗废物流失、泄露、扩散和意外事故。

1. 各种职业伤害的突发应急事件处置　包括机械性损伤、生物性损伤、化学性损伤、物理性损伤四种职业伤害的应急处置，相关内容参考第十章第三节《手术室职业暴露的应急措施》。

2. 医疗废物流失、泄露、扩散和意外事故的应急处置按照《医疗卫生机构医疗废物管理办法》相关要求采取紧急处理措施。

（1）确定流失、泄露、扩散的医疗废物的类别、数量、发生时间、影响范围及严重程度。

（2）组织有关人员尽快按照应急方案，对发生医疗废物泄露、扩散的现场进行处理。

（3）对被医疗废物污染的区域进行处理时，应当尽可能减少对患者、医务人员及其他现场人员及环境的影响。

（4）采取适当的安全处置措施，对泄漏物及受污染的区域、物品进行消毒或者其他无害化处置，必要时封锁污染区域，以防过大污染。

①处理人员做好职业防护，借助工具（如持物钳等）将洒落的医疗废物回收进新的医疗废物容器中。

②回收完毕，根据洒落面积的两倍，从外向内使用含氯消毒剂（有效氯＞1000mg/L）进行喷洒或擦拭消毒。

③术中或处理医疗废物时发生血液、体液溅洒时，如为少量溅洒在地面、墙面、物体表面等处，可先用含氯消毒剂（有效氯＞1000mg/L）喷洒浸泡，戴手套后用一次性抹布擦拭，摘除手套后在流动水下洗手；大量血液、体液溅洒后，处理人员进行安全防护后，先用一次性吸收性材料吸收清理，再用含氯消毒剂（有效氯＞1000mg/L）及清水分别擦拭消毒、清洁，处理防护用具，摘手套，流动水洗手。

（5）对感染性废物污染区进行消毒时，消毒工作从污染最轻区域向最严重区域进行，对可能被污染的所有使用过的工具也应当进行消毒。

（6）工作人员应做好卫生安全防护后开始工作。处理工作结束后，医疗卫生机构应当对事件的起因进行调查，并采取有效的防范措施预防类似事件的发生。

第十一章　手术室职业安全管理

随着现代医学的迅速发展，新的化学物及高科技技术在临床上得到广泛应用，由此带来了新的职业危害，手术室护士在为患者实施护理的过程中，如何正确识别工作环境中的职业安全危险因素，加强职业安全防护意识以及正确的应用防护措施加以保护尤为重要。

第一节　手术室职业安全概论

在职业过程中，维持和促进手术室护士的心理、生理以及社会交往，使之达到最佳状态，防止其承受健康因素的伤害，将其安排在适宜的工作、生活环境里，提供职业安全防护，使得护理人员将健康带给人们的同时，能够保证自己的健康，真正创造一个"安全、健康、环保的生产方式"。

一、手术室职业安全概念

职业安全与健康是指以促进并维持各行各业工作人员的生理、心理及社交达到最佳状态为目的，并防止工作人员免受健康因素的伤害及将工作人员安排在适合他们生活、工作的环境里。

职业风险是指工作场所伴随或存在特定职业的各种有害人体的因素，作用于不同器官，影响正常的功能或者引发各种病变。

手术室护士在工作中面临各种理化因素、生物因素及心理、生理因素等职业危害，时刻有感染某种疾病的危险，这种危险即为职业暴露。

二、手术室职业安全意义

在医院特定的工作环境下，医务人员为患者实施诊疗、护理等工作过程中，经常暴露于患者的血液、体液及排泄物及各种理化损伤因子（光、热、电磁辐射等）的环境中，识别上述危险因素并进行有效的职业防护是手术室工作中的一项重要内容。

通过采取有效的防护方法，避免可能发生的危害职业健康的风险，避免感染和疾病的严重后果，改善医务人员的职业安全，创建良好的工作条件与环境，确保所有医务人员的安全与健康。

三、国内手术室职业防护的现存问题

（一）职业安全防护知识缺乏

1. 医学院校教育职业防护知识存在盲点，调查表明，许多护理学校、学院未开设职业防护教育课程。护理人员获取防护知识的主要途径是通过工作以后的在职培训。

2. 外科医学的发展，高科技仪器设备的投入使用，只重视操作培训和功能的开发应用，忽视使用过程中存在的危害因素、防护用具及防护措施的使用。

3. 重视药物的治疗作用，忽视毒性反应。

（二）职业防护意识淡薄

1. 工作紧张、繁忙，忽视潜在感染危险。

2. 管理人员对职业防护重视程度不够。

3. 工作中的经验主义。医护人员普遍关注手术操作及手术期间患者安全，但未意识到手术室潜在的危险，自身防护意识不强。

4. 直接用手传递锐器是一种不良的工作习惯，但已习以为常。

（三）缺乏有效的防护措施及防护用具

1. 执行防护措施力度不够。

2. 防护用具缺乏，准备物品种类过少、分散、无近效期检查。有些医疗机构因受经济条件限制，防护设备缺乏。

第二节　手术室职业安全危险因素

手术室职业安全的危险因素包含物理性、化学性、生物性和社会心理因素四大方面，了解职业安全的危害因素对正确实施有效的防护措施有着重要意义。

一、物理性危险因素

（一）噪声污染

国际常用声压级来表达声量的大小，声压级的单位为 dB（分贝）：10~20dB几乎感觉不到；20~40dB 相当于轻声说话；40~60dB 相当于在室内谈话；60~

70dB 即有损神经；70~90dB 感觉很吵，长期处在这种环境中学习和生活，会使人体神经细胞逐渐被破坏；90~100dB 使听力受损；100~120dB 会使人难以忍受，几分钟即可暂时致聋。通常声音在 30dB 左右时，不会影响到正常的工作生活与休息。当达到 50dB 以上时，人们会有较大的感觉，难以入睡。声音达到 80dB 或以上即被判定为噪声。手术室的平均噪声为 60~65dB，但常接近于 90dB，这是 8 小时内允许的最高水平。手术室中噪声的来源：一是麻醉呼吸机，二是吸引器及吸痰器，三是外科和超声外科电流，四是工作人员对话；其他的来源包括有门铃声、电话铃声、空调声、麻醉报警声、手术器械的声音和患者呻吟声等。噪声会引发机体产生心理和生理的应激反应，从而降低人的灵活性，导致持续判断力与记忆力减退，精力分散，容易出现错误，长期工作于噪音中易引起疲劳、头痛、烦躁、听力下降等。

（二）X 射线污染

X 射线使用不当可引起自主神经功能紊乱、消化道不适、皮肤损害等。自主神经功能紊乱的症状包括乏力、头晕、头痛、记忆力下降，造血功能低下。消化道症状包括腹痛、腹胀。如果不注重防护，长期接受低剂量辐射，会引起人的皮肤损害，表现为指（趾）甲营养不良。X 线辐射会对胎儿造成严重影响，可致畸、致癌、致死、致严重智力低下。

（三）激光污染

激光通过光受激辐射扩大而产生。在光谱里，激光分布在可见光、紫外线及红外线区域。是 20 世纪以来，人类的又一重大发明，它被称为"最快的刀""最准的尺""最亮的光"。

1. **激光造成的危害等级** 包括 1 级、2 级、3A 级、3B 级和 4 级。级别越高危险性越大，4 级危险性最大。多数医用激光属于 3B 和 4 级。

2. **激光造成的危害分类** 激光造成的危害分为光束危害和非光束危害。光束危害是通过直接的、意外的激光光束照射，可能会引起眼睛和皮肤的损伤、火灾或者爆炸。非光束危害是人体吸入激光产生过程中对其放出的烟雾、化学物质产生影响和电器意外事件的发生。

3. **激光对眼睛的危害** 激光属于光的范畴，眼睛是人体对光最敏感的部位。因此，激光对眼睛的危害尤为明显。一旦损伤会造成永久性失明。即使是低剂量的激光照射，如果在极小的面积、极短的瞬间能量的集中释放，也会引起眼部组织的严重损伤，严重时会造成视网膜灼伤、出血、裂孔。因此，操作此类激光器时，必须佩带激光防护眼镜。

4. **激光对皮肤的危害** 激光的热作用是造成皮肤损伤的机制，受激光照射的皮肤随着剂量的增大会依次出现热致红斑、水疱、凝固及热致炭化、沸腾，燃烧及热致汽化。

（四）手术烟雾和其他废气污染

手术烟雾是指使用高频电刀、激光刀、超声刀、电外科设备将组织消融、摧毁、分解，导致细微的颗粒悬浮于空气中。手术烟雾中含有有害化学成分、活性细胞、活性病毒、血源性传播病原体、非活性颗粒和可诱导突变的物质等。这些有害物质会导致接触者头晕、头痛、恶心、呕吐、眼表不适、上呼吸道疼痛以及其他潜在的危害，包含白血病、贫血、HIV病毒感染、肝炎、慢性支气管炎、肺病、哮喘、癌变和基因改变。关节置换术中的骨水泥异味会使人头痛，甚至发生过敏反应。

（五）运动功能损伤

体力处理操作就是指用手、手臂或其他身体动作去移动或者支撑负荷物。进行体力处理操作的目的是正确运用力学原理进行体力操作，避免因体力操作不当造成损伤。据香港住院管理局一份工作人员健康调查报告显示：由于体力处理操作不当引起的伤害中，22.4%为撞伤；20.7%为累积疲劳损伤；8.7%为跌倒。受损部位：腰部38.6%，肩部27.7%，手肘及腕部23.1%，膝部26.5%。长期体力处理操作不当易引起下肢静脉曲张，颈椎病，胃、十二指肠溃疡病等。

二、化学性危险因素

（一）麻醉废气

吸入麻醉药物的发明标志着现代麻醉学的诞生，它极大地推动了现代医学的进步和人类社会文明程度的提高。吸入麻醉药除了麻醉用，对人体是否有危害或其程度如何一直是令人关心的问题，为此吸入麻醉经历了不断的更新。另外，吸入麻醉药历来无例外地都是人工合成的化学品，对大气环境的影响也日益引起公众的关注。已知当今的卤族吸入麻醉药物和笑气均属于温室气体，可破坏臭氧层。笑气产生温室气体效应的分子强度是二氧化碳的230倍，贡献了全球升温效应的0.1%，而更糟糕的是其在自然界分解的时间可长达120年。然而，吸入麻醉气体在麻醉过程中，不可避免地最终排入大气，不可避免性体现在这些气体在人体内的代谢量很少，患者麻醉后苏醒最终依赖于通过呼吸以原型全部呼出，排向大气。另外，在吸入麻醉实施过程中，或多或少总有部分麻醉气体泄漏，在目前的技术条件下，并不能杜绝此泄漏，这也成为不可避免。麻醉气体泄漏对健康的危害性如何，尤其受到麻醉医生、手术室护士、麻醉恢复室和ICU医护人员的关注。麻醉废气危害包括以下几种。

1. 致畸致癌 长期接触微量的麻醉废气，逐渐在体内蓄积达到危害健康的浓度，包括致突变、致畸、致癌作用。在《（2014 版）中国麻醉学指南与专家共识》中指出：经研究，氧化亚氮、氟烷、安氟烷、地氟烷和七氟烷绝大多数对DNA 损害测试的结果都呈阴性，并且都没有潜在的致突变性，只有三氯乙基乙烯醚和三氯乙烯是致突变原，但这些药物目前已经被摒弃。

2. 对生育功能的影响 孕妇长期暴露微量麻醉废气环境中，导致自发流产率增加，不孕率和婴儿畸形率增加。在《（2014 版）中国麻醉学指南与专家共识》中指出：经研究，这些吸入麻醉药物的致畸作用与给药途径和使用的剂量有关，职业性暴露于微量麻醉废气和繁衍能力之间无相关性。地氟烷和七氟烷在由制造商赞助的研究中显示无致畸性的生殖毒性。

3. 器官毒性 肝、肾、脑病变，可抑制骨髓造血功能。在《（2014 版）中国麻醉学指南与专家共识》中指出：以长期的致癌性研究来评估吸入麻醉药的器官毒性。即使有最大耐受剂量，异氟烷、氟烷、安氟烷和笑气都没有显示对肾、肝、生殖系统和其他器官有显著的病理损害。这些麻醉药物在长期的动物研究中，均未显示出毒性，故推测，七氟烷和地氟烷也是如此。

（二）抗肿瘤药物

1. 对骨髓的抑制 使白细胞下降，随剂量的增加，红细胞和血小板受到不同程度的影响。特别是环磷酰胺、氮芥、阿霉素、丝裂霉素等。

2. 对生殖系统影响 除产生骨髓抑制和皮肤毒性外，可引起远期毒性，对生殖细胞有致突变作用，对胎儿有致畸作用。

3. 过敏反应 处于高敏状态的医护人员，接触药物后会产生过敏反应。

（三）化学消毒剂

1. 甲醛 对皮肤、黏膜有强烈的刺激性。刺激黏膜引起职业性哮喘，急性大量接触更可导致肺水肿，同时也是造成职业性皮炎最常见的原因之一。

2. 戊二醛 刺激皮肤、黏膜，直接与液体接触导致皮肤发炎。与 2% 戊二醛短暂接触一般不会引起皮炎，反复接触可能会导致过敏性接触皮炎。暴露于戊二醛气体中可能会引起眼睛疼痛，对胃肠道、呼吸道及神经系统产生不良影响，甚至可致癌。

3. 环氧乙烷 皮肤接触环氧乙烷溶液后可引起红肿、水疱、血疱、甚至烧伤。空气中浓度大于 $2mg/m^3$，可导致头晕、头痛、恶心、呕吐，严重者会引发肺水肿。

（四）电磁波

电磁波是危害人类健康的隐形"杀手"。世界卫生组织继水源、大气、噪声之后，将电磁波列为第四大环境污染源。手术室中存在着电脑、各种仪器设备的显示器、移运通信设备等。长期大剂量接触电磁波会对中枢系统、免疫系统、心血管系统、血液系统和生殖系统产生影响，甚至致癌。

三、生物性危险因素

血源性传染病职业暴露是医务人员在从事诊疗、护理、医疗垃圾清运等过程中意外被血源性传染病感染者或携带者的血液、体液污染了破损皮肤或黏膜，或被含有血源性传染病的血液、体液污染的针头及锐器刺破皮肤，或被这类患者抓伤、咬伤等。医护人员日常工作中接触了患者的体液、血液、呕吐物、分泌物、污染器械等，会导致护理人员感染疾病，尤其是血液性疾病。职业性感染血源性传播疾病最基本的途径是患者的血液、体液进入医护人员的血液，包括被血液污染的锐利器械刺伤。手术室是血源性传播疾病的高危场所，手术室护士是感染的高危人群。污染的注射器或锐器刺伤是导致医护人员发生血源性传播疾病最主要的因素。手术室护理人员常因标准预防执行不到位；调整针头，回套针帽；开启安瓿时直接用手操作；使用锐利器械时不注意保护，如在刀片、剪刀、缝针等传递过程中，清洗锐利器械中，易误伤他人或自己；工作节奏快，不洗手或不戴手套防护而引发感染，并且在发生针刺伤后不熟悉针刺伤的处理流程。

四、社会心理因素

手术室的护理人员主要是女性，由于女性特有的生理、心理特点以及职业压力大，容易产生负面情绪。护理人员严重缺编，工作紧张。长期轮值夜班，没有规律的进食和休息时间，可引发胃肠道疾病。有的护士利用休息的时间还去自修学历课程，容易疲劳，从而导致内分泌功能紊乱和免疫功能低下。

第三节　手术室职业安全防护措施

在手术室特定环境条件下，医务人员在为患者实施诊疗护理措施的过程中，存在着物理性、化学性、生物性和社会心理因素的影响，时刻有感染某种疾病的风险，针对上述危险因素进行有效的职业防护是手术室工作中的重要内容。

一、物理性危害的防护

（一）噪声污染的防护措施

手术室护士要加强对噪声污染的认识。在设计施工新建手术室时合理布局、采用防噪声措施。对已建成的手术室在保证正常工作的前提下，用最经济的方法控制环境中的噪声在合理的标准内；对科室内所有仪器设备定期进行检修，在活动部件上涂抹润滑剂，减少推、拉次数，淘汰陈旧设备；吸引器暂时不用时将其及时关闭；保持手术间内安静，严格遵守规章制度，不可高声喧哗及谈论与手术无关的话题。术中尽量减少进出手术间的次数，加强对参观人员的管理。

（二）X线的防护措施

1. 放射防护原则

（1）合理化　人体每次暴露于放射线后应通过相应的保健将其带来的危害抵消。

（2）量优化　不影响诊疗效果前提下，通过缩短照射时间、增加距离和利用辐射屏蔽，使工作人员和患者所受到的放射剂量尽可能保持最低。

（3）剂量限制　接触放射线的工作人员要进行剂量监测。计量仪可精确显示工作人员接触的放射量，每月检查记录值，但应特别注意没有绝对的安全照射剂量。国际放射防护委员会（ICRP）对于职业性放射人员的每年最大允许剂量当量和工作场所相邻及附近地区工作人员和居民的每年限制剂量当量，做出以下规定。

①第一类受照射部位　其工作场所相邻及附近地区居民和工作人员的年限制剂量为 5×10^{-1} Sv，部位包括全身、性腺、红骨髓、晶状体。

②第二类受照射部位　其工作场所相邻及附近地区居民和工作人员的年限制剂量为 0.03 Sv，部位包括甲状腺、皮肤、骨。

③第三类受照射部位　其工作场所相邻及附近地区居民和工作人员的年限制剂量为 0.075 Sv，部位包括踝、足、手前臂。

④第四类受照射部位　其工作场所相邻及附近地区居民和工作人员的年限制剂量为 0.015 Sv，部位包括上述四类之外的其他器官。

2. 安全防护措施

（1）基础防护措施

①手术间墙体的主防护应达到 2mm 铅含量的厚度，副防护应达到 1mm 铅含量的厚度，避免使射线外露，以达到安全的目的。

②在手术间内，术前要检查设备机组的工作状态，保证洁净系统、换风系统的正常运行，保持通风良好。

③X线放射机的放射剂量应保持在合理的最低水平，用最小的代价，获得最大的效益，从而使一切必要的照射保持在可以达到的最低标准，以降低辐射对人体造成的危害。请专业维护人员定期检测机器，保持机器和防护设备良好的

性能。

④手术室应有足够的空间，面积应大于 $30m^2$，方便仪器设备的摆放和移动，手术床应满足透视的条件。

（2）个人防护措施

①时间防护　在满足诊疗效果的前提下将 X 线的曝光时间尽量缩短。曝光时间越短，受检者和操作人员的受照剂量就越小，要求操作者技术娴熟，避免人为造成的重复照射。

②距离防护　X 线的照射剂量与距离的平方成反比，X 线量随着距离的增加而迅速衰减。当距离增加 1 倍时，照射量可减少为原来的 1/4。当 X 线机器工作时，所有人员在不违反术中无菌原则的前提下，应尽量远离 X 线管和散射线。

③屏蔽防护　将一种能够有效吸收放射线的屏蔽材料放置在工作人员和放射源之间，以减弱或消除放射线给人体带来的危害。常用的屏蔽工具有：铅屏风、铅帘、铅衣、铅手套、含铅护目镜、铅围脖等。

④剂量限制　被照射的工作人员必须要进行剂量监测，监测方式采用佩戴徽章式个人剂量仪。佩戴于工作人员胸部，置于铅衣后的刷手衣上。剂量仪可将工作人员接触的职业放射量精确显示，建立个人档案，并定期检测。但应特别注意剂量的限制只是对放射防护而采取的其中一种措施，并没有绝对安全的放射剂量。

⑤合理膳食　除加强必要的防护措施以外，在生活中，适宜的饮食营养结构也有一定的作用。优质足量的蛋白质，可以抵抗 X 线对蛋白质的破坏；富含维生素的食物，可以抵抗 X 线对体内酶系统的破坏；注意压缩食物中的脂肪含量，并提高不饱和脂肪酸的比例；常吃含碘丰富的食物，以保护甲状腺功能。

⑥安全教育　学习 X 线的防护知识，提高个人防护意识及操作技能，以解除其焦虑状态，提高工作积极性。

（3）健全保健制度

①对准备参加放射工作的医护人员必须先进行体检，身体不适宜者不能上岗。

②接触放射工作人员健康监护的有效手段是通过动态观察自身对照。

③从事放射性工作人员避免将手直接暴露于辐射下，不注意防护长期低剂量辐射可导致皮肤损害，亦作为放射性损伤的一种器官损伤。

④定期体检，一般 1 年进行一次，如遇照射剂量超过年最大允许剂量等特殊情况，必须由专业机构及时体检，进行放射病的诊断，并根据身体情况做必要处理。

⑤体检项目除一般体检内容以外，还应注意以下项目的检查：血液检查，包括血小板计数，必要时进行骨髓检查；皮肤、指甲、晶状体检查以及毛细血管等的检查；必要时做肝、肾功能检查。

⑥放射保健休假期间，不接触放射线。

⑦建立接触放射人员档案，并随工作人员调动时带走。

⑧根据每人接受放射剂量的显示，合理调配手术室护士工作，适当调整工作岗位或安排休假，对育龄或妊娠期妇女应严格加强保护。

（三）激光的防护措施

激光在医学上应用的领域不断扩大，在使用过程中如不注意对激光的安全防护，可能会造成意外伤害，因此，在充分发挥好激光作用的同时，必须做好安全防护。

1. 激光操作的环境要求

（1）将激光器放置于密闭空间内，在激光工作的地点门口和室内张贴警示标签，无关人员不得进入激光室。

（2）治疗区域附近不可有助燃的气体。使用激光时，尽量停止氧气和一氧化二氮（笑气）的使用或减少用量，以降低火灾或爆炸的风险。

（3）使用激光仪器设备周围应配备有效的消防设施。

2. 操作前要求

（1）工作人员必须经过培训方可使用激光器，术者和助手要详细了解设备的性能与使用方法。进入激光室的人员切记佩戴防护眼镜。

（2）检查机器电源线、整机、光纤是否处于完好状态。

（3）放置在激光器周围的仪器设备应使用表面为钝色的，有不反光表面，使用具有不易燃或阻燃特性的无菌手术盖布，并且保持湿润，以降低火灾隐患。

（4）进行激光操作时不要佩戴手表、首饰等反射性较强的饰物。

（5）激光仪器设备的底座周围不能有液体，机器上方也不能放置水瓶等物品。

（6）激光设备属于精密仪器设备，有些设备还是高压驱动，在搬运时要避免剧烈震动。

（7）进行激光操作的皮肤不可使用含有乙醇的消毒液。

3. 操作中要求

（1）实验室的灯光要明亮，防止人眼瞳孔充分扩张。接触激光源的人员一定要配戴激光防护镜。

（2）必须由经过培训的工作人员操作激光器，使用过程中，开关应处于

"准备状态"；临时不用时，处于"待机状态"；意外情况时，应立即按下"紧急状态"按钮。

（3）激光安全的基本原则是绝不直视激光光束，尤其是原光束，也不可看反射镜反射的激光束，更不可直视光纤输出端，特别要注意大功率红外或紫外的不可见光。

（4）对使用激光设备的工作人员进行教育，不要对其他人员发射激光，不要对镜面反射物发射，不要对近目标或实验室墙壁发射激光。瞄准光束应该精确校准。

（5）保持光路高度在工作人员的视线以下，工作时进行弯腰、低头或拾地上的东西等动作都是非常危险的。

（6）激光器需合理放置，避免激光束射向人员行走频繁的区域，在激光辐射的方向应安置必要的遮光板或屏风。

（7）对不可见的激光器关闭后应用 IR 红外光敏卡或 UV 紫外光敏卡检查，确认是否已关闭。

（8）激光器不使用时，应存放在上锁的地方，只有具备激光使用知识并经授权的工作人员才能接触到钥匙。钥匙和激光的使用登记簿应妥善保管。

4. 操作后要求

（1）操作人员应做定期健康检查，特别是眼底视网膜检查。

（2）由专职人员定期进行激光仪器设备的安全检查。

（3）由专职人员定期检查人员的保护装备，确保患者和操作人员的安全。

（四）手术烟雾和其他废气的防护措施

提高认识，认清空气污染的危害性，提高防污染自觉性，减少污染源，加强自身防护。选择合适的电刀输出功率，选择产烟少、质量好的高频电刀，尽量使用带吸引装置的高频电刀，在切割的同时能及时吸尽烟雾，减少空气污染。术中调配骨水泥时，应使用粘合胶调配装置，并合理使用防护用具，减少接触和吸入有害气体。腹腔镜手术时，仔细检查气腹机与各管道衔接处是否连接紧密，并提醒医生操作谨慎，防止二氧化碳泄露。

（五）运动功能损伤的防护措施

合理安排工作时间，灵活安排人员。在工作安排中，注意合理安排和适当调整洗手和巡回工作的次数，既要保证工作的连续性，又要注意缓解护士因工作姿势带来的身心疲劳。教育和传授年轻护士学会恰当的选择工作速度，缓解紧张程度。尽量减轻行为负荷，借助有效客观条件，注意节约体力和能量，不断地改善工作条件，简化人工运作的行程和程序，减少无效劳动，合理设计工作流程，创造良好的工作环境。

二、化学性危害的防护

（一）麻醉废气的防护措施

关注操作常规的细节以减少麻醉废气的排放。根据麻醉种类及手术大小合理安排手术间，孕妇和哺乳期工作人员尽量不安排进手术间工作。

1. 减少麻醉废气的泄露　降低手术室麻醉废气的污染，应从造成麻醉废气泄露或污染的各个环节着手。防止管道漏气，选用密闭性能好的麻醉机并进行定期监测；关注操作常规，采用低流量密闭式静吸复合麻醉，在麻醉结束时注意关闭流量控制阀，选择合适型号的面罩，使用灌注器向挥发罐注药，选择合适型号的导管，检查钠石灰罐的安装是否妥当等。提高手术室工作人员对麻醉废气污染问题的重视，并加强责任制管理，也是降低麻醉废气污染的重要环节。

2. 增加麻醉废气排污设备　建立完好的排放系统，使用密闭性良好的麻醉机减少泄漏。改善通风条件。将每个麻醉机的废气连接管通至室外，室内装有负压抽吸装置，定期抽吸。提高手术室工作人员对麻醉废气污染的重视，加强麻醉废气的排放，可使手术室麻醉废气的污染减少 90%，是现代手术室设计的重要组成部分。

3. 加强管理，提高工作人员的自身防护意识　提高手术室工作人员对麻醉废气污染问题的重视，并加强责任制管理。手术室护士每日工作在残余麻醉废气的污染环境当中，工作时间国内平均约为 6.5 小时/天或更长。除强调孕期或哺乳期妇女通过合理安排工作和休息以减少接触麻醉废气外，还应该通过加快手术室的工作效率，合理安排补休或采取工作岗位的轮换等措施，以尽量减少每一位工作人员在麻醉废气污染环境中的滞留时间。手术室麻醉废气对身体的危害尚未得到确切的依据证实，但并不能排除长期接触可能导致的潜在的致病危险，这是因为这种潜在危害可能具有迟发性，呈轻微缓慢发展，甚至到后代才会出现影响。因此采取预防和改善排污措施应引起高度重视。长期在手术室工作的人员，特别是女性工作人员应对这些麻醉废气的污染和危害有清醒的认识，并加强自身的防护意识。

（二）抗肿瘤药物的防护措施

1. 鉴于手术间内一般都没有设置专门的"密闭净化操作台"，建议巡回护士在配置抗肿瘤药物时尽量将治疗车靠近手术间的排风口，使污染的空气最快地向外弥散。

2. 操作台面应覆盖一次性防护垫或防水治疗巾，减少药液对操作平面的污染，一旦污染或操作完毕，应及时更换。

3. 配药前洗手，穿隔离衣裤，戴一次性口罩、帽子和防护眼镜，戴聚乙烯手套后再戴一副乳胶手套，在操作中一旦手套破损应立即更换。

4. 锯安瓿前应轻弹其颈部，使附着在瓶壁的药液降至瓶底，打开安瓿时应垫以纱布，以防划破手套；打开粉剂安瓿时应用无菌纱布包裹安瓿颈部。

5. 溶解药物时，溶媒应沿瓶壁缓缓注入瓶底，待药粉浸透后再行搅动，以防粉末逸出。

6. 瓶装药物稀释及抽取药液时应插入双针头以排除瓶内压力，防止针栓脱出时造成的污染。要求抽取药液后，先不要拔除针头，在瓶内进行排气后再拔针，避免在空气中排气，使药液排于空气中，污染环境。

（三）化学消毒剂的防护措施

手术室因其特殊性使工作环境中存在着种类繁多的对人体有潜在危害的化学物质，主要包括各类化学消毒剂等。这些化学物质在起到消毒、灭菌等功效的同时，也给医护人员的健康带来潜在的威胁，因此，应该安全地管理与使用。

1. 甲醛 标本室内加强通风设备，安装排风扇；甲醛溶液用特制的容器盛放，并将溶液通过管道密闭式引流入特制标本袋内，扎紧开口，防止甲醛散发；装入甲醛溶液前，检查标本袋是否破漏，防止甲醛溶液从标本袋内漏出，污染环境；将甲醛溶液引流入标本袋时，应小心谨慎，防止甲醛溶液溅洒。

2. 戊二醛

（1）使用个人的防护装备：取用戊二醛时必须袋口罩、防护眼镜、橡胶手套，如不慎接触，应立即用清水持续冲洗，如伤及眼睛应及早就医。

（2）戊二醛浸泡消毒物品在使用前要用无菌生理盐水或注射用水冲洗。

（3）接触戊二醛时应保持室内通风良好，以降低空气中戊二醛的浓度；使用戊二醛的空间应每小时更换 10~15 倍房间体积的空气。

（4）选择使用无管通风柜或配有碳过滤器的戊二醛工作台，并定期检查罩盖。

（5）取放戊二醛时及时加盖，戊二醛浸泡过的医疗器械使用前以无菌方式取出，必须用生理盐水或灭菌蒸馏水冲洗彻底后再使用。

3. 环氧乙烷

（1）必须在密闭的环氧乙烷灭菌器内进行消毒，工作人员必须严格遵守操作规程和安全守则，对环氧乙烷灭菌人员进行专业培训，掌握灭菌设备的使用方法。

（2）环氧乙烷灭菌器必须安放在通风良好，有一定空间，远离火源和主要通道的地方，且安装专门的排气管道，并定期对灭菌器进行保养、监测和调试。

（3）选用先进的环氧乙烷灭菌器，防止气体泄漏，空气中环氧乙烷浓度不得超过1:1000，定期检测。采用水介中和毒素，持续抽气减低浓度，并要求抽气管道高过房屋顶，以减少对周边环境的污染。

（4）灭菌通气结束后，工作人员取物时最好戴防毒面具和防护手套。

（5）环氧乙烷灭菌器使用时必须保持完好状态，严格按程序操作，灭菌过程中绝不能开门。

（6）一次性用品经低温灭菌后放置一周及手术器械在灭菌后16小时才能使用。取出无菌物品时应戴手套。

（7）有头晕、呕吐、恶习、皮疹、痒、咽部不适等症状应立即离开工作场所，用清水冲净体表，保持呼吸道通畅，请专业人员检测，维修灭菌机。

（四）电磁波的防护措施

1. 手术间内使用电脑或其他带有显示器的仪器设备时，应选用低辐射显示器，并保持人体与显示屏正面不少于75厘米的距离，侧面和背面不少于90厘米，最好加装屏蔽装置。

2. 为减轻电磁污染及其有害作用，应保持手术间内通风换气，保持室内空气畅通。

3. 使用手术等移动通信设备时，尽量减少通话时间；尽可能偏离头部，最好在手机电话上加装耳机等。

4. 每天服用一定量的维生素C或者多吃些富含维生素C的新鲜蔬菜，如辣椒、柿子椒、香椿、菜花、菠菜等；多食用新鲜水果如柑橘、枣等。这些饮食措施，可在一定程度上起到积极预防和减轻电磁辐射对人体造成伤害的作用。

三、生物性危害的防护

医务人员感染血源性传播疾病的原因多是因为由于意外接触有传染性的血液所致，在医疗服务与操作过程中，有时难以杜绝一些意外事件。无论是致死性或非致死性疾病，都会严重威胁医务人员的生命健康，约半数HCV感染者会形成慢性肝炎，会通过性生活或母婴传播感染家人。到目前为止，对许多血源性传播的疾病尚无有效的治疗药物。因此，采取有效的预防措施防止其传播尤为重要。

（一）锐器损伤预防措施

1. 提高防护意识

（1）加强职业安全教育，规范操作流程，提供相应的个人防护设备，如眼罩、口罩、手套等。

（2）加强对标准预防的重视，是减少血源性感染最积极有效且较容易实施的预防措施。对手术患者加强管理和筛查，了解其感染状态，在操作过程中提高警惕，进行各种侵入性操作或接触血液、体液的操作时佩戴手套。脱手套后洗手，必要时进行手卫生消毒。特殊感染患者的手术不宜让手部有创口的护士参与配合。对患有特殊感染病的患者进行侵入性操作时应配戴双层手套。

2. 劳逸结合　手术室是实施外科手术的场所，在工作中常常接触到锐利器械，由于精神压力大、工作紧张、超负荷工作等容易发生锐器损伤。手术室护士应合理安排作息时间，保持精力充沛，工作时注意力高度集中。护士长应合理安排人力，弹性排班，减轻劳动强度。

3. 安全操作、安全注射

（1）严格遵守穿刺锐器的操作规程，熟练掌握操作方法

①进行穿刺时注意力集中，防止穿刺针刺伤自己或他人。应使用持针钳上、卸手术刀片，操作过程中禁止将针头或针芯、刀片等锐器直接递向他人，禁止用双手回套针帽，不可用手扭弯或折断针头，养成用钳子取、卸污染针头和尖锐物的习惯，操作后自己处理残局。

②不要对缝针进行校正，条件允许时尽量使用无针系统、钉合器或高频电刀。夹取缝针时使用合适的器械。不可使用手拿式直缝针线，应使用针持或镊子夹取缝针。

③59%的缝针刺伤发生在手术中采用弧形缝针进行筋膜缝合时。为减少工作人员针刺伤的风险，建议使用钝头针，它能够显著减少手套穿孔率，并能避免外科医生和手术室护士发生针刺伤。

（2）正确掌握掰安瓿的方法　为减少因徒手掰安瓿而造成的锐器刺伤的概率，可使用一次性注射器针筒掰安瓿或使用消毒纱布包裹掰安瓿。

（3）设立传递锐器的中间区域　采用弯盘进行无触式传递方法，水平传递给术者。"中间区域"是指预先指定放置锐器的区域，使外科医生、洗手护士均能十分方便地从中拿取。使用中间区域传递锐器，也称为无接触传递技术，此方法可以避免术中经手传递锐器。

4. 寻求帮助　对不合作或躁动患者进行侵入性的操作时，可请求他人协助固定患者，防止操作过程中被锐器意外损伤。

5. 及时正确处理锐器　每个手术间放置小型锐器盒以便及时处理锐器，不可放于过远的地方，避免因处理锐器而来回奔走或因忙乱而不能及时处理锐器，应安放在适当容易看见的高度。利器盒选择坚硬、不可被利器穿刺的材质；开口

大小合适，既可轻易容纳利器，又要避免由于开口过大，导致撒溅。穿刺针头、注射器针头、针芯等锐器使用后立即弃于锐器盒内，达到 3/4 满时应及时更换。手术中使用的刀片、缝针等锐器与其他器械分开放置，术后及时放入锐器盒内。避免双手回套针头，使用专用的针头移除设备或单手操作完成，以免在手术后核对或处理时受伤。不要徒手弯曲或掰弯针头。

6. 工艺控制　使用安全器具，锐器使用后，保护装置启动，如安全型动静脉穿刺针、血气针等，可有效减少工作中锐器损伤的发生。

7. 手套的应用

（1）单层手套使用　防止锐器损伤的关键是树立标准预防的理念。预防污染其他物品及感染医务人员，将每例患者的体液、血液、排泄物等均按传染性的物品对待。在进行可能接触到患者体液、血液的操作时应配戴手套。有研究表明，医务人员佩戴乳胶或聚乙烯手套被血液污染的针头刺伤时，接触的血量比未戴手套时可减少 50% 以上。但单层手套所提供的屏障仍十分薄弱，有报道指出，胸外科医生和洗手护士佩戴手套的穿破率分别达 61% 和 40%，并且其中 83% 的破损并未被发现。

（2）双层手套使用　由于术中手套破损不易被察觉，双层手套能够预防医务人员的手与患者血液的直接接触。使用双层手套时，当外层手套被刺破时，内层手套仍然存在隔离保护作用，双层手套同时被刺破的概率很少，缝合用的实心针在穿过双层手套后其附带的血液量将减少 95%，可使工作人员沾染患者血液的危险率降低 87%。但双层手套临床应用时存在一定的弊端，它会降低手的舒适性、敏感性和灵活性。

8. 建立锐器损伤报告管理制度　医护人员被刺伤时，应立即报告医院有关部门，评估发生情况，得到恰当的治疗及跟踪观察。美国职业安全卫生署在 1991 年就已规定，医院必须上报医务人员血液暴露及针刺伤发生的情况，对职业安全、职业暴露进行控制与管理，并采用维吉尼亚大学教授 Janine Jagger 等人建立的"血液暴露防治通报网络系统"，制订发生针刺伤后的处理流程。2008 年我国制定了《血源性病原体职业接触防护导则》，规定了职业接触后的评估预防和随访。2015 年，原国家卫生计生委办公厅发布的《职业暴露艾滋病病毒处理程序规定》，要求医务人员发生艾滋病病毒职业暴露后给予随访和检测，并登记、汇总、逐级上报。

（二）医务人员血源性传染病职业暴露的防护措施

1. 防护的重点是避免与患者或携带者的体液、血液直接接触。

2. 加强宣传教育医务人员的防范意识，树立良好的消毒灭菌观念。

3. 医务人员应当遵守标准预防的原则，将所有患者的血液、体液及被血液和体液污染的物品均视为具有传染性的物质，在操作过程中，必须严格执行正确的操作程序，并采取适当的防护措施。

4. 医务人员在接触患者前后必须洗手，接触任何含病原体的物质时，应采取适当的防护措施，具体如下。

（1）进行有可能接触患者体液、血液的操作时，必须配戴手套，操作完毕，脱去手套立即洗手，必要时进行手消毒。

（2）操作过程中患者的体液、血液可能溅起时，需配戴手套、防渗透的口罩、护目镜；操作时若其体液、血液有可能发生大面积飞溅或可能污染医务人员身体时，还必须穿防渗透的隔离衣或围裙，以提供有效的保护。

（3）如工作人员暴露部位有伤口、皮炎等，应避免护理血源性传染病（如艾滋病、乙型病毒性肝炎等）感染者，不要接触被污染的仪器设备。

（4）在侵入性操作过程中，医务人员要保证足够的光线，注意操作程序，防止意外的针刺伤。

5. 污染的针头和其他一次性锐利器械使用后立即放入耐刺、防渗透的利器盒内或进行安全处置。

6. 摒弃用双手回套针帽的操作方法，如需回套，建议采用单手回套法。禁止用手直接接触使用后的针头、刀片等锐器。禁止拿着污染的锐器在工作场所走动，避免意外刺伤他人或自伤。

（三）HIV 职业暴露防护措施

医务人员预防 HIV 感染的防护措施应当遵循标准预防原则，通过采取标准的综合性防范措施不但可以减少受感染的风险，更可以避免一些不必要的歧视或误会。其措施包括以下几种。

1. 自我防护

（1）洗手　在预防 HIV 传播中，洗手是最方便、有效、经济的方法。护士在接触患者前后、接触患者的排泄物、伤口分泌物和污染物品后都要洗手。洗手既是任何医疗、护理工作者接触患者前要做的第一件事，也是他们离开患者或隔离区要做的最后一件事。

（2）手消毒　手消毒比洗手有着更高也更加严格的要求。医务人员的手在接触到大量高度致病性的微生物后，为了尽快消除污染到手上的细菌，以保证相关人员不受感染或防止致病菌在患者和工作人员之间扩散，必须进行严格的手消毒。

（3）戴手套　当护士预计到有可能会接触到患者的体液、血液、分泌物、排泄物或其他被污染的物品时，应当配戴手套。在护理每个患者后要更换手套，防止护士变成传播 HIV 的媒介。手套发生破裂、被针刺破或其他原因导致破损时应及时更换手套。操作完毕，应尽快脱去受体液或血液污染的手套，立即清洗双手，必要时进行手消毒。

（4）配戴口罩或防护眼罩　处理血液、分泌物等有可能溅出液体时，应配戴口罩和防护眼罩，可以减少患者的血液、体液等传染性物质溅到医务人员眼睛、口腔及鼻腔黏膜上。隔离效果较好的防护性口罩是一种由特殊滤纸（过氯乙烯纤维）制成的高效过滤口罩，一次性使用，湿了就无阻菌效果。口罩佩戴时应盖住口鼻部，不可挂在颈部，也不可反复使用。尽量使用一次性的防护眼罩，若有困难，每次使用后必须严格消毒处理。

2. HIV 患者物品处理

（1）病理标本的处理　标本容器使用双层包装并标记警示"HIV"字样，放入坚固防漏的密闭容器内以防溅出。

（2）废物的处理　污染的废弃物品，如患者用过的一次性医疗用品及其他各种固体废弃物，应放入双层防水医疗垃圾袋内，密封并标记"危险"等字样，然后送到指定地点，由专人负责焚烧处理。没有条件焚烧时，可先消毒再抛弃。消毒可用煮沸法，也可用次氯酸钠溶液或 1% 过氧乙酸。分泌物、排泄物等液体废物应倒入专用容器，然后用等量的含氯消毒剂混合均匀搅拌，作用 60 分钟以上，排入污水池。

（3）体液、血液溅出的处理　对溅出的体液和血液的清除方法，应戴上手套，用一次性毛巾或其他吸水性能好的物品清除溅出的体液或血液，再用消毒液消毒被污染的表面。对大面积液体的溅出，应先用一次性毛巾盖住，然后用 1% 漂白粉浸泡 10 分钟，再按上述步骤处理。如有血液溅到嘴内，先用水冲洗口腔，再用消毒溶液反复漱口。如有血液溅到身上，先用吸水纸擦拭，再用去污剂洗涤，最后用消毒剂擦拭。

（4）处理针头和其他尖锐物品　对手术刀片、针头和其他尖锐物品应小心处理，避免发生针头或其他锐器损伤。使用过的针头不要重新回套针帽，不要用手折弯或折断针头，也不要从一次性注射器上取下针头。带有针头的注射器、手术刀或其他锐利器械使用后直接放于坚固的利器盒内，转送到处理部门。巡回护士应及时记录并报告所有血液、体液接触的情况。

3. 登记和报告

（1）医疗卫生机构应对 HIV 职业暴露的情况进行登记，登记的内容包括：①HIV 病毒职业暴露发生的时间、地点及经过；②暴露的具体部位及损伤程度；

③暴露方式；④暴露源种类及含有 HIV 病毒的情况；⑤处理方法和处理经过，是否实施预防性用药、首次用药时间、药物不良反应及用药的依从性情况；⑥定期检测和随访情况。

（2）医疗卫生机构每 6 个月应将本单位发生的 HIV 职业暴露情况进行汇总，并逐级上报至上级疾病预防控制机构。

四、社会心理危害的防护

手术室护士每日工作 8 小时甚至更长时间，有其独特的工作环境及服务对象。快节奏连续工作后精神高度集中，体力与脑力相结合，易致身体疲劳、精神高度紧张，遇重危及复杂手术，抢救等时表现更为明显。

1. 注意人文关怀，合理弹性排班，避免超负荷的工作状态，合理科学调配工作，洗手护士和巡回护士交替可缓解因工作姿势带来的身心疲劳。

2. 日常生活要有规律，杜绝不食早饭，避免低血糖反应，并注意营养的供给。手术时间超过 6~8 小时，条件允许情况下，应考虑更换巡回护士与洗手护士轮流吃饭，保证护士有充足的精力投入工作，并减少胃肠道疾病的发生。术中应交替活动下肢，平时加强体育锻炼，穿弹力袜预防下肢静脉曲张。

3. 保持良好的心态，开朗、乐观、豁达、向上的积极情绪。增强自身抗病能力，加强体育锻炼，学会自我调节，丰富业余生活，定期体检，使生理、心理都处于最佳的状态。

第四节 常见职业暴露应急处理

手术室职业性危害的安全防护是一个系统工程，努力创造一个安全、健康的工作环境，保障医务人员正面临着严峻的职业暴露的危险，因此，手术室工作人员应明确职业暴露的应急处理程序。

一、抗肿瘤药物职业暴露的应急处理

接触药液的皮肤应尽快脱去湿衣服，用大量冷水冲洗；药液溅到眼部立即用生理盐水至少清洗 10 分钟，并咨询眼科医生以待进一步处理。

二、化学消毒剂职业暴露的应急处理

如不慎接触，应立即用清水持续冲洗，如伤及眼睛应及早就医。当出现瘙痒、皮疹、恶心、头晕、呕吐、咽部不适等症状时，应立即离开工作场所，保持

呼吸道通畅。

三、医务人员血源性传染病职业暴露的应急处理

（一）紧急伤口局部处理

医务人员如果被患者血液、体液等不慎洒溅于皮肤或黏膜，应立即用肥皂水和流动水清洗被污染的皮肤，用生理盐水冲洗被污染的黏膜。如有伤口，应当由近心端向远心端在伤口旁轻轻积压，尽可能挤出损伤部位的血液，避免挤压伤口局部。可快速阻断静脉回流，防止局部伤口处沾染的血源性病原体的血液回流入血。然后用肥皂水和流动水进行冲洗，冲洗时间根据受伤程度及暴露源的感染情况来决定，一般需要冲洗 5~10 分钟，如果暴露源类型为 HIV 感染且病毒载量水平为重度类型，则应适当延长冲洗时间。冲洗伤口后，再用消毒剂如 0.5% 碘伏或 75% 乙醇进行消毒，必要时包扎伤口。被接触的黏膜，应当反复用生理盐水冲洗干净。

（二）报告与登记

立即向护士长、科主任、医院相关管理部门报告，填写《血源性病原体职业接触登记表》（表 11 - 4 - 1），职业暴露人员需认真，记录发生的时间、地点、经过、受伤部位及情况等。

表 11 - 4 - 1　血源性病原体职业接触登记表

一、基本情况							
编号		姓名		性别		年龄/工龄	/
职业		工作单位		科室		电话	
职业史		岗位名称		起止年限		工作描述	
既往发生职业接触的情况		时间	地点	接触方式		采取的措施	
个人防护用品的使用情况							
是否接受过专业操作培训							
是否接受过职业安全卫生操作培训							

二、本次接触方式

（一）接触

皮肤　无破损 □　有破损 □		黏膜　□	
接触部位：		接触面积：　cm²	
接触量和时间	最小接触时间短　□	最大接触时间短　□	
	最小接触时间长　□	最大接触时间长　□	
污染物来源	（1）血液 □	（2）何种体液 □	（3）其他：

（二）针刺或锐器割伤

何种器械	（1）空心针　□	（2）实心针　□
	（3）其他器械：	（4）器械型号：
损伤程度危险度	表皮擦伤、针刺　低危　□	伤口较深、器皿上可见血液　高危□
污染物来源	（1）血液 □　（2）含血体液 □	（3）其他：

（三）其他方式

致伤方式	抓伤 □ 咬伤 □ 其他：	破损、出血　　有 □　无 □

三、发生经过描述

发生时间	
发生经过	
发生地点	
事故原因初步分析	
（一）皮肤	
（二）黏膜	

四、接触后紧急处理

（一）皮肤	1. 清水冲洗　□	2. 是否有肥皂：是 □ 否 □
	3. 是否挤出损伤处血液：是 □　否 □	4. 消毒药物：
	5. 冲洗时间　　　min	
（二）黏膜	1. 生理盐水　□	2. 清水　□
	3. 其他液体：	4. 冲洗时间　　　min

五、源患者评估

（一）源患者的基本情况	患者编号		性别		年龄	
	病名		确诊时间			
	确诊单位					
（二）接触级别（AIDS）	（1）1 级接触　□		（2）2 级接触　□		（3）3 级接触　□	

续表

（三）源患者严重程度（AIDS）	（1）轻度 □	（2）重度 □	（3）不明 □
（四）已知患者病毒抗体检测结果	（1）抗 HIV □	（2）抗 HBV □	（3）抗 HCV □
（五）未知源患者的风险	（1）HIV □	（2）HBV □	（3）HCV □

评估人：

六、接触者免疫水平评估

是否接种过乙型肝炎疫苗	是 □	否 □
接种疫苗后的反应		

七、接触后的预防性措施

（一）接触 HIV

是否需要预防性用药	是 □	否 □
用何种药物及用量	1.	
	2.	
	3.	
开始用药时间		停止用药时间	
因毒副作用，修改治疗方案		
副作用		
肝功能检查		
肾功能检查		

（二）接触 HBV

接种疫苗情况		抗体反应情况	
应采取的措施		是否采取了相应措施	
未接种		接种 HBIG＋HB 疫苗	
已接种	有反应	无须采取措施	
	无反应	接种 HBIG＋HB 疫苗	
	未知	检测并接种 HBIG＋HB 疫苗	

八、接触后追踪监测

（一）HIV 血清学检测

	项目	日期	结果
接触后当天			

4 周			
8 周			
12 周			
6 个月			
备注			

（二）HBV 血清学检测

	项目	日期	结果
接触后当天	未知者增加		
1 个月			
2 个月			
3 个月			
4 个月			
备注			

（三）HCV 血清学检测

	项目	日期	结果
接触后当天	未知者增加		
4 周			
6 周			
4 个月			
6 个月			
备注			

九、对是否感染血源性病原体的结论

接触后未感染 HIV □	接触后感染 HIV □
接触后未感染 HBV □	接触后感染 HBV □
接触后未感染 HCV □	接触后感染 HCV □

备注：

填表说明：

1. 本表格用于发生血源性病原体职业接触的医务人员。

2. "填表人"指用人单位负责职业安全卫生工作者的专（兼）职人员。

3. "填表人"指用人单位的负责人或法定代表人。

填表单位		填表人		填表时间	
审核人		联系电话			

（三）完善相关检查与用药

医务人员发生职业暴露后应在 24～48 小时内完成自身和接触患者血清的 HIV 和 HBsAg 相关检查，血清学随访时间为 1 年，并根据情况进行相应处理。

1. 乙型肝炎（HBV） 乙型肝炎是医务人员面临的传播危险性最大的血源性传播疾病，目前尚无有效治疗药物。职业暴露后应尽早检测抗体，并依据免疫状态及抗体水平采取相应的处理措施。职业暴露后的预防措施与接种疫苗的状态紧密相关。

（1）未接种疫苗者，应注射乙肝免疫球蛋白和全程接种乙肝疫苗。

（2）接种过疫苗，保护性抗体抗 – HBs≥10mU/ml 时，无须处理。

（3）接种过疫苗，保护性抗体抗 – HBs＜10mU/ml 或乙肝病毒感染状况不明确者，应采取注射乙肝免疫球蛋白和接种乙肝疫苗的措施。

在接种乙型肝炎疫苗的最后一剂疫苗 1～2 月之后进行病毒抗体追踪监测。如果 3～4 个月前注射过乙肝免疫球蛋白，则抗原抗体反应不能确定为接种疫苗后产生的免疫反应。

2. 丙型肝炎（HCV） 医务人员血源性感染丙型肝炎的危险性虽低于乙型肝炎，但目前尚无有效的预防及治疗药物。感染后约有半数会形成慢性肝炎。应在暴露后的 3～4 周内进行抗体检测，6～9 个月内复查以确认是否被感染。通过补充检测，反复确认 HCV 抗体酶免疫水平。如感染应进一步检查肝功能，为尽早使用目前认为对慢性肝炎有一定疗效的 α – 干扰素提供依据。

3. 艾滋病（AIDS） 尽快采取接触后预防措施，预防性用药应当在发生艾滋病病毒职业接触后 4 小时内实施，最迟不得超过 24 小时。但即使超过 24 小时，也应当实施预防性用药。对所有不知是否怀孕的育龄妇女进行妊娠检测。育龄妇女在预防性用药期间，应避免或终止妊娠。

医疗机构应当根据暴露源病毒载量水平和暴露级别对发生 HIV 病毒职业暴露的工作人员实施预防用药方案，预防用药方案分为基本用药程序和强化用药两种程序。基本用药程序为两种逆转酶制剂，连续使用 28 天常规治疗剂量。强化用药程序是在基本用药的基础上，同时增加一种蛋白酶抑制药，连续使用 28 天常规治疗剂量。

预防性用药注意事项如下。

（1）如果存在用药指征，应当在发生职业暴露后尽快开始接触后预防。

（2）72 小时内应当考虑对职业暴露者进行重新评估，尤其是获得了新的暴露情况或暴露源患者的资料时。

（3）在职业暴露者可耐受的前提下，给予 4 周的暴露后预防性用药。

（4）如果证实暴露源患者未感染血源性病原体，则应当立即中断接触后预防性用药。

医务人员发生 HIV 病毒职业暴露后，应于 6 个月内开展 HIV 追踪检测，给予随访和咨询。随访和咨询的内容包括在暴露后的第 4 周、第 8 周、第 12 周及 6 个月对 HIV 病毒抗体进行监测，对服用药物的毒性进行监控和处理，观察并记录 HIV 病毒感染的早期症状等。

第十二章 手术室护理质量持续改进

质量管理是护理管理的重要组成部分，是促进整个护理管理走向科学化、规范化的重要力量。手术室护理质量是医院整体质量的组成部分，在保证医疗护理服务效果中占有重要地位，需要不断完善，持续改进。

第一节 概　　述

一、护理质量管理

手术室护理质量是指为达到手术室质量管理的目标，按照质量形成的过程和规律，对其构成要素进行计划、组织、协调和控制，以保证护理服务达到规定的标准并满足服务对象需求的活动过程。护理质量管理是手术室护理工作的核心，是为患者提供优质、安全的医疗护理服务的重要保证。在医疗市场竞争日益激烈以及人们生活水平不断提高的今天，如何把握护理质量管理的重点，确保护理质量的稳步提升，提高患者满意度是手术室护理管理者的中心任务，也是手术室护理管理工作的主要目标。

二、护理质量标准

护理质量标准是依据护理工作内容、特点流程、管理要求、护理人员及服务对象特点需求而制定的护理人员应遵循的准则、规定、程序和方法，一般由一系列具体标准组成。护理质量标准是护理管理的重要依据，它不仅是衡量护理工作优劣的准则，也是指导护士工作的指南，一般包括要素质量标准、过程质量标准、终末质量标准、常用的护理质量标准等。

三、护理质量评价指标

我国对护理质量评价指标的定义为：护理质量评价指标是医院护理工作中某些现象、数量特征的科学概念和具体数值表现的统一体。

美国健康保健评鉴联合委员会（JCAHO）对护理质量评价指标的定义为：护理质量评价指标是对护理质量的数量化测定，是评价临床护理质量以及护理活动的工具。美国护理学会（ANA）认为筛选护理质量指标的基本点是具有高度护理特异性、实践中的可采集性以及广泛的被认可性，与护理质量密切相关。

四、持续质量改进

持续质量改进是指在现有水平上不断提高服务质量过程及管理效率的循环活动。通常有两种方式促进持续质量改进，一是出现护理质量问题后的改进，针对护理质控检查、不良事件等呈现的问题，调查分析原因，采取改正措施，予以改进；二是尚未发现质量问题时的改进，主要是指主动寻求改进机会，识别患者服务过程中潜在风险，在与国内外同行比较中寻求改进的方向和目标，并予以落实。

第二节 手术室护理质量管理的实施

质量管理是护理管理的核心，护理质量的优劣直接影响疾病的治疗效果，甚至关系到患者的生命安危，并影响医院的总体医疗质量。因此，加强手术室护理质量管理，制定一套科学实用的手术室护理质量管理评价与监测指标，对手术室的护理管理工作进行客观的评价，可以不断地发现问题，不断地改善和提高护理工作质量。

一、手术室护理质量管理措施

（一）健全质量管理及考核组织

成立院、科、组三级质量管理体系，健全质量监督考核机制，采用定期评价与随机抽查相结合的方式对手术室的护理质量进行全面检查与评价，针对检查中存在的质量问题提出整改意见，跟踪改进效果，进行再次评价，并保存检查的原始材料，实现手术室护理质量的持续改进。

（二）明确各级人员岗位职责及工作标准

手术室在保障患者安全和临床护理配合质量的基础上应合理设置护理岗位，明确岗位职责和任职条件，制定工作标准，建立公平公正和激励性的职业氛围，从而调动护理人员工作积极性，为患者提供安全优质的护理服务，保证服务质量。

（三）制定手术室护理工作质量考核标准

没有标准就没有质控。建立手术室护理质量评价标准是实施全面质量管理的工具，也是规范护理人员行为的依据。手术室护理工作质量标准包括护理岗位工作质量标准、患者安全管理质量标准、仪器设备管理质量标准、护理管理综合质量标准、医院感染控制质量标准等。

（四）实施手术室护理质量控制

1. 自我控制　质量目标应以下级自我控制为主，上级阶段性重点检查控制为辅。自我控制是指护士对自己的工作行为及工作质量进行控制，强调护士的主观能动性和自觉性。表现在护士在执行护理技术操作过程中，认真履行职责，严格规范制度，力求每次都将事情做对、做好，对已完成的事情，必须自己检查认定完全没有错误才交接或上报，将纰漏止于当下。通过对工作的自我评价和改进来实现手术室护理质量的自我控制。手术室根据所设立的岗位，详细制定岗位职责和工作标准等内容，要求手术室护理人员通过自查，发现问题，及时解决，力求不断提升护理服务质量。

2. 内部控制　质控小组成员应根据目标管理项目和要求，按工作计划每天、每周或每月对本科室护理质量指标进行随机和固定跟班检查，每月组织召开质量分析会，分析会的内容包括：针对持续质量改进；当月的手术数量，指标完成的情况及现存或潜在护理质量问题；针对质量不足与隐患问题或不良事件讨论，集思广益，力求从管理环节上、制度上、主观上找原因和分析问题，提出预防措施或预案，不断完善科室规章制度，改进工作方法，及时有效地纠正偏差。

3. 外部控制

（1）手术室主要依靠手术医生和患者家属对手术室护理质量进行外部控制。通过向手术医师和患者分别发放《手术医生满意度调查表》和《患者满意度调查表》以及采用重点访谈等形式进行调查，对回收的问卷、意见和建议进行分析，制定整改措施，及时改进手术室护理质量缺陷。

（2）医务处、医院感染管理科、护理部及院外组织定期或不定期进行现场检查和指导，也是手术室实施外部质控的重要形式。通过对各项工作的原始记录、数据、护理操作跟班等进行重点或全面检查，发现问题，提出纠正偏差的措施，确保各项指标均符合标准及要求。

二、手术室护理质量评价与监控

护理质量评价是对护理目标已达到的程度和护理工作已取得的效果做出客观的判断，它以质量标准为依据，运用量化手段对护理服务质量做出评价，是护理质量控制的重要措施。为使质量管理水平有一个客观的评价，必须有一套具体的评价与监测方法来衡量管理效果。

医疗护理质量主要的评价方法有传统医疗指标评价法、三级结构质量评价法、全面质量管理评价法、医疗分级管理评价法等，其中全面质量管理评价法是目前最全面、最有活力的质量管理方法和评价方法。

（一）护理质量评价

护理质量评价主要包括要素质量评价、环节质量评价、终末质量评价等。

（二）护理质量评价方式及时间

护理质量常用的评价方式有同级评价、上级评价、下级评价、服务对象（医生、患者及家属）评价、随机抽查评价等。评价的时间可以是定期也可以是不定期。定期评价可按月、季、半年或一年进行，由医院护理部统一组织全面检查评价；不定期评价主要是各级护理管理人员、护理质量管理控制人员等深入科室，随时按质量管理标准进行检查评价，或就目前护理工作突出的重点环节问题进行检查评价。

（三）护理质量评价内容

根据手术室护理工作特性，手术室护理质量评价主要包括手术室综合护理、手术室物品管理、手术室仪器设备管理、手术室安全管理、手术室消毒隔离管理、手术室人员管理等内容。

（四）手术室护理质量评价标准

质量管理是护理管理的重要组成部分，是撬动整个护理管理走向科学化、规范化的重要力量。科学的质量管理须以目标为导向，以标准为指引，以循证为支持，以数据为依据。手术室护理质量评价内容主要有以下几部分。

1. 手术室的建筑布局应当遵循医院感染预防与控制的原则，做到分区明确，流程合理，符合医院感染控制要求。

【评价要点】

（1）手术室的建筑布局合理，分区明确，标识清楚，符合功能流程和洁污分开的原则。

（2）制定符合本院工作实际需求的各项工作流程，如人员进出流程、各种物品进出流程、仪器设备进出流程等，符合医院感染预防与控制的原则，并有记录。

（3）手术室各区域环境清洁整齐安静，温度控制在 $21 \sim 25℃$ 之间，相对湿度在 $30\% \sim 60\%$ 之间。

2. 制定并实施手术室各项规章制度、工作流程及各级人员岗位职责，落实护理常规及操作流程，规范护理行为。

【评价要点】

（1）手术室各项规章制度、工作流程、岗位职责齐全，明确岗位设置，各级人员的资质与履职要求符合相应的岗位职责和工作标准。

（2）落实各项核心制度及操作常规，有人员培训及考核记录。

（3）有符合手术室专科特点的操作常规及工作流程，并认真执行。

（4）实行护士分级管理，有护理人员分层培训及考核记录。

3. 执行《手术患者安全核查》制度，落实核查标准，保障患者安全。

【评价要点】

（1）落实《手术患者安全核查》制度，有医生、麻醉师、护士对手术患者、部位、术式和用物等相关信息的核查及落实情况记录。

（2）择期手术患者安全核查执行率100%。

（3）落实《手术患者安全核查》方法正确，各核查环节专人主持，核查单书写时间及签字真实、准确、完整。

4. 建立手术室感染预防与控制管理制度，落实各项管理规范。

【评价要点】

（1）落实各项无菌技术及手术隔离技术操作规范达标。

（2）医务人员外科手消毒方法符合要求，手卫生执行率100%。

（3）落实医疗废物分类及处理相关规范达标。

（4）定期对手术室环境、物体表面、工作人员手、手术物品等进行卫生学监测，并达标。

（5）认真执行职业防护制度，落实手术室职业防护要求。

（6）医疗设备、手术器械及物品清洁消毒灭菌质量及管理达标。

5. 以质量及安全管理核心制度为依据，做好患者的安全管理。

【评价要点】

（1）认真执行手术物品清点标准操作流程，有防止异物遗留体内的措施及预案，全员知晓。

（2）加强患者体位安全管理，安置体位正确、舒适，采取措施有效避免因体位不当造成患者损伤。

（3）加强患者皮肤管理，有患者体温保护设施及预防手术压力性损伤风险评估及相关记录，发生压力性损伤应及时上报，并进行分析改进。

（4）落实手术标本管理制度，规范标本的保存、登记、送检等流程，有效防止标本错误。

（5）手术室应当建立并实施术中安全用药管理制度，加强高危药品的使用管理，防止用药差错。

（6）手术室应当建立并实施术中安全输血管理制度，落实术中输血核查流程，防止差错发生。

（7）手术室应当加强手术安全管理，妥善保管和安全使用易燃易爆设备、设施及气体等，有效预防患者在手术过程中的意外伤害。

（8）手术室应当制订并完善各类突发事件应急预案和处置流程，快速有效应对意外事件，并加强消防安全管理，提高防范风险的能力。

在手术室护理质量评价过程中，要注意加强护理信息的收集和管理，对各种信息进行收集、筛选、比较、分析，找出影响护理质量的各种因素，从而建立反映护理工作数量、质量的手术室护理质量控制指标体系，以使质量评价更具科学性。

（五）手术室护理质量指标监控

质量管理的一般过程通常包括四个阶段：即基于目标制定计划、按计划采取行动、做行动过程的评估、通过评估结果的反馈改善行动，保障工作目标的实现。可以看出，管理者有了目标，通常还需要谋定而后动。这是因为目标给管理者提供了宏观的、方向性的指引，但行动之前还需要针对具体的"抓手"，而"指标"就是这个抓手。日常工作中护理管理者从质量指标入手，进行手术室护理质量管理及监控，有助于管理者发现问题，以不断改进与提高护理质量。

1. 手术室护理质量指标的制定　科学的质量管理须以目标为导向，以循证为支持，以数据为依据。护理质量标准的制定是护理管理的基础工作。手术室护理质量管理应以完善的规章制度、健全的岗位职责、规范的操作流程及完善的质量检查标准为前提，使一切管理始于标准且终于标准。

2. 手术室护理质量指标内容及监测　护理质量指标监测是护理质量管理的中心环节，客观、科学、敏感的质量指标不仅可以为手术室护理质量监测提供标准量化的专科依据，而且能正确的帮助和指导临床护理工作。但是，在进行指标监测的过程中管理者应注意采取科学的质量控制方法，力争做到坚持质量控制的经常性、全面性，坚持各项指标监测的均匀性、资料处理的科学性，并加强对护理质量控制人员的管理以及护理质量控制力度的把握。

（1）无菌物品合格率

指标定义：无菌物品是指经过物理或化学方法灭菌后，未被污染的物品，包括无菌手术包、无菌敷料包、无菌器械包等。无菌物品合格率是指统计周期内无菌物品抽样合格件数与该物品抽样总件数之比。

基本公式：无菌物品的合格率 $= \dfrac{周期内抽样合格件数}{统计周期内该物品总件数} \times 100\%$

指标意义：通过对该指标监测，加强手术室无菌物品管理，完善管理制度，确保无菌物品的安全放心使用，有效防止手术患者术后院内感染的发生。

（2）仪器设备完好率

指标定义：仪器设备完好率是指手术室中完好的仪器设备在全部仪器设备中的比例，是反映手术室仪器设备技术状况和评价仪器设备管理工作水平的一个重要指标，也是手术室仪器设备管理的基本依据。

基本公式：仪器设备完好率 $= \dfrac{周期内完好仪器设备台数}{统计周期内仪器设备总台数} \times 100\%$

指标意义：通过对该指标监测，可减少因仪器设备的操作与使用不当而带来的诸多安全隐患，提高仪器设备使用率和完好率，保证手术安全顺利地进行，达到优质、低耗、高效的目的。

（3）手术安全核查执行率

指标定义：手术安全核查执行率是指由具有执业资质的手术医生、麻醉医生、手术室护士三方，分别在麻醉实施前、手术开始前和患者离开手术室前，共同对手术患者身份和手术部位等内容进行核查的执行情况的统计。

基本公式：手术安全核查执行率 $= \dfrac{周期内手术安全核查例数}{统计周期内手术例数} \times 100\%$

指标意义：通过对该指标的监测，可以督促手术人员严格执行手术安全核查制度和流程，有效防止手术患者、手术部位及手术方式发生错误，保证手术患者安全。

（4）手术患者压力性损伤发生率

指标定义：手术患者压力性损伤是指在统计周期内手术过程中发生在手术患者皮肤和（或）潜在皮下软组织的局限性损伤（通常发生在骨隆突处或皮肤与医疗设备接触处）的例数与周期内住院手术患者总数的比例。

基本公式：手术患者压力性损伤发生率 $= \dfrac{周期内有一处或多处术中压力性损伤的患者例数}{周期内住院手术患者总数} \times 100\%$

指标意义：手术患者压力性损伤的发生会给患者、家庭和社会带来沉重的负担。通过对手术患者压力性损伤发生率的监测，分析发生的原因及影响因素，进行目标性改善，一方面可提高手术室护理人员对压力性损伤的防范意识，另一方面可减轻患者痛苦，促进其康复。

（5）术中物品清点不符发生率

指标定义：术中物品清点不符是指手术器械、物品于手术操作过程中遗失或手术结束后清点与术前不符。术中物品清点不符发生率是指周期内术中物品清点不符发生的例数与统计周期内手术总例数之比。

基本公式：术中物品清点不符发生率 $= \dfrac{周期内物品清点不符例数}{统计周期内手术总例数} \times 100\%$

指标意义：通过对该指标监测，督促相关手术人员认真执行手术物品清点制度，防止手术物品遗留在患者体内，同时发现物品清点系统或者过程中存在的问题，进行分析和改进，以杜绝护理差错事故的发生。

（6）术中异物遗留发生率

指标定义：术中异物遗留发生率是指由于各种原因导致的手术相关物品（主要指纱布、纱垫、棉球、缝针、器械等）发生术后遗留患者体内的例数与统计周期内手术患者总数之比。

基本公式：术中异物遗留发生率 $= \dfrac{周期内异物遗留患者体内例数}{统计周期内手术患者总数} \times 100\%$

指标意义：通过该指标监测、分析，可以发现术中物品清点系统或者清点过程中的问题所在，进行调查研究和分析改进，亡羊补牢。

（7）外科手消毒合格率

指标定义：周期内外科手消毒质量监测合格的例数与监测总例数之比。

基本公式：外科手消毒合格率 $= \dfrac{周期内检测合格例数}{统计周期内总例数} \times 100\%$

指标意义：手卫生是预防和控制手术部位感染的重要手段，也是控制医院感染的有效途径。通过对外科手消毒质量的监测，一方面能够了解手术室内相关人员手卫生后手部微生物携带的情况，判断手卫生的效果；另一方面能够督促手术人员严格落实外科手消毒流程，提高手卫生依从性，进一步达到预防和控制手术室医院感染的目的。

（8）手术病理标本错误发生率

指标定义：手术病理标本错误发生率是指由于各种原因导致的手术病理标本包括活体组织、术中冰冻组织、手术切除组织以及穿刺、脱落细胞学组织等发生错误的例数与统计同期内病理标本总数之比。

基本公式：手术病理标本错误发生率 $= \dfrac{周期内手术病理标本错误例数}{统计周期内手术病理标本总数} \times 100\%$

指标意义：手术患者的病理标本对疾病的诊断和治疗起着决定性作用，正确的病理诊断能为患者疾病后期的诊断和治疗方案提供有力保障。通过对该指标监测，可提高相关手术人员对手术标本管理的重视，严格落实手术标本管理及送检流程，杜绝手术标本错误的发生。

（9）物体表面卫生学监测合格率

指标定义：检测周期内物体表面卫生学监测抽样合格例数与抽样总例数之比。

基本公式：$物体表面卫生学监测合格率 = \dfrac{周期内监测合格例数}{统计周期内监测总例数} \times 100\%$

指标意义：通过该指标监测，可以对手术室物体表面的清洁卫生质量进行监控，了解物体表面清洁卫生的薄弱环节，进行分析改进和提高，以控制手术室医院感染的发生。

（10）空气卫生学监测合格率

指标定义：检测周期内空气卫生学监测抽样合格例数与抽样总例数之比。

基本公式：$空气卫生学监测合格率 = \dfrac{周期内监测合格例数}{统计周期内监测总例数} \times 100\%$

指标意义：通过对该指标监测，可以查找传染源，切断传播途径，以控制手术室相关感染的发生。

（11）手术室护士锐器伤发生率

指标定义：统计周期内手术室护士在从事护理活动过程中被锐器（造成皮肤深部损害出血）意外伤害的例次数与周期内手术室护士总人数的比例。

基本公式：$手术室护士锐器伤发生率 = \dfrac{周期内手术室护士发生锐器伤的例次数}{统计周期内手术室护士总人数} \times 100\%$

指标意义：锐器伤发生率是反映护士职业安全与否的重要指标，通过该指标监测、分析及职业环境改善，能够提高手术室医护人员的防范意识，降低职业暴露的发生率。

（12）患者满意度

指标定义：患者满意度是指患者基于在健康、疾病、生命质量等诸方面的要求而对医疗服务产生某种期望，对所经历的医疗护理等服务情况进行的一种评价。

基本公式：$患者满意度 = \dfrac{调查问卷得分}{调查问卷总分} \times 100\%$

指标意义：专人负责定期完成手术患者满意度问卷调查，统计和分析患者对手术室护理工作的反馈，可以发现护理工作中存在的问题，进行业务流程的优化和再造，从而进一步提高护理质量，为科室护理人员绩效考核提供依据。

手术室护理质量评价指标量化表见表 12-2-1。

表 12-2-1 手术室护理质量评价指标量化表

指标名称	选择范围	内容说明	统计方法	计算公式	达标率
无菌物品合格率	所有无菌物品	无菌物品是指经过物理或化学方法灭菌后，未被污染的物品，包括无菌手术包、无菌敷料包、无菌器械包等。	检测周期内抽样合格例数与抽样总例数之比	无菌物品合格率 = $\dfrac{\text{周期内抽样合格件数}}{\text{统计周期内该物品总件数}}$ × 100%	100%
仪器设备完好率	外科手术的所有仪器设备	适用于患者手术的各种仪器设备	手术室中完好的仪器设备占全部仪器设备中的比例	仪器设备完好率 = $\dfrac{\text{周期内完好仪器设备台数}}{\text{统计周期内仪器设备总台数}}$ × 100%	≥95%
手术安全核查执行率	所有手术患者	手术安全核查是指由具有执业资质的手术医生、麻醉医生、手术室护士三方，分别在麻醉实施前、手术开始前和患者离开手术室前，共同对手术患者身份和手术部位等内容进行核查的工作	周期内落实手术安全核查例数与手术患者总例数之比	手术安全核查执行率 = $\dfrac{\text{周期内手术安全核查例数}}{\text{统计周期内手术例数}}$ × 100%	100%
手术患者压力性损伤发生率	所有手术患者	手术患者压力性损伤指在手术过程中皮肤和（或）潜在皮下软组织的局限性损伤（通常发生在骨隆突处或皮肤与医疗设备接触处）	周期内手术患者发生压力性损伤例数与手术患者总例数之比	手术患者压力性损伤发生率 = $\dfrac{\text{周期内有一处或多处术中压力性损伤的患者例数}}{\text{周期内住院手术患者总数}}$ × 100%	0%

续表

指标名称	选择范围	内容说明	统计方法	计算公式	达标率
术中物品清点不符发生率	所有手术患者	术中物品清点不符是指手术器械、物品于手术操作过程中遗失或手术结束后清点与术前不符	周期内术中物品清点不符发生的例数与统计周期内手术总例数之比	术中物品清点不符发生率 = $\dfrac{周期内物品清点不符例数}{统计周期内手术患者总例数} \times 100\%$	0%
术中异物遗留发生率	所有手术患者	术中异物遗留是指由于各种原因导致的手术相关物品（主要指纱布、纱垫、棉球、缝针、器械等）发生术后遗留患者体内	术后异物遗留者体内的例数与统计同期内手术患者总数之比	术中异物遗留发生率 = $\dfrac{周期内异物遗留患者体内例数}{统计同期内手术患者总数} \times 100\%$	0%
外科手消毒合格率	所有手术人员	外科手消毒是指手术前医务人员用肥皂（皂液）和流动水洗手后，再用外科手消毒剂清除或杀灭手部暂居菌和减少常居菌的过程	周期内外科手消毒质量监测合格的例数与监测总例数之比	外科手消毒合格率 = $\dfrac{周期内检测合格例数}{统计周期内总例数} \times 100\%$	100%
手术病理标本错误发生率	所有手术病理患者标本	由于各种原因导致的手术病理标本包括活体组织、术中冰冻组织、手术切除组织以及脱落细胞学组织等发生错误	周期内手术病理标本错误的例数与标本总例数之比	手术病理标本错误发生率 = $\dfrac{周期内手术病理标本错误例数}{统计周期内手术病理标本总数} \times 100\%$	0%

续表

指标名称	选择范围	内容说明	统计方法	计算公式	达标率
物体表面卫生学监测合格率	进行物体表面细菌学监测的结果	按相关规定采取一定方法对手术室物体表面进行细菌监测	周期内物体表面卫生学监测抽样合格例数与抽样总例数之比	物体表面卫生学监测合格率 = $\dfrac{周期内监测合格例数}{统计周期内监测总例数} \times 100\%$	100%
空气卫生学监测合格率	进行空气细菌学监测的结果	按相关规定采取一定方法对手术室空气进行细菌监测	周期内空气卫生学监测抽样合格例数与抽样总例数之比	空气卫生学监测合格率 = $\dfrac{周期内监测合格例数}{统计周期内监测总例数} \times 100\%$	100%
手术室护士锐器伤发生率	所有手术室执业护士	手术室护士在从事护理活动过程中发生的锐器伤（造成皮肤深层损害出血的意外伤害）	周期内手术室护士在从事护理活动过程中发生锐器伤的例次数（被锐器造成皮肤深部损害出血的意外伤害人次）与周期内手术室护士总人数之比例	手术室护士锐器伤发生率 = $\dfrac{周期内手术室护士发生锐器伤的人次}{周期内手术室护士总人数} \times 100\%$	≤95%
患者满意度	所有手术患者	患者满意度是指患者基于健康、疾病、生命质量等诸方面的要求对医疗服务产生某种期望，对所经历的医疗护理等情况进行的一种评价。	发放患者满意度调查问卷得分与问卷总分之比	患者满意度 = $\dfrac{调查问卷得分}{调查问卷总分} \times 100\%$	≥95%

随着网络科学技术的不断进步，医院应充分利用网络平台，开发和应用护理质量评价软件，构建护理质量控制网络系统，建立手术室专科护理质量指标数据库，督导与监控临床护理工作质量，推动护理质量评价指标体系的不断完善，推进医院护理质量水平的不断提高。

（六）手术室护理质量的持续改进

质量持续改进是质量管理的灵魂，是在全面质量管理基础上发展起来的更注重过程管理环节质量控制的一种新的质量控制管理理念。它强调的质量改进不是一次性的活动，而是长期的不间断的过程。手术室护理质量持续改进包括：了解现状、建立目标、寻找评价和实施解决方法、测量验证和分析结果、把更改纳入文件等活动，也就是遵循 PDCA 循环法，进行护理质量的持续改进和提高（表 12-2-2）。

表 12-2-2　手术室护理质量评价督查表

项目	基本要求	检查方法	评分等级			存在问题
	1. 手术室人员管理规范，各类人员有培训记录		A	B	C	
护理管理系统评价（20分）	（1）手术室人员数量、结构、层级合理配置	查看排班表	2	1	0	
	（2）工作人员着装规范，不戴饰物、手机，临时外出更鞋、穿外出衣；参观人员管理符合要求	实地查看	2	1	0	
	（3）对护士实施分级管理，不同层级护士熟知岗位技术能力要求，有分层培训计划和实施结果；手术室新护士和辅助人员应培训后上岗	查看培训档案、培训手册及课件	2	1	0	
	（4）实行人性化管理：弹性排班并兼顾护士需求、绩效考核、职业防护	查看工作量记录	2	1	0	
	2. 手术室环境管理					
	（1）手术部布局符合功能流程，各区域环境清洁、整齐、安静，温度、湿度符合要求，手术间门呈关闭状态	查看手术室布局、卫生洁具及监测记录	1	0	0	
	（2）手术室清洁卫生符合管理规定，卫生洁具管理规范，卫生学监测达标		2	1	0	

项目	基本要求	检查方法	评分等级			存在问题
	(3) 洁净手术室有过滤器更换记录，由更换人员与手术室管理人员双签字	查看记录	3	2	1	
	3. 科室对不良事件有上报、有分析、有改进	查看资料	2	1	0	
	4. 各类仪器建立管理档案，专人管理、定期检查、维修（包括各种气体）	查看资料	2	1	0	
	5. 各类仪器有操作规程，随仪器放置；护士能熟练操作	现场查看、护士操作	2	1	0	
患者安全质量追踪评价（35分）	1. 认真执行手术患者安全核查标准操作规程。手术部位标识清楚，实施接患者时、麻醉前、手术开始前、患者离室前三方核查步骤并签字确认	随机查检	4	2	1	
	2.《手术安全核查单》记录真实、准确、完整、清晰；灭菌包标识内容齐全	现场查看提问护士同时询问患者	2	1	0	
	3. 有患者转运安全管理措施和交接记录（现场追踪一名患者的转运）		3	2	1	
	4. 护士与患者良好沟通，对手术前、后患者进行访视，掌握病情并做好宣教		2	1	0	
	5. 护士执行用药时的"三查八对"；手术台上药液有分类，措施可行		3	2	1	
	6. 护士熟知输血核对流程，规范执行		2	1	0	
	7. 有保护患者体温设施，手术期间减少不必要的暴露，并保护隐私；输注的液体和冲洗液应加温，恒温箱管理符合要求	随机查检	4	2	1	
	8. 按照手术要求安置患者体位	现场查看护士操作及相关记录				
	(1) 摆体位前核对患者手术侧别；床单位平整，体位固定架位置合适		3	2	1	
	(2) 评估患者皮肤情况，采用防压疮措施，保护骨隆突处		3	2	1	

续表

项目	基本要求	检查方法	评分等级			存在问题
	（3）安置体位舒适、正确，充分暴露手术野，肢体呈功能位，检查患者身体各部位		3	2	1	
	（4）术后检查皮肤受压情况，发生压疮及时记录并上报		3	2	1	
	9. 手术标本管理规范：标本存放、登记、送检等流程	追踪一名护士标本送检流程的落实	3	2	1	
护理质量追踪评价（25分）	1. 按照标准操作规程铺置无菌手术器械台					
	（1）熟练掌握各科手术特点，手术物品准备齐全；环境、物品符合要求		2	1	0	
	（2）手卫生、穿手术衣、戴手套、方法、流程正确，操作熟练		2	1	0	
	（3）敷料、器械包打开顺序、流程符合要求；器械台布局合理		2	1	0	
	（4）为台上供应的物品、液体、药品等，打开、接收方法正确，护士配合默契		2	1	0	
	（5）手术医生掌握无触式戴手套方式或由洗手护士为医生戴手套	现场查看，现场查检并追踪1名护士的操作流程	2	1	0	
	2. 认真执行手术物品清点标准操作规程					
	（1）物品清点顺序、时机、流程与方法符合标准要求，有防止纱布遗留体内措施		4	3	2	
	（2）手术物品清点单记录清晰、完整、正确、时机准确		3	2	1	
	3. 手术铺单符合要求：无菌屏障、传递方法、铺单顺序		3	2	1	
	4. 严格执行无菌技术操作，认真做好手术配合和无菌监督		3	2	1	
	5. 相关手术建立隔离区域，落实手术隔离技术		2	1	0	

项目	基本要求	检查方法	评分等级			存在问题
物品管理质量评价（20分）	1. 手术室各类物品管理规范					
	（1）手术间内物品、药品齐全，各类物品定位放置、有基数	实地查看	2	1	0	
	（2）无菌物品存放符合规范要求，载物架标识清楚；限制区内无外包装物品		1	0	0	
	（3）各类手术包及包内物品齐全，包装符合要求		2	1	0	
	（4）各类药品分类放置；无过期药；高危药单独、双锁存放，有使用交接登记		2	1	0	
	（5）抢救车规范管理，抢救物品、药品齐全，用后及时补充，做好登记交接		1	0	0	
	2. 手术器械实行集中管理					
	（1）手术室人员对使用后的器械进行合理处置，供应中心人员到手术室接收器械，再进行清洗、消毒、灭菌；要求各基质量达标；手术器械在手术室处理时应由 CSSD 人员在符合规范要求的区域进行处置，手术室具备器械清洗消毒设备：包括器械清洗机或手工清洗池 4 个、压力水枪、压力气枪、超声清洗装置、腔镜清洗设备、水处理设备、消毒设备、防护用品等	查看手术室与消毒供应中心交接记录，实地查看使用后器械、物品的处理情况	6	3	0	
	（2）低温灭菌器、小型灭菌器按要求使用、各项监测记录规范齐全		2	1	0	
	（3）植入物和外来器械管理符合要求、记录齐全		2	1	0	
	3. 对手术器械和高值耗材实行信息化可追溯管理，有使用登记	查看记录	1	0	0	
	4. 医疗废弃物分类规范管理，术后垃圾袋注明日期、时间及手术间	现场查看	1	0	0	

检查人员：   检查时间   得分：

第三节　手术室信息化发展

1997 年首届全国信息化工作会议上对信息化定义为："信息化是指培育、发展以智能化工具为代表的新的生产力并使之造福于社会的历史过程。"信息化建设是 21 世纪医学发展的重要内容，手术室作为医院实施手术抢救和治疗的重要场所、业务运营的核心部门之一，其信息化的开展已成为医疗信息化的重要分支，日益受到关注。手术室信息化管理在人力资源、物品质量追踪、患者信息以及科室成本核算方面等进行数据化统计和智能化分析，能够提高手术室人力资源管理水平，强化医疗安全管理，防范手术医疗差错，降低手术风险，提高手术质量。

一、手术室信息化的定义

手术室信息化指立足于手术室实际工作，以围手术期患者安全为中心，通过利用计算机软硬件技术、网络通信技术等现代化手段，对在医疗护理活动各阶段产生的数据进行采集、存储、处理、提取、传输、汇总，加工生成各种信息，从而为手术室的整体运行提供全面、自动化的管理及各种服务的过程。

二、手术室信息化演变过程

根据国际统一的医疗系统信息化水平划分，医院信息化发展主要经历 3 个阶段：医院管理信息化（HIS）阶段、临床管理信息化（CIS）阶段和局域医疗卫生服务（MGIS）阶段。我国手术室信息化在此背景下，经历了由信息收集到信息专项发展以及信息融合发展的变化。

（一）信息收集阶段

我国医院管理系统的研究开始于 20 世纪 80 年代末期，90 年代初开始应用于手术室患者信息记录、收费划价之中，手术室信息化进入患者基本信息收集阶段。

（二）信息专项发展阶段

21 世纪初，手术室信息化基于 HIS 系统环境下应用于医院管理的各个环节。根据需求不同，各医院手术室根据自身科室情况自主研发设计多个模块包括手术信息发布、计价收费系统建立、手术护理信息系统、麻醉系统开发研制及手术准入管理系统等，手术室信息化进入了信息独立模块专项发展阶段。

（三）信息融合发展阶段

近几年来，在大数据、云计算的环境背景下，随着医疗系统信息化水平提高，手术室信息化有了飞速的发展。手术室信息化开始融合医院管理信息系统HIS、实验室信息管理系统LIS、医学影像成像系统PACS、放射影像信息管理系统RIS及移动数据终端PDA等多模块、多学科的数据融合发展，实现了手术室信息一站式收集。

三、手术室信息化特点及应用意义

（一）手术室信息化特点

1. 集成化　手术室信息化建设在基于医院信息化建设的大背景下，融合手术室信息化的多模块多系统，有效集成数据，使不同的用户通过权限设置通过手术交互平台也可以实现一站式访问，实现全院的业务协同和区域医疗的信息共享，将手术室打造成全院手术交互平台。

2. 移动化　移动数据终端（PDA）在医院HIS系统、手术信息系统等各大系统中的应用也不断上升，充分利用数据库的数据资源，通过PDA的方式，把医疗服务带给患者，将医生护士还给患者，转变了以往医护患之间的就医方式，手术当中的每一项末端操作均能实现信息化、电子化，极大地提高医务人员的工作效率与管理水平。

3. 智能化　手术室信息化建设以电子病历为核心建立质控体系，借助临床多科室、多个应用系统，形成全流程闭环式质控管理、启用多种移动医护手段，对手术室麻醉、器械、耗材、设备、手术、视频观摩、人员身份识别等进行智能化管理，对输液、危急值智能管控等诊疗过程进行监控，实现智能消毒供应室管理及药品自动分拣、包装以及标本物流传输等智慧物流管理。

（二）手术室信息化的意义

手术室信息化是一项整合多系统、多模块有机结合进行统筹设计的复杂医学信息系统，带给我们分享信息发展的最新成果，实现了资源信息共享。手术室建立信息系统，完善各项系统设置，将为围手术期的手术患者提供充足的安全保障，为医院安全管理防范医疗差错减少安全隐患，促进医院整体医疗服务提高服务质量和管理水平，促进临床手术的科研和教学的提高，使医院技术水平和服务水平更上一个台阶。

四、信息化在手术室中的应用

（一）患者信息综合管理

分为患者访视、手术预约、手术核查、物品清点、标本管理五大模块。

1. 患者访视模块　手术护士通过手持移动数据终端对即将手术或者手术后患者进行术前及术后的访视，并将数据上传至此模块中，通过数据库进行数据整合和分析。该模块可将手术患者的术前准备、术前宣教、术后康复及伤口随访等直接利用信息化技术有针对性地加以解决，从而促进患者进行围手术期的健康教育和护患的有效沟通，也能帮助患者及家属完成手术相关宣教、康复等内容的自我学习，是一个能够促使医患自我完善的新模式。

举例：某市大型三级甲等医院利用移动护理终端——手机微信公众帐号的信息化平台对患者手术前访视、手术后的术后随访工作进行访视与健康宣教。通过生动形象的微信漫画的形式让手术患者和家属更加直观地了解手术前的准备及术后的注意事项。

2. 手术预约排班模块　系统支持通过患者住院号提取单个急诊患者的手术申请信息，也支持同步 HIS 下达的手术申请信息，可批量接收及安排手术申请，对手术申请进行统筹处理，分配手术资源，完成手术间的台次排班。通过 Web 浏览器可查看手术排班结果，便于手术科室通过院内任意信息终端随时随地获取手术安排信息。

以某市大型三级甲等医院的手术预约排班系统为例：手术室通过各科室手术医生在 HIS 系统上提交手术申请信息，可以对整体手术情况进行人员、室别、台次的排班安排，各科室工作人员之后也可以在手术室或科室内通过手术预约排班系统查看手术信息。

3. 手术安全核查模块　患者入院后将打印患者身份识别的智能腕带戴于患者手腕部，此腕带内涵盖信息与患者病历信息基本一致。手术当天，护士手持移动数据终端，通过扫描患者腕带信息，即可完成手术安全核查的重要内容。分别在手术麻醉前、手术开始前及患者离室前三次安全核查的正确时机为患者在移动护理终端上操作核对。终端设置未核查提醒的提示，手术护士、麻醉医生及手术医生必须逐项填写及电子签字确认后方可进行下一项核查及开始手术。手持移动护理终端与手术安全核查结合在一起的新模式，给安全核查工作带来保障，保障手术患者的安全，减少因核查不到位造成的手术差错。

4. 物品清点模块　物品清点护理信息化能够提高护理文书的书写速度和医嘱的执行速度，让巡回护士可以有更多的时间密切观察手术进展情况，集中注意力配合外科医生进行手术。该系统与手术安全核查模块相关联，对清点的时机和节点有严格的把控，有效防止因清点时机不正确或清点不到位造成的不良事件的发生。具体操作可概括为四个步骤。

（1）扫码生成　手术护士将患者信息通过腕带扫描至电脑中，电脑根据手术术式智能化识别该术式所需要用到的组套（基础器械＋基础用物），待手术护士扫描器械包条码后生成相应的物品清点列表。

（2）清点核对　手术护士在手术开始前进行物品及器械的逐一清点并记录，操作完毕后系统能根据清点前后数量进行对比，核对无误后则提交成功，可以进行下一步操作。

（3）特殊添加　当术中需要添加物品时，巡回护士点击添加键，选择缝针或敷料，并输入数字，即可完成添加内容，系统自动保留详细记录。

（4）打印留档　巡回护士打印手术护理记录单和物品清点单并签名后存入病历。

5. 病理标本模块　通过使用条码打印机和扫码仪，利用病理标本管理系统，对手术患者病理标本申请、收集、核对、接收等重点环节进行信息化管理。此系统完善了手术病理标本接收流程的闭环式管理模式，提高了工作效率，减少过多人为核对的中间环节，避免差错事故的发生，提升了管理水平，完善了监管手段。

（1）条码生成手术医生根据手术需求电子填写病历申请单据，手术护士通过条码打印机打印病理标本的唯一识别码后。

（2）系统核对接收标本将识别码贴于标本袋上。由系统扫码后自动核对及记录标本的相关信息，核对无误后由物流送至病理科。

（3）确认接收病理科人员扫码接收核对病理标本信息，确认标本数量及接收工作。

（4）实时接收信息通过系统实时回传至手术室，医护人员在手术间及时查询标本的最新动态及处理状态。

（二）人力资源管理

根据管理人员不同分为人员信息、门禁、培训与考核、绩效等模块。

1. 工作人员及外来人员管理

（1）门禁模块　系统在手术室入口处，采用自动门配置。

①刷卡准入　需要在门边上的读卡器上刷卡才能进入，与手术排班系统集成，自动采集员工卡信息，验证进入手术辅助区人员的身份权限，验证当天是否有参与手术，如果判断合法，自动开门。

②刷卡取物　医护人员在换鞋区更换洁净鞋，刷卡开启电子鞋柜，并存放外出鞋。通过在智能发衣机刷卡处刷卡领取含 RFID 芯片的手术衣，系统自动进行衣物与领物人信息的关联登记等。

③更衣回收　将污衣投放入手术衣自动回收机里，智能管理系统自动检测确

认回收。系统也支持手工录入方式与自动检测并行。刷 IC 卡打开电子室外鞋柜时，系统检测本人手术衣是否已回收，只有已回收状态才可打开电子鞋柜（可参数控制）。

④实时提醒 系统定期将未归还手术衣或 IC 卡的工作人员名单显示在手术室的大屏幕上，以提醒工作人员及时归还。

（2）培训与考核模块 系统将建立手术医生及外来人员（进修医生、研究生、进修护士及维保人员等）的基本信息情况登记，并根据人员身份信息自动生成培训考核项目。培训内容涉及手术室外来人员参观制度、手卫生管理制度、无菌操作基本技能等多项临床基础操作。培训后，手术室带教人员将培训内容上传至系统，方便手术医生等在科室或线上进行自主学习与巩固。培训后系统自动生成培训效果评价表，将结果进行收集和反馈，推动手术室教学工作良性循环发展。定期进行线上理论考核及线下实际操作考核，严格把控手术医生及外来人员的临床基本技能操作，保障患者的手术安全。

2. 护理人员管理 人力资源的合理配置及管理是医院人力资源管理部门的主要工作。手术室人力资源管理系统囊括了医务人员各层级的人员信息、排班考勤、培训管理、绩效考核等四个模块。利用电子化信息化平台建立手术室人员电子档案，改变了传统的人管理人的模式，达到了人力资源管理的规范化标准化信息化管理，提高了手术室管理部门的管理效率。

（1）人员信息管理模块 系统将建立手术室护理人员电子信息情况登记，涉及人员基本信息、学历信息、工作情况、岗位信息等。并根据年次、时间等变化，系统自动调整人员相关信息。

（2）排班与考勤模块 通过人员岗位信息模块、层级情况、手术带教及培训情况，系统能根据手术的需求，有针对性地进行护理人员排班。并且系统可以提供白班、中班、夜班、补休、病事假等多种项目的选择和确认功能，支持各种加时、积休时间与假期预约的管理，方便员工自动计算补休、带薪休假的天数。

（3）培训与考核模块 根据手术室护理人员层级的不同，设定不同的培训与考核模式，包括层级培训考核、新护士培训考核、专科培训考核等不同形式。培训的形式可包括线上的网络教学、微信平台自主学习及线下的小讲课、理论操作培训等。系统针对人员的多重身份，设计培训课程、签到记录、课程讲义、考核试卷、考核记录等多个项目。

举例：以某大型三级甲医院手术室护理线上教育培训系统为例，系统根据人员权限的不同，设置管理者与学习者两种人员设置，从线上培训、练习、考核、问卷调查、资源共享及统计分析等多维度多模块对手术室护理人员进行层级培训与考核系统，从传统的传帮带到云时代的培训教育，转变护理培训教育管理理念，方便护理人员在线下利用业余时间碎片化自主学习（图12-3-1）。

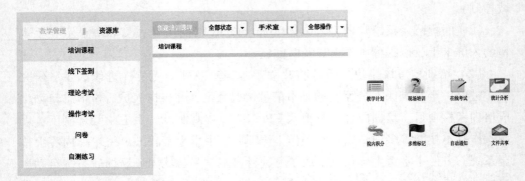

图12-3-1 手术室护理培训教育系统

（三）物品追踪管理

1. **器械追踪管理** 信息追溯系统应用于患者术前、术中、术后全过程，涉及医疗器械的清洗、消毒灭菌、使用、回收四大环节。系统实行手术全过程的闭环式管理，通过条形码技术的引入，达到器械追溯的目的。同时系统还将与手术预约系统相联系，根据手术术式提交的情况，系统经过大数据的收集和统计，自动分析出相应的基础器械需求数量区间，减少器械灭菌的成本核算和护理人员的工作量。

举例：某市大型三级甲等医院将器械追溯管理系统联合应用于消毒供应中心与手术器械追踪。以一件基础手术器械为例，从器械应用于患者、使用后的回收、手术室内的初步清洗及消毒供应中心灭菌四大流程上都可以通过扫描器械上的条形码实现信息化追溯和管理，实现了手术器械追踪闭环化管理。

2. **无菌物品管理** 物品管理是手术室管理的重要组成部分，随着手术量的不断增长及手术物品品种的不断增多，传统的人工仓库管理已远远不能满足手术室物品管理的需求。充分利用手术室信息化技术实现手术物品的动态管理，可以极大地提高手术室物品的管理水平及工作效率。护理人员能够通过医院物品管理的系统模块，完成无菌物品的计划、申请、领取的功能，并对请领物品设置最低储备量及近效期登记管理，实现无菌物品的近效期实时提醒，避免物资的积压和过期。对于高值耗材物品请领，电子化智能系统根据手术预约系统中医生提交的高值耗材需求，进行手术室的计划、申请、领取、销毁的闭环式管理，系统还提供手术间内的高值耗材物品使用登记、费用录入、销毁登记的项目，以方便手术护理人员对高值耗材的管理。

3. 仪器设备管理

（1）集成控制管理模块 通过一块触摸液晶控制屏，负责管理和控制本所有手术间内的所有的视频资源的调配、手术观摩控制与信息展现管理。平台具有手术进程显示及发布的功能，能够获取最新的手术间状态信息，自动更新手术进程。便于手术室管理者实时掌握手术进展状况，动态调整手术安排。每个手术间内配置相应的控制面板，负责调控本手术间内所有仪器设备开关、环境温湿度、电话对讲等集成功能。考虑到手术室人员及操作的特殊性，系统的界面直观、简洁，工作人员通过触摸的方式来完成各种操作，可以在各个功能之间进行灵活切换。

举例：某市大型三级甲等医院手术室集成控制系统分解为护理站中枢控制，手术间动态监测，护理站通过每个手术间的分系统获取手术视频资源及手术进程状态跟进情况，方便连台手术的调动及手术人员的管理。每个分系统的控制面板囊括手术进程、手术环境情况以及与手术间之外的联系情况等等，一体化控制操作，方便手术间人员的护理操作。

（2）示教管理模块

①信息集成 日益增加的临床手术病历资料具有重要的科研价值，手术记录资料支持按病历检索、手术过程信息与患者病历信息集成。根据患者手术设备采集的海量临床信息，建立病情趋势分析数据仓库。

②远程操控 手术间内端口可以进行视频镜头调整，如拉近、推远，上下、左右及云台控制等远程操作。全线路支持1080p全高清处理，确保示教室所看到的视频为全高清质量。

③教学交流 示教管理系统用于教育、学术交流和人才培养，可以使患者的病例记录和手术直播录制的内容相关联，方便学习调阅和管理。基于授权与远程医疗和教学系统，共享知识、图像、数据。并且模块与学术报告厅连接，通过网络与世界各地医学专家建立通信联系，达到会诊、交流的作用。

④资料保存 手术资料支持输出可编辑格式，以便采用第三方编辑工具进行手术教学课件制作；录制保存的文件可以集中管理，包括查询、回放以及设置存放路径等信息，供随时访问。

举例：某市大型三级甲等医院示教管理系统在机器人腔镜手术进行过程当中，进行手术实际操作视频录制、手术情况的转播、远程示教会诊功能及日后的保存与查找，方便手术视频存档及手术当时情况的还原、辅助手术室实习医生及护士的带教，同时也为远程会议及疑难手术的会诊起至关重要的作用。

（3）设备维保管理模块 仪器设备的维护与保养是手术室日常工作的重要

内容之一，传统的人工维保管理方法耗费大量人力物力，已不能适应现代信息化手术室管理的工作节奏和步伐，取而代之的是信息化系统管理的方法。系统主要包括基本信息、检修登记、维护保养登记、日常巡查记录、使用登记记录、报修登记记录等。同时系统还应设置管理者、维护者、使用者三种管理权限，根据不同的功能设置不同的管理权限。在使用登记方面，系统还应与安全核查和计费等模块相连接，一次录入可生成设备登记、安全核查登记及费用录入等三种功能，减少不必要的程序录入，提高护理人员的工作效率。

（四）经济核算管理

1. 患者手术计费模块　传统的手术计费模式为设定专门的物价计费专员进行手工账单录入，耗费了大量的人力和时间。在网络信息化推动下，现代手术计费模块已转变为形成电子化录入，将手术术式及每个术式所使用的的基本物品形成收费打包，形成记录模板，特殊用物计费手动及时添加的模式进行收费，并与麻醉系统中药品、无菌物品管理中高值耗材、仪器设备登记等多种模块相关联，一次操作多模块记录的情况，减少人力成本支出，提高准确率，提高患者的满意度。

2. 手术人员绩效考核模块　护理人员的薪酬福利将在符合本医院的实际工资结构的情况下，支持多种工资体系并存，不同薪酬不同计算标准的管理方式。根据人员的岗位信息、层级信息、考勤信息、加时积休统计、手术风险、手术时长、手术等级、特殊奖励等多种因素的考量设定模块参数，根据科室的收入与支出综合评定。

3. 科室成本核算模块　开展成本核算，坚持"优质、低耗、高效"是科室经济收入持续走高的重要途径。运用网络信息技术进行成本核算有利于提高医院的社会效益、经济效益、技术效益，推动科室的全面建设和发展。系统根据科室的整体收入、支出与基础消耗（水、电、仪器设备使用、固定物资消耗等）综合统计。系统与手术计费系统、无菌物品请领收费系统相关联，自动生成每周、每月的科室收入与支出的详细情况说明，并在每月底自动生成月末结算。

五、手术室信息化未来的发展方向

（一）虚拟现实（VR）技术

1. 谷歌眼镜　手术前，医生用谷歌眼镜扫描二维码，登录个人账号，查看自己负责的病例，并根据屏幕提醒完成术前谈话，避免遗漏。如征得患者同意，就可以对术前谈话整个过程录像。到手术室前，医生可以通过眼镜屏幕查看手术安排情况和病患资料，翻页只需要通过抬头和低头的动作完成。手术中还可以通过语言控制调用患者的各种影像资料，如查看解剖图谱以及关键步骤的手术图片。若碰到疑难情况，医生还可以通过远程视频电话寻求帮助。

2. VR 手术直播　VR 技术能够把第一现场的场景 360°完全摄录下来，专门拼接融合后传输到云端，再通过专门的 APP 或者微信网页端视频播放器结合现有的简易虚拟现实设备实现 VR 手术直播。360°全景 VR 技术不仅能让全球医务人员跨越国界进行训练，更能让普通人以及病患家属真切地看到手术的全过程，同时也能够让接受手术的病患进行回顾。

3. 3D 交互模拟技术　3D 交互模拟技术通过外科医生模拟外科手术操作，利用这些更加先进的虚拟现实手术模拟器，使见习医师及护士能够经历各种危急的场景模拟手术操作过程，提高自身的动手能力，达到教学培训的目的。

（二）3D 打印技术

生物 3D 打印技术是与医疗技术的深度结合，未来将逐步发展到成熟的人工组织器官体外制造技术。其中，3D 打印人造器官是以活细胞为原料打印活体组织的一种技术，目前该技术已经在主动脉瓣、种植手术导板、人工下颚等领域得到应用。国内成功已打印出人类肝脏单元、脂肪组织，其细胞存活率高达百分之九十。随着市场需求提升以及技术的不断创新，未来医疗领域中的生物 3D 打印应用优势将日益凸显，会不断应用到整形、再造、人工置换等手术当中。

（三）人工智能技术

1. 智能机器人

（1）配药机器人　智能化的护理机器人在百级封闭环境下只用不到 8 分钟就可以完成配药过程。配药机器人用它灵活的机械手臂操作着一道道复杂的配液程序。通过视觉识别系统等高科技，能够识别 95% 的临床药品，不仅能准确地掰开，破损率还达到了万分之一以下，药物的残留率低于 3.5%。它还会垃圾分类。配药过程中，针头、掰过的安瓿瓶归于锐器，放进锐器盒里；注射器、西林瓶等钝器则放到垃圾袋里，完全符合医疗垃圾处理规范，避免了医务人员在患者手术前配液给药过程中出现的不良差错及不必要的职业暴露。

（2）宣教机器人　智能化的护理机器人还可以化身成手术家属等候区的宣教成员，根据手术室的需要，在其内部输入相关内容信息，就可帮助患者家属在手术等候期间了解有关患者手术的相关信息及重点问题解答工作，如：手术术前准备、手术室环境介绍、手术当中需要家属注意事项及术后健康宣教等。

（3）物流机器人 智能化的护理机器人在手术区域内可完成物流的"跑腿"工作，工作人员将传递的物品装到它的储物舱里，输入具体任务信息，它就会根据指令完成送货任务，到达指定地点输入解锁码即可完成送货。发挥其自身特点，自主导航、自主避障、人机交互、自主充电，以同样的方式可使用机器人进行手术污染敷料下送处理和器械回收的工作。

2. 智能输液监测器　小巧轻便的智能输液检测器，基于微重力传感器和多项专利技术及专利算法，它能精准监测输液的剩余液量，并通过蓝牙将数据传输到护理系统当中。护士可以在护士在电脑或者随身携带的 PDA 远程查看患者输液的滴速和余液量。还差几分钟就该接瓶和拔针了，输液有没有异常的情况，系统都会有智能提醒。

3. 心电传感器　一个小薄片的心电传感器、夹在手指上的脉搏血氧仪、贴于腋下的柔性体温计、无线红外耳温枪，这些便携式的可穿戴设备，实现了体温、心率、血氧、脉搏等生命体征的无线智能化采集。无线化采集大大降低了患者在手术过程当中压力性损伤的可能性，提高了患者手术体验过程的满意度；并且传感器持续采集的信息，通过大数据的分析，还可以生成各种图表，对异常自动预警，及时辅助护理决策。

4. 压力性损伤预防报警装置　手术过程当中，由于手术时长、患者营养状况及手术体位等多种因素，会在手术过程当中为患者带来压力性损伤的风险，因此护士会在术前及术中为患者进行多种预防及干预工作，但手术工作节奏紧凑、手术情况变化较快，护士往往达不到定时、定点对患者进行干预处理。一个小桌板大小的非接触式智能监护仪就解决了这个难题。只要把它放在风险发生较高区域的手术床垫下，规定时间内没有给予相应的护理措施，其会在护士的手持终端上进行提示。

5. 一键报警装置　"医护安全卫士"是一个嵌入工牌扣中的应急可穿戴设备。急诊遇到需要抢救的患者，第一个接诊的医护人员可以"一键呼叫"，抢救团队接到信息就会根据定位马上增援。遇到暴力袭医事件的时候，也可以"一键报警"，最近的保安和医护同事可以迅速赶到，保护医护人员。

6. 智能腕带　手术室每日承接上百台手术，接送患者上百余人，为了保证手术患者的手术安全，未来将使用具有身份识别和定位功能的智能腕带，一旦患者未在指定等候区域等候或进入错误的手术间，系统将会立刻报警并进行定位，保证了患者的安全。

7. 手术护理 APP　术后随访 APP 让护理延续到手术后或是患者出院以后。智能化的护理不仅在医院内，更是延续到了出院后。未来，护士可以通过一款术后随访 APP，实现了对手术患者的术后在线随访、伤口在线访视、满意度调查等移动办公服务。而患者也通过 APP 在线留言，与医护人员线上互动，并通过健康课堂，提升自我预防和护理的能力。

五、注意事项

1. 系统安全维护 随着大数据时代的到来、网络技术的不断更新，手术室信息化模块将随着手术需求的变更而不断完善。在大数据面前，患者手术信息及医疗数据安全成为手术室信息化模块维护的重点。因此系统模块应根据相对应的功能设立人员权限并定期进行更新与防护。

2. 系统特殊情况处理 由于信息化模块软件为现代先进的电子信息系统，在手术室的日常运作过程中可能会出现网络故障、系统更新维护及手术室停电等多种意外情况的发生，因此在手术室应设立相应的应急预案，备有与模块相应的纸质记录单和文件，并在模块发生意外情况之前进行自动保存或断电保存记录的情况。

未来智能化、信息化的手术室将通过运用各种现代高科技手段及产品将医务工作者从简单、机械的重复劳动中解放出来，让医生和护士回到病患的身边，有更充裕的时间对患者进行疾病诊疗、心理疏导、生活护理、健康指导等更专业的技术服务，提升医务工作者的劳动价值，减少职业倦怠感，增进医患关系。这也正是智能化医疗改革的核心和目的所在。

附录　手术室标准操作规程

附录1 手术患者安全核查标准操作规程

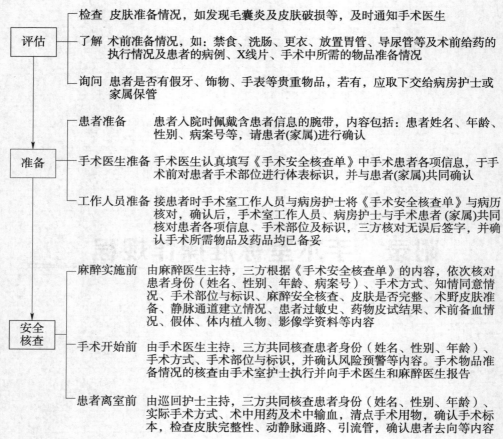

评估	检查	皮肤准备情况，如发现毛囊炎及皮肤破损等，及时通知手术医生
	了解	术前准备情况，如：禁食、洗肠、更衣、放置胃管、导尿管等及术前给药的执行情况及患者的病例、X线片、手术中所需的物品准备情况
	询问	患者是否有假牙、饰物、手表等贵重物品，若有，应取下交给病房护士或家属保管
准备	患者准备	患者入院时佩戴含患者信息的腕带，内容包括：患者姓名、年龄、性别、病案号等，请患者(家属)进行确认
	手术医生准备	手术医生认真填写《手术安全核查单》中手术患者各项信息，于手术前对患者手术部位进行体表标识，并与患者(家属)共同确认
	工作人员准备	接患者时手术室工作人员与病房护士将《手术安全核查单》与病历核对，确认后，手术室工作人员、病房护士与手术患者(家属)共同核对患者各项信息、手术部位及标识，三方核对无误后签字，并确认手术所需物品及药品均已备妥
安全核查	麻醉实施前	由麻醉医生主持，三方根据《手术安全核查单》的内容，依次核对患者身份（姓名、性别、年龄、病案号）、手术方式、知情同意情况、手术部位与标识、麻醉安全核查、皮肤是否完整、术野皮肤准备、静脉通道建立情况、患者过敏史、药物皮试结果、术前备血情况、假体、体内植入物、影像学资料等内容
	手术开始前	由手术医生主持，三方共同核查患者身份（姓名、性别、年龄）、手术方式、手术部位与标识，并确认风险预警等内容。手术物品准备情况的核查由手术室护士执行并向手术医生和麻醉医生报告
	患者离室前	由巡回护士主持，三方共同核查患者身份（姓名、性别、年龄）、实际手术方式、术中用药及术中输血，清点手术用物，确认手术标本，检查皮肤完整性、动静脉通路、引流管，确认患者去向等内容

注意事项

1. 手术安全核查流程必须按步骤进行，核对无误后方可进行下一步操作，每次进行确认后三方分别在《手术安全核查单》上签名。

2. 局部麻醉时，根据患者清醒程度，主动邀请患者参与核对。

3. 术中用药、输血核查由麻醉医生或手术医生下达医嘱，由巡回护士与麻醉医生共同核查并双签字，执行后麻醉医生做好相应记录。

4. 住院患者《手术安全核查单》完成后归入患者病历保存；非住院患者《手术安全核查单》由手术室负责保存一年。

5. 医务处、手术室定期对手术安全核查工作进行检查，检查结果纳入科室绩效考评中。

附录 2　手术物品清点标准操作规程

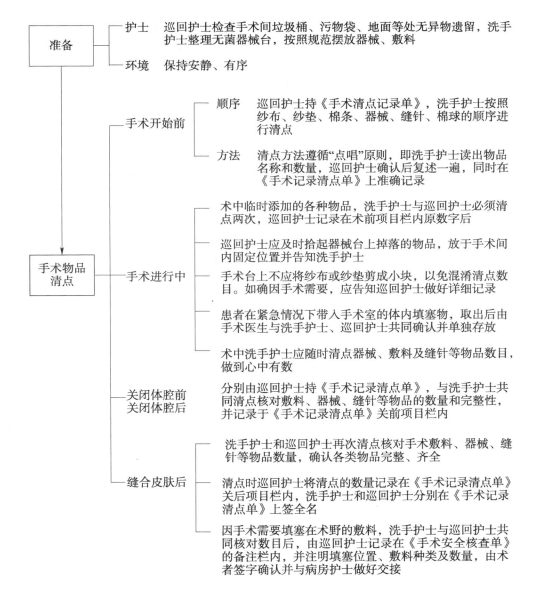

注意事项

1. 清点手术物品应包括数量的清点及完整性的清点。所有物品应在两人视线内。纱布、纱垫、棉条应打开清点 2 次，避免夹带其他物品，并确认钡线完整、纱垫带子齐全。

2. 清点器械时注意清点器械连接部位的螺母、螺钉及固定装置的数量，并检查有无松动和滑脱。

3. 清点缝针时应用镊子取放，并清点针尖和针孔各一遍。

4. 未配备洗手护士的手术，应遵循手术种类的清点要求，由术者或第一助手与巡回护士清点并记录、签字。

5. 任何人不得以任何理由带出清点后的物品。

附录3 手术病理标本处理标准操作规程

一、一般病理标本处理操作规程

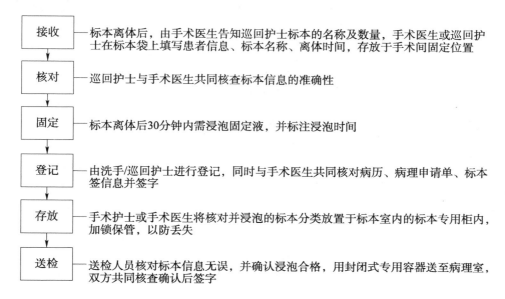

接收	标本离体后，由手术医生告知巡回护士标本的名称及数量，手术医生或巡回护士在标本袋上填写患者信息、标本名称、离体时间，存放于手术间固定位置
核对	巡回护士与手术医生共同核查标本信息的准确性
固定	标本离体后30分钟内需浸泡固定液，并标注浸泡时间
登记	由洗手/巡回护士进行登记，同时与手术医生共同核对病历、病理申请单、标本签信息并签字
存放	手术护士或手术医生将核对并浸泡的标本分类放置于标本室内的标本专用柜内，加锁保管，以防丢失
送检	送检人员核对标本信息无误，并确认浸泡合格，用封闭式专用容器送至病理室，双方共同核查确认后签字

二、冰冻病理标本处理操作规程

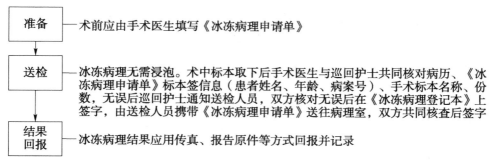

准备	术前应由手术医生填写《冰冻病理申请单》
送检	冰冻病理无需浸泡。术中标本取下后手术医生与巡回护士共同核对病历、《冰冻病理申请单》标本签信息（患者姓名、年龄、病案号）、手术标本名称、份数，无误后巡回护士通知送检人员，双方核对无误后在《冰冻病理登记本》上签字，由送检人员携带《冰冻病理申请单》送往病理室，双方共同核查后签字
结果回报	冰冻病理结果应用传真、报告原件等方式回报并记录

注意事项

1. 标本应冲洗血液后，放置于标本专用袋或容器内，根据诊断需求决定是否加入固定液，如需要则将标本完全浸泡在固定液内。

2. 各类标本及时处置、妥善存放。如发现浸泡不合格、渗漏等应及时处理，核查后送至病理室。

3. 操作人员应做好自我防护，佩戴面罩、口罩、手套，以防止固定液溅入眼内或吸入有害气体。

附录4　铺置无菌器械台标准操作规程

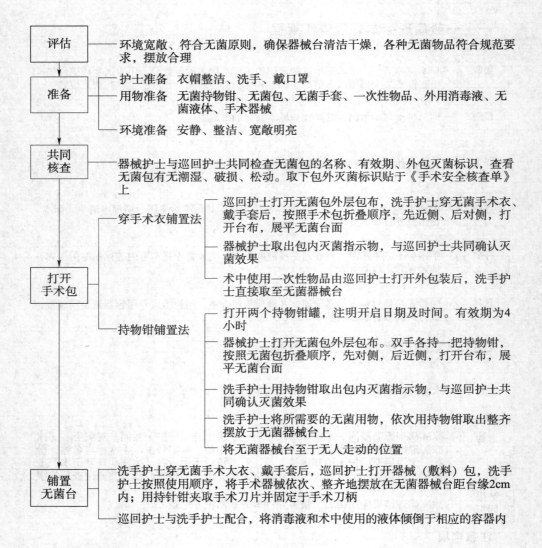

| 评估 | 环境宽敞、符合无菌原则,确保器械台清洁干燥,各种无菌物品符合规范要求,摆放合理 |

准备	护士准备　衣帽整洁、洗手、戴口罩
	用物准备　无菌持物钳、无菌包、无菌手套、一次性物品、外用消毒液、无菌液体、手术器械
	环境准备　安静、整洁、宽敞明亮

| 共同核查 | 器械护士与巡回护士共同检查无菌包的名称、有效期、外包灭菌标识,查看无菌包有无潮湿、破损、松动。取下包外灭菌标识贴于《手术安全核查单》上 |

打开手术包

穿手术衣铺置法
- 巡回护士打开无菌包外层包布,洗手护士穿无菌手术衣、戴手套后,按照手术包折叠顺序,先近侧、后对侧,打开台布,展平无菌台面
- 器械护士取出包内灭菌指示物,与巡回护士共同确认灭菌效果
- 术中使用一次性物品由巡回护士打开外包装后,洗手护士直接取至无菌器械台

持物钳铺置法
- 打开两个持物钳罐,注明开启日期及时间。有效期为4小时
- 器械护士打开无菌包外层包布。双手各持一把持物钳,按照无菌包折叠顺序,先对侧,后近侧,打开台布,展平无菌台面
- 洗手护士用持物钳取出包内灭菌指示物,与巡回护士共同确认灭菌效果
- 洗手护士将所需要的无菌用物,依次用持物钳取出整齐摆放于无菌器械台上
- 将无菌器械台至于无人走动的位置

| 铺置无菌台 | 洗手护士穿无菌手术大衣、戴手套后,巡回护士打开器械(敷料)包,洗手护士按照使用顺序,将手术器械依次、整齐地摆放在无菌器械台距台缘2cm内;用持针钳夹取手术刀片并固定于手术刀柄 |
| | 巡回护士与洗手护士配合,将消毒液和术中使用的液体倾倒于相应的容器内 |

注意事项:

1. 持物钳铺置无菌器械台时,操作者身体应与器械台保持一定距离。取放无菌物品时,应面向无菌区;取用无菌物品时应使用无菌持物钳;手臂应保持在腰部或治疗台面以上,不可跨越无菌区。

2. 洗手护士穿无菌手术衣、戴好无菌手套方可进行器械台整理。未穿无菌手术衣及未戴好无菌手套者,手不可跨越无菌区及接触无菌台内的一切物品。

3. 无菌器械台台面即为无菌区，铺置无菌台的铺单应达到 4~6 层，无菌单四周垂于台缘下 30cm 以上，并保证桌布下缘在回风口以上，手术器械物品不可超出台缘。

4. 无菌单潮湿应视为污染，应予更换或立即加铺 2 层以上无菌巾。

5. 铺置无菌器械台应尽量接近手术开始时间，无菌物品应在最接近手术使用的时间打开，超过 4 小时未使用应视为污染需重新更换。

6. 移动无菌器械车时，洗手护士不可手握器械车边缘，巡回护士不可触及下垂的手术单。

附录5 手术体位摆放标准操作规程

一、仰卧位

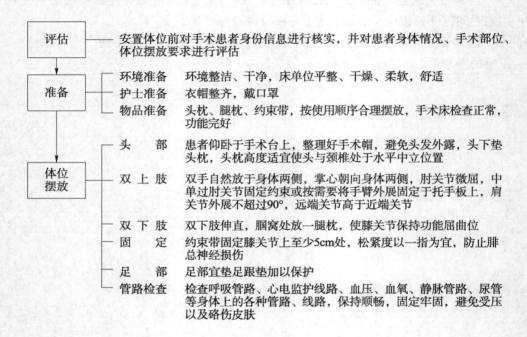

评估	——	安置体位前对手术患者身份信息进行核实，并对患者身体情况、手术部位、体位摆放要求进行评估
准备	环境准备	环境整洁、干净，床单位平整、干燥、柔软，舒适
	护士准备	衣帽整齐，戴口罩
	物品准备	头枕、腿枕、约束带，按使用顺序合理摆放，手术床检查正常，功能完好
体位摆放	头 部	患者仰卧于手术台上，整理好手术帽，避免头发外露，头下垫头枕，头枕高度适宜使头与颈椎处于水平中立位置
	双上肢	双手自然放于身体两侧，掌心朝向身体两侧，肘关节微屈，中单过肘关节固定约束或按需要将手臂外展固定于托手板上，肩关节外展不超过90°，远端关节高于近端关节
	双下肢	双下肢伸直，腘窝处放一腿枕，使膝关节保持功能屈曲位
	固 定	约束带固定膝关节上至少5cm处，松紧度以一指为宜，防止腓总神经损伤
	足 部	足部宜垫足跟垫加以保护
	管路检查	检查呼吸管路、心电监护线路、血压、血氧、静脉管路、尿管等身体上的各种管路、线路，保持顺畅，固定牢固，避免受压以及硌伤皮肤

注意事项

1. 体位摆放时需注意患者手臂外展勿超过90°，避免损伤臂丛神经，远端关节高于近端关节，有利于静脉回流。

2. 约束患者双上肢时，固定不宜过紧，预防局部组织受压，注意患者输液管路及麻醉管线的保护。

3. 盆腔手术时骶尾部垫软垫将臀部稍抬高；乳腺、肝、胆、胰、脾手术时，术侧垫软枕；如遇妊娠晚期孕妇仰卧位时需适当左侧卧。

4. 枕后、肩胛部、手臂、肘部、胸椎、腰区、骶尾部、足跟等重点部位做好压疮防护措施。

二、侧卧位

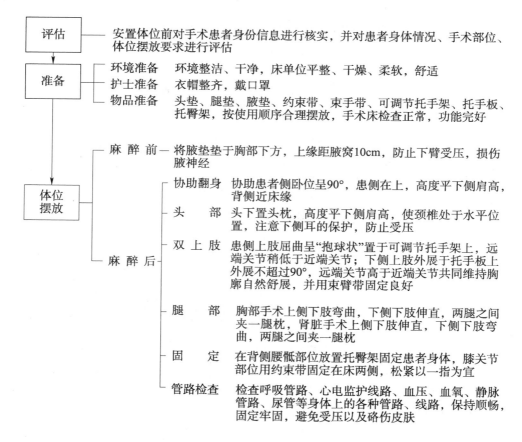

评估	——	安置体位前对手术患者身份信息进行核实，并对患者身体情况、手术部位、体位摆放要求进行评估

准备
- 环境准备　环境整洁、干净，床单位平整、干燥、柔软，舒适
- 护士准备　衣帽整齐，戴口罩
- 物品准备　头垫、腿垫、腋垫、约束带、束手带、可调节托手架、托手板、托臀架，按使用顺序合理摆放，手术床检查正常，功能完好

体位摆放
- 麻醉前——将腋垫垫于胸部下方，上缘距腋窝10cm，防止下臂受压，损伤腋神经
- 麻醉后
  - 协助翻身　协助患者侧卧位呈90°，患侧在上，高度平下侧肩高，背侧近床缘
  - 头　部　头下置头枕，高度平下侧肩高，使颈椎处于水平位置，注意下侧耳的保护，防止受压
  - 双上肢　患侧上肢屈曲呈"抱球状"置于可调节托手架上，远端关节稍低于近端关节；下侧上肢外展于托手板上外展不超过90°，远端关节高于近端关节共同维持胸廓自然舒展，并用束臂带固定良好
  - 腿　部　胸部手术上侧下肢弯曲，下侧下肢伸直，两腿之间夹一腿枕，肾脏手术上侧下肢伸直，下侧下肢弯曲，两腿之间夹一腿枕
  - 固　定　在背侧腰骶部位放置托臀架固定患者身体，膝关节部位用约束带固定在床两侧，松紧以一指为宜
  - 管路检查　检查呼吸管路、心电监护线路、血压、血氧、静脉管路、尿管等身体上的各种管路、线路，保持顺畅，固定牢固，避免受压以及硌伤皮肤

注意事项

1. 先麻醉后摆放体位，若无特殊情况，通常于下侧上肢输液。

2. 摆放体位时动作轻柔，将头、颈、躯干、下肢在同一水平上旋转，保证患者舒适、安全、无并发症，并保护好气管插管防止脱出。

3. 肾脏手术时患者身体下移，腰桥应对准 11～12 肋间，且肾区平坦充分暴露术野。

4. 面部及耳郭、肩胛部、髋部（内髁和外髁）、膝部（内髁和外髁）、踝部（内踝和外踝）、足部等重点部位做好压疮防护措施。

三、截石位

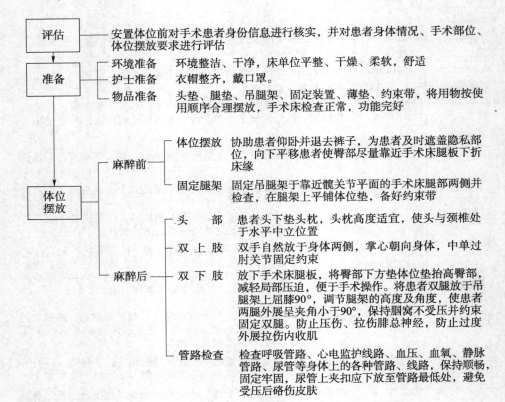

评估 ── 安置体位前对手术患者身份信息进行核实，并对患者身体情况、手术部位、体位摆放要求进行评估

准备
- 环境准备 环境整洁、干净，床单位平整、干燥、柔软，舒适
- 护士准备 衣帽整齐，戴口罩。
- 物品准备 头垫、腿垫、吊腿架、固定装置、薄垫、约束带，将用物按使用顺序合理摆放，手术床检查正常，功能完好

体位摆放

麻醉前
- 体位摆放 协助患者仰卧并退去裤子，为患者及时遮盖隐私部位，向下平移患者使臀部尽量靠近手术床腿板下折床缘
- 固定腿架 固定吊腿架于靠近髋关节平面的手术床腿部两侧并检查，在腿架上平铺体位垫，备好约束带

麻醉后
- 头部 患者头下垫头枕，头枕高度适宜，使头与颈椎处于水平中立位置
- 双上肢 双手自然放于身体两侧，掌心朝向身体，中单过肘关节固定约束
- 双下肢 放下手术床腿板，将臀部下方垫体位垫抬高臀部，减轻局部压迫，便于手术操作。将患者双腿放于吊腿架上屈膝90°，调节腿架的高度及角度，使患者两腿外展呈夹角小于90°，保持腘窝不受压并约束固定双腿。防止压伤、拉伤腓总神经，防止过度外展拉伤内收肌
- 管路检查 检查呼吸管路、心电监护线路、血压、血氧、静脉管路、尿管等身体上的各种管路、线路，保持顺畅，固定牢固，尿管上夹扣应下放至管路最低处，避免受压后硌伤皮肤

注意事项

1. 操作熟练，关心患者，保护患者隐私。

2. 及时保暖，体位安置过程中，注意暴露部位的遮盖保暖，体位安置后，及时全身加盖棉被或被单，避免不必要的暴露，及时保暖。

3. 体位摆放时注意患者足尖、膝、与对侧肩在同一直线上，即 T－K－O 连线。

4. 长时间手术时应注意观察远端的脉搏、皮肤颜色和有无水肿。

5. 安置双上肢体位时注意双手不可接触床边缘及金属体位架，防止皮肤灼伤。

6. 安置手术台器械台，注意与患者足部保持距离，术中注意避免硌伤患者足部。

7. 束腿带松紧适宜、勿过紧，避免影响下肢循环形成静脉血栓。

9. 手术结束，恢复患者体位时应与麻醉医师沟通，依次缓慢放下患者双腿，并随时关注血压变化。

8. 枕后、肩胛部、肘部、臀部、腘窝、骶尾部、足跟等重点部位做好压疮防护措施。

四、俯卧位

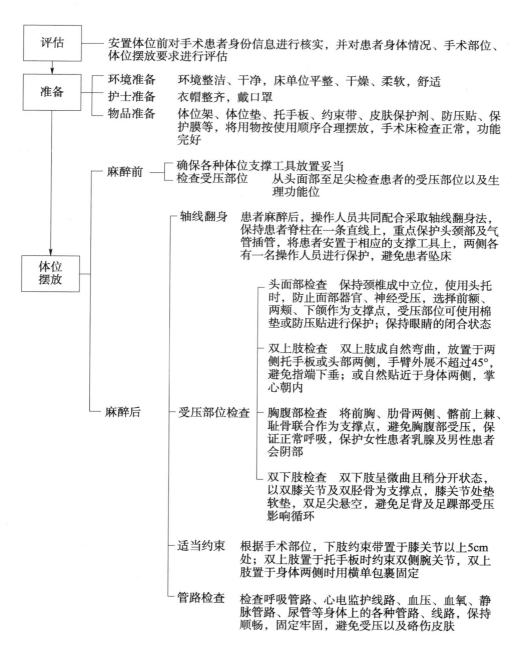

评估 —— 安置体位前对手术患者身份信息进行核实，并对患者身体情况、手术部位、体位摆放要求进行评估

准备
- 环境准备 环境整洁、干净，床单位平整、干燥、柔软，舒适
- 护士准备 衣帽整齐，戴口罩
- 物品准备 体位架、体位垫、托手板、约束带、皮肤保护剂、防压贴、保护膜等，将用物按使用顺序合理摆放，手术床检查正常，功能完好

体位摆放
- 麻醉前
  - 确保各种体位支撑工具放置妥当
  - 检查受压部位 从头面部至足尖检查患者的受压部位以及生理功能位
- 麻醉后
  - 轴线翻身 患者麻醉后，操作人员共同配合采取轴线翻身法，保持患者脊柱在一条直线上，重点保护头颈部及气管插管，将患者安置于相应的支撑工具上，两侧各有一名操作人员进行保护，避免患者坠床
  - 受压部位检查
    - 头面部检查 保持颈椎成中立位，使用头托时，防止面部器官、神经受压，选择前额、两颊、下颌作为支撑点，受压部位可使用棉垫或防压贴进行保护；保持眼睛的闭合状态
    - 双上肢检查 双上肢成自然弯曲，放置于两侧托手板或头部两侧，手臂外展不超过45°，避免指端下垂；或自然贴近于身体两侧，掌心朝内
    - 胸腹部检查 将前胸、肋骨两侧、髂前上棘、耻骨联合作为支撑点，避免胸腹部受压，保证正常呼吸，保护女性患者乳腺及男性患者会阴部
    - 双下肢检查 双下肢呈微曲且稍分开状态，以双膝关节及双胫骨为支撑点，膝关节处垫软垫，双足尖悬空，避免足背及足踝部受压影响循环
  - 适当约束 根据手术部位，下肢约束带置于膝关节以上5cm处；双上肢置于托手板时约束双侧腕关节，双上肢置于身体两侧时用横单包裹固定
  - 管路检查 检查呼吸管路、心电监护线路、血压、血氧、静脉管路、尿管等身体上的各种管路、线路，保持顺畅，固定牢固，避免受压以及硌伤皮肤

注意事项：

1. 俯卧位摆放应充分考虑手术部位及术式的要求，在整体基础上进行局部调整。

2. 颈部手术、枕部入路手术、后颅凹手术需要对患者头部进行严格固定，避免术中因头部移动损伤神经，可选用专用头架固定头部，头架各关节固定牢靠，避免松动；双上肢自然贴近于身体两侧。

3. 胸、腰段手术，双手放于头部，避免影响手术，患者手臂放于手术床上头部两侧。

4. 及时保暖：体位安置后及时加盖棉被或被单，避免不必要的暴露，及时保暖。

5. 颜面部（额部、下颌部）、前肩、肋缘突出部、乳腺、髂前上棘、男性生殖器、耻骨联合、膝前部、胫骨、足背部、足趾等 重点部位做好压疮防护措施。

附录6 手术铺单方法标准操作规程

一、仰卧位

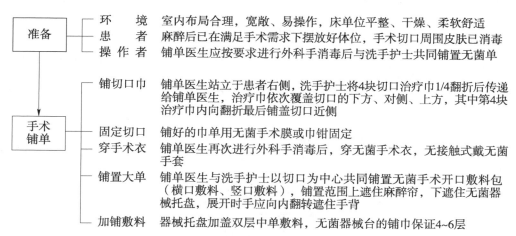

准备	环　境	室内布局合理,宽敞、易操作,床单位平整、干燥、柔软舒适
	患　者	麻醉后已在满足手术需求下摆放好体位,手术切口周围皮肤已消毒
	操 作 者	铺单医生应按要求进行外科手消毒后与洗手护士共同铺置无菌单
手术铺单	铺切口巾	铺单医生站立于患者右侧,洗手护士将4块切口治疗巾1/4翻折后传递给铺单医生,治疗巾依次覆盖切口的下方、对侧、上方,其中第4块治疗巾内向翻折最后铺盖切口近侧
	固定切口	铺好的巾单用无菌手术膜或巾钳固定
	穿手术衣	铺单医生再次进行外科手消毒后,穿无菌手术衣,无接触式戴无菌手套
	铺置大单	铺单医生与洗手护士以切口为中心共同铺置无菌手术开口敷料包(横口敷料、竖口敷料),铺置范围上遮住麻醉帘,下遮住无菌器械托盘,展开时手应向内翻转遮住手背
	加铺敷料	器械托盘加盖双层中单敷料,无菌器械台的铺巾保证4~6层

注意事项:如手术式式为乳腺手术,则应在铺单开始时先于患者患侧手臂下加铺中单及治疗巾包裹手臂,建立无菌屏障,同时在铺置手术开口敷料单后,上方加铺中单敷料。

二、侧卧位

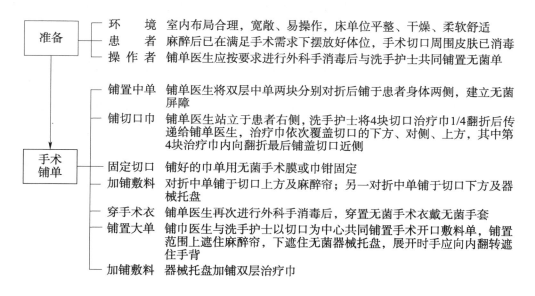

准备	环　境	室内布局合理,宽敞、易操作,床单位平整、干燥、柔软舒适
	患　者	麻醉后已在满足手术需求下摆放好体位,手术切口周围皮肤已消毒
	操 作 者	铺单医生应按要求进行外科手消毒后与洗手护士共同铺置无菌单
手术铺单	铺置中单	铺单医生将双层中单两块分别对折后铺于患者身体两侧,建立无菌屏障
	铺切口巾	铺单医生站立于患者右侧,洗手护士将4块切口治疗巾1/4翻折后传递给铺单医生,治疗巾依次覆盖切口的下方、对侧、上方,其中第4块治疗巾内向翻折最后铺盖切口近侧
	固定切口	铺好的巾单用无菌手术膜或巾钳固定
	加铺敷料	对折中单铺于切口上方及麻醉帘;另一对折中单铺于切口下方及器械托盘
	穿手术衣	铺单医生再次进行外科手消毒后,穿置无菌手术衣戴无菌手套
	铺置大单	铺巾医生与洗手护士以切口为中心共同铺置手术开口敷料单,铺置范围上遮住麻醉帘,下遮住无菌器械托盘,展开时手应向内翻转遮住手背
	加铺敷料	器械托盘加铺双层治疗巾

三、截石位

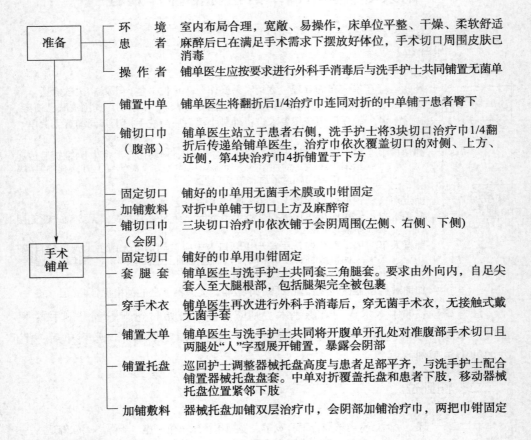

准备
—— 环　　境　室内布局合理，宽敞、易操作，床单位平整、干燥、柔软舒适
—— 患　　者　麻醉后已在满足手术需求下摆放好体位，手术切口周围皮肤已消毒
—— 操 作 者　铺单医生应按要求进行外科手消毒后与洗手护士共同铺置无菌单

手术铺单
—— 铺置中单　铺单医生将翻折后1/4治疗巾连同对折的中单铺于患者臀下
—— 铺切口巾（腹部）　铺单医生站立于患者右侧，洗手护士将3块切口治疗巾1/4翻折后传递给铺单医生，治疗巾依次覆盖切口的对侧、上方、近侧，第4块治疗巾4折铺置于下方
—— 固定切口　铺好的巾单用无菌手术膜或巾钳固定
—— 加铺敷料　对折中单铺于切口上方及麻醉帘
—— 铺切口巾（会阴）　三块切口治疗巾依次铺于会阴周围(左侧、右侧、下侧)
—— 固定切口　铺好的巾单用巾钳固定
—— 套 腿 套　铺单医生与洗手护士共同套三角腿套。要求由外向内，自足尖套入至大腿根部，包括腿架完全被包裹
—— 穿手术衣　铺单医生再次进行外科手消毒后，穿无菌手术衣，无接触式戴无菌手套
—— 铺置大单　铺单医生与洗手护士共同将开腹单开孔处对准腹部手术切口且两腿处"人"字型展开铺置，暴露会阴部
—— 铺置托盘　巡回护士调整器械托盘高度与患者足部平齐，与洗手护士配合铺置器械托盘盘套。中单对折覆盖托盘和患者下肢，移动器械托盘位置紧邻下肢
—— 加铺敷料　器械托盘加铺双层治疗巾，会阴部加铺治疗巾，两把巾钳固定

注意事项

1. 该截石位适应手术为肛门、直肠手术、妇科手术、膀胱镜、输尿管手术、腔镜或机器人下膀胱、前列腺手术。

2. 据各医院物品种类，也可选择不使用盘套覆盖器械托盘，中单对折覆盖托盘，移动器械托盘位置紧邻下肢，单层中单覆盖器械托盘及邻近下肢。

四、俯卧位

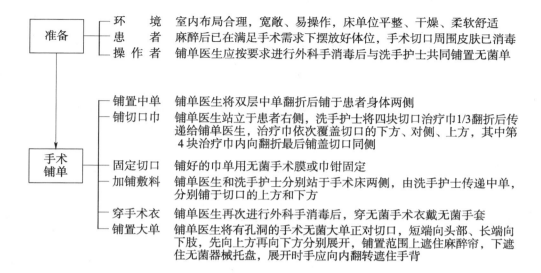

准备
- 环　　境　室内布局合理，宽敞、易操作，床单位平整、干燥、柔软舒适
- 患　　者　麻醉后已在满足手术需求下摆放好体位，手术切口周围皮肤已消毒
- 操 作 者　铺单医生应按要求进行外科手消毒后与洗手护士共同铺置无菌单

手术铺单
- 铺置中单　铺单医生将双层中单翻折后铺于患者身体两侧
- 铺切口巾　铺单医生站立于患者右侧，洗手护士将四块切口治疗巾1/3翻折后传递给铺单医生，治疗巾依次覆盖切口的下方、对侧、上方，其中第4块治疗巾内向翻折最后铺盖切口同侧
- 固定切口　铺好的巾单用无菌手术膜或巾钳固定
- 加铺敷料　铺单医生和洗手护士分别站于手术床两侧，由洗手护士传递中单，分别铺于切口的上方和下方
- 穿手术衣　铺单医生再次进行外科手消毒后，穿无菌手术衣戴无菌手套
- 铺置大单　铺单医生将有孔洞的手术无菌大单正对切口，短端向头部、长端向下肢，先向上方再向下方分别展开，铺置范围上遮住麻醉帘，下遮住无菌器械托盘，展开时手应向内翻转遮住手背

附录7　外科免刷手消毒标准操作规程

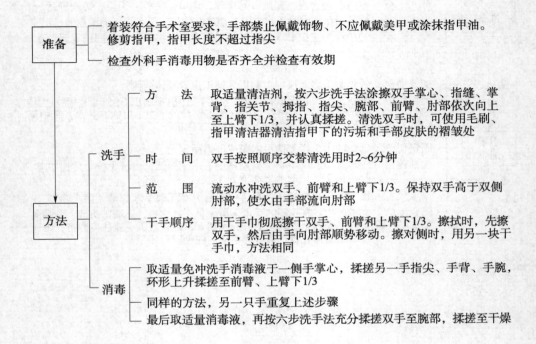

准备
- 着装符合手术室要求，手部禁止佩戴饰物、不应佩戴美甲或涂抹指甲油。修剪指甲，指甲长度不超过指尖
- 检查外科手消毒用物是否齐全并检查有效期

方法

洗手
- 方　　法　　取适量清洁剂，按六步洗手法涂擦双手掌心、指缝、掌背、指关节、拇指、指尖、腕部、前臂、肘部依次向上至上臂下1/3，并认真揉搓。清洗双手时，可使用毛刷、指甲清洁器清洁指甲下的污垢和手部皮肤的褶皱处
- 时　　间　　双手按照顺序交替清洗用时2~6分钟
- 范　　围　　流动水冲洗双手、前臂和上臂下1/3。保持双手高于双侧肘部，使水由手部流向肘部
- 干手顺序　　用干手巾彻底擦干双手、前臂和上臂下1/3。擦拭时，先擦双手，然后由手向肘部顺势移动。擦对侧时，用另一块干手巾，方法相同

消毒
- 取适量免冲洗手消毒液于一侧手掌心，揉搓另一手指尖、手背、手腕，环形上升揉搓至前臂、上臂下1/3
- 同样的方法，另一只手重复上述步骤
- 最后取适量消毒液，再按六步洗手法充分揉搓双手至腕部，揉搓至干燥

注意事项

1. 外科手消毒遵循先洗手、后消毒的原则。

2. 不同患者手术之间、手套破损或手被污染时应重新进行外科手消毒。

3. 外科手消毒过程中双手应保持在胸前位置并高于肘部，使水由手部流向肘部。

4. 手消毒剂的取液量、揉搓时间及使用方法应遵循产品的使用说明。

5. 使用后的清洁指甲用具应放到指定的容器中，清洁指甲用具应每日清洁与消毒。

附录8　无接触式戴无菌手套标准操作规程

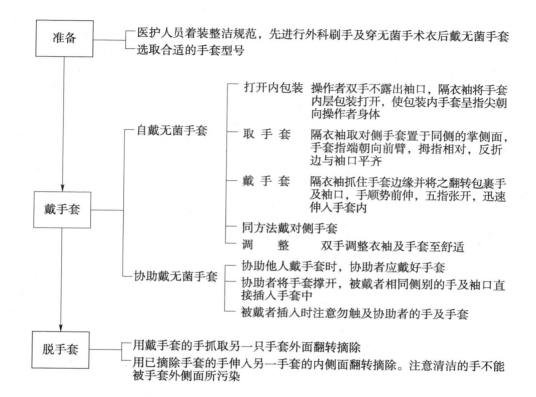

注意事项

1. 无接触式戴无菌手套应在无菌器械操作台上进行穿戴。

2. 操作过程中，双手均在无菌手术衣袖内，不得露出袖口。如有裸露部位均视为污染，应更换手套，重新进行。

3. 向近心端拉衣袖时不可用力过猛，袖口拉到拇指关节处即可。

4. 戴手套时将反折边的手套口翻过来包裹住袖口，不可将腕部裸露。

5. 感染、骨科等手术时医护人员应戴双层手套，有条件内层应为彩色手套。

附录9　医务人员血源性职业暴露应急处置标准操作规程

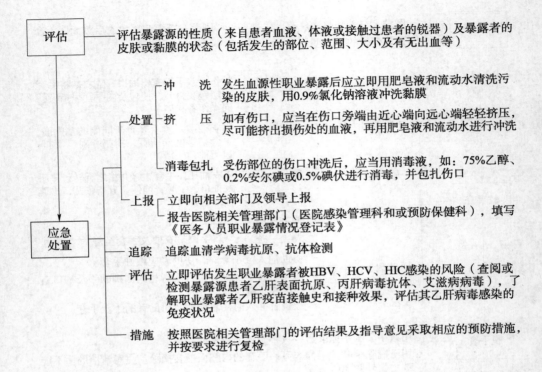

评估——评估暴露源的性质（来自患者血液、体液或接触过患者的锐器）及暴露者的皮肤或黏膜的状态（包括发生的部位、范围、大小及有无出血等）

处置
- 冲　洗　发生血源性职业暴露后应立即用肥皂液和流动水清洗污染的皮肤，用0.9%氯化钠溶液冲洗黏膜
- 挤　压　如有伤口，应当在伤口旁端由近心端向远心端轻轻挤压，尽可能挤出损伤处的血液，再用肥皂液和流动水进行冲洗
- 消毒包扎　受伤部位的伤口冲洗后，应当用消毒液，如：75%乙醇、0.2%安尔碘或0.5%碘伏进行消毒，并包扎伤口

应急处置
- 上报——立即向相关部门及领导上报
  - 报告医院相关管理部门（医院感染管理科和或预防保健科），填写《医务人员职业暴露情况登记表》
- 追踪　追踪血清学病毒抗原、抗体检测
- 评估　立即评估发生职业暴露者被HBV、HCV、HIC感染的风险（查阅或检测暴露源患者乙肝表面抗原、丙肝病毒抗体、艾滋病病毒），了解职业暴露者乙肝疫苗接触史和接种效果，评估其乙肝病毒感染的免疫状况
- 措施　按照医院相关管理部门的评估结果及指导意见采取相应的预防措施，并按要求进行复检

注意事项

1. 发生血源性职业暴露后，伤口处理禁止进行局部的挤压。
2. 被暴露的黏膜，应当反复用0.9%氧化钠溶液冲洗干净。

附录 10　外来器械与植入物交接标准操作规程

评估
- 院方评估厂家资质，服务能力，产品质量，筛选招标
- 中标厂家按规定，与院方签署合同，登记备案，明确责任

准备
- CSSD准备：接受厂家对产品使用方法和处理流程的培训
- 厂家准备：遵守CSSD的相关规定，严格执行国家制定的相关标准，并提供产品使用说明书
- 手术医生：明确术前1日通知厂家送交所用物品到CSSD的时间规定，择期手术最晚不能超过15时

接收流程
- 评估接收：厂家与CSSD人员进行当面清点交接，清点实物，包括器械的名称、数量、完整性及清洁程度，明确清洗、消毒、包装、灭菌方式和配送地点，登记备查
- 清洗消毒：根据产品的特性选择正确的清洗方式和清洗程序，避免损坏和丢失，同时保证清洗质量
- 检查和包装：具有相关资质的的工作人员专门负责，检查器械的清洗程度、功能、数量。选择适宜的包装材料，标识清晰，包装完毕登记备查，具有可追溯性
- 灭菌：遵循厂家提供的灭菌参数，首次灭菌时对灭菌参数和有效性进行测试，并做湿包检查
- 灭菌监测：植入物与外来器械灭菌必须进行生物监测
- 存储发放：存储条件符合国家相关规定；发放时要确认无菌物品的有效性和包装完好性。植入物和植入性手术器械要在生物监测合格后方可发放。发放记录具有可追溯性
- 使用：使用具有可追溯性，正确清点核对并及时记录植入物的名称、数量及使用情况
- 回收：使用后的外来器械按常规手术器械回收，在消毒供应中心去污区进行清洗、消毒后；与器械商共同清点器械的名称、规格、数量及功能质量，无误后双方在《器械清点单》上签字确认，由器械商取走，记录并存档。对于特殊感染患者用后的手术器械按感染手术器械处理

注意事项：

1. 外来器械价格昂贵，其材质的特殊性对清洗、包装和灭菌的要求也有所不同，CSSD 应遵循厂家或供应商提供器械清洗、包装和灭菌要求的说明或指引，正确处理，确保质量。使用前应由本院 CSSD（或依据 WS310.1 中 4.1.8 规定与

本院签约的消毒服务机构）遵照 WS310.2 和 WS310.3 的规定清洗、消毒、灭菌与监测；使用后应经 CSSD 清洗消毒方可发还。

2. 手术医生根据手术需要于手术前 1~2 日将注明外来器械、植入物名称的《手术申请单》送到手术室，并将《外来器械申请单》提交到医院规定的管理部门。管理部门通知代理商领取《外来器械登记表》，并准备所需的外来器械。应与器械供应商签订协议，要求做到：

（1）提供植入物与外来器械的说明书（内容应包括清洗、消毒、包装、灭菌方法与参数）。

（2）应保证足够的处置时间，择期手术最晚应于手术日（15 时前）将器械送达 CSSD，急诊手术应及时送达。

3. 代理商术前 1 日（如需环氧乙烷灭菌的特殊外来器械应于术前 3 日）携外来器械至消毒供应中心，与手术室护士、消毒供应中心工作人员三方共同确认手术信息（手术名称、手术时间、手术医生）、患者信息（姓名、性别、年龄等）、器械商名称，三方根据《器械清点单》共同核对器械的名称及数量，检查其性能良好，确定灭菌方式、送达时间、拟使用时间、配送地点，无误后三方在《外来器械登记表》及《器械清点单》上签字。

4. 外来器械及植入物的处置应符合以下要求

（1）CSSD 应根据手术通知单接收外来器械及植入物；依据器械供应商提供的器械清点单，双方共同清点核查、确认、签名，记录应保存备查。

（2）应要求器械供应商送达的外来器械、植入物及盛装容器清洁。

（3）紧急放行标准符合 WS310.2 的要求，记录相关信息（植入物名称、患者姓名、术者姓名、提前放行原因、PCD 化学监测报告、生物监测结果、放行者签名、灭菌参数等）并存档。

5. 推荐采用无菌物品信息跟踪系统进行外来手术器械的信息跟踪和追溯管理，记录回收、清洗、消毒、检查包装、灭菌、存储、发放、使用等环节的信息。信息包括操作者、操作时间、操作内容、清洗消毒灭菌监测参数和结果。追溯信息至少保留 3 年。

附录 11 单极电刀使用标准操作规程

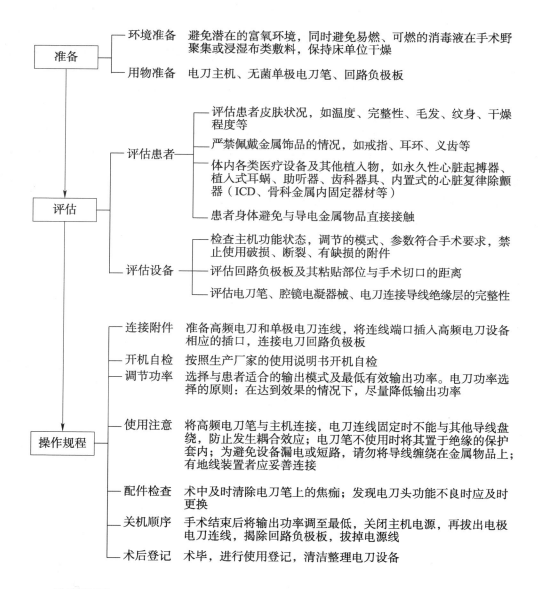

注意事项

1. 在使用中或暂停期间有异常声音发出时，应立即停止使用，并通知专业人员检查原因。

2. 负极板应放置在肌肉血管丰富平坦且靠近手术区及易于观察的部位，如臀部、大腿、小腿。禁止放在毛发、脂肪多及瘢痕、骨突处，避免受压，远离心电监护的电极。

3. 保持负极板平整，禁止切割和折叠。避免重复使用负极板，以防造成交叉感染和灼伤。

4. 盘旋负极板导线时应避免成角，防止电线折断，使用前后可用乙醇纱布擦拭胶面，保持干净。

5. 做好手术台上电刀笔的管理，把电刀笔固定于安全位置，防止坠落而被污染，不使用时应撤到器械托盘上或插在专用的电刀笔盒内，勿放置在妨碍医生操作的部位及患者暴露的体表，同时应保持手术切口敷料的干燥，以避免手术医生非正常使用激活电刀笔开关而灼伤患者的非手术部位。及时用电刀专用清洁片或干纱布清除刀头上的焦痂组织，以免影响使用效果。

6. 注意防火安全，消毒液干燥后再使用电刀。

附录 12　超声刀使用标准操作规程

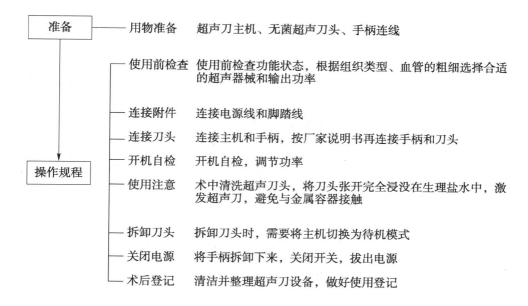

准备 —— 用物准备　超声刀主机、无菌超声刀头、手柄连线

操作规程 ——

使用前检查　使用前检查功能状态，根据组织类型、血管的粗细选择合适的超声器械和输出功率

连接附件　连接电源线和脚踏线

连接刀头　连接主机和手柄，按厂家说明书再连接手柄和刀头

开机自检　开机自检，调节功率

使用注意　术中清洗超声刀头，将刀头张开完全浸没在生理盐水中，激发超声刀，避免与金属容器接触

拆卸刀头　拆卸刀头时，需要将主机切换为待机模式

关闭电源　将手柄拆卸下来，关闭开关，拔出电源

术后登记　清洁并整理超声刀设备，做好使用登记

注意事项

1. 使用中应经常擦洗钳口以避免刀头被血污及组织块堵塞。

2. 手术过程中应准备一块湿的纱布以便随时降低刀头温度。

3. 使用中应避免过度激发，组织离断后，请立即打开钳口并停止激发以避免刀头温度迅速升高。

4. 不可以空激发，当没有组织在钳口内时，不可以关闭钳口并激发。

5. 不建议夹持过多的组织以确保刀头良好的工作效果及使用时间。

6. 刀头工作时一定避免钳口与金属器械接触，防止刀头损坏。

附录 13 腹腔镜使用标准规程

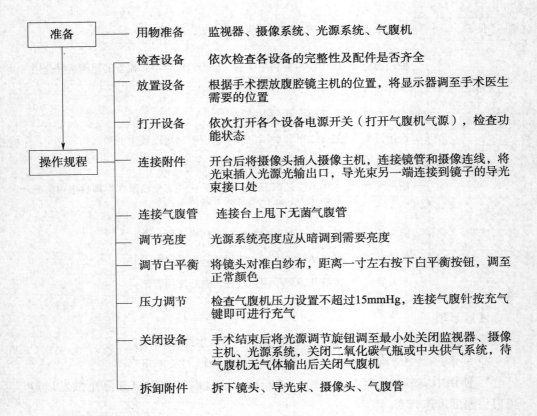

准备	用物准备	监视器、摄像系统、光源系统、气腹机
	检查设备	依次检查各设备的完整性及配件是否齐全
	放置设备	根据手术摆放腹腔镜主机的位置，将显示器调至手术医生需要的位置
	打开设备	依次打开各个设备电源开关（打开气腹机气源），检查功能状态
操作规程	连接附件	开台后将摄像头插入摄像主机，连接镜管和摄像连线，将光束插入光源光输出口，导光束另一端连接到镜子的导光束接口处
	连接气腹管	连接台上甩下无菌气腹管
	调节亮度	光源系统亮度应从暗调到需要亮度
	调节白平衡	将镜头对准白纱布，距离一寸左右按下白平衡按钮，调至正常颜色
	压力调节	检查气腹机压力设置不超过15mmHg，连接气腹针按充气键即可进行充气
	关闭设备	手术结束后将光源调节旋钮调至最小处关闭监视器、摄像主机、光源系统，关闭二氧化碳气瓶或中央供气系统，待气腹机无气体输出后关闭气腹机
	拆卸附件	拆下镜头、导光束、摄像头、气腹管

注意事项

1. 光源：在使用中亮度要调节适中，开机时亮度从最低开始调节，关机前将亮度调到最低。

2. 导光束：手术完毕后用湿软布擦拭干净，避免折成锐角，不用时不可悬吊，应盘曲成直径大于16厘米的圆圈。

3. 光学接口：手术完毕后将光学接口取下单独放置，避免磕碰，注意保护镜面。

4. 显像系统：手术完毕后用潮湿的软布擦拭，避免擦伤及刺激性液体腐蚀。

5. 充气装置：使用完毕后，先关闭气源，将气腹机内余气放完，再关闭电源。

6. 电刀系统使用时远离摄像系统。

附录 14 体外反搏治疗仪使用标准操作规程

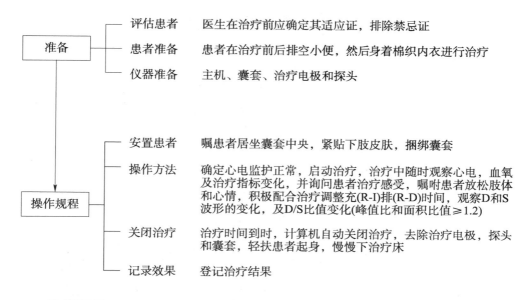

准备	评估患者	医生在治疗前应确定其适应证，排除禁忌证
	患者准备	患者在治疗前后排空小便，然后身着棉织内衣进行治疗
	仪器准备	主机、囊套、治疗电极和探头

操作规程	安置患者	嘱患者居坐囊套中央，紧贴下肢皮肤，捆绑囊套
	操作方法	确定心电监护正常，启动治疗，治疗中随时观察心电，血氧及治疗指标变化，并询问患者治疗感受，嘱咐患者放松肢体和心情，积极配合治疗调整充(R-I)排(R-D)时间，观察D和S波形的变化，及D/S比值变化(峰值比和面积比值≥1.2)
	关闭治疗	治疗时间到时，计算机自动关闭治疗，去除治疗电极，探头和囊套，轻扶患者起身，慢慢下治疗床
	记录效果	登记治疗结果

注意事项

1. 血压≥170/110mmHg 时，应预先将其控制在 140/90mmHg 以下。

2. 充血性心力衰竭者行反搏治疗前，病情应得到基本控制，体重稳定，下肢无明显水肿，反搏治疗期间应密切监护。

3. 心率≥100 次/分者，应控制在理想范围内（≤80 次/分）。

附录 15　除颤仪使用标准操作规程

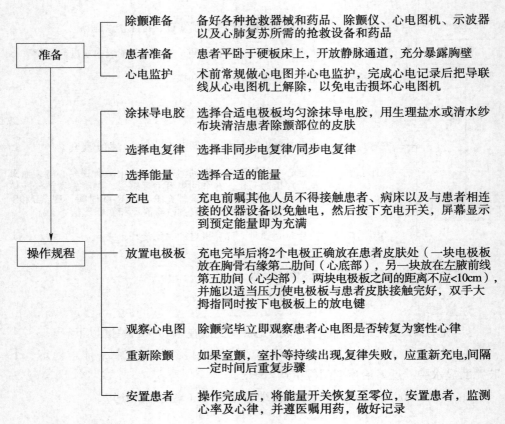

准备	除颤准备	备好各种抢救器械和药品、除颤仪、心电图机、示波器以及心肺复苏所需的抢救设备和药品
	患者准备	患者平卧于硬板床上，开放静脉通道，充分暴露胸壁
	心电监护	术前常规做心电图并心电监护，完成心电记录后把导联线从心电图机上解除，以免电击损坏心电图机

操作规程	涂抹导电胶	选择合适电极板均匀涂抹导电胶，用生理盐水或清水纱布块清洁患者除颤部位的皮肤
	选择电复律	选择非同步电复律/同步电复律
	选择能量	选择合适的能量
	充电	充电前嘱其他人员不得接触患者、病床以及与患者相连接的仪器设备以免触电，然后按下充电开关，屏幕显示到预定能量即为充满
	放置电极板	充电完毕后将2个电极正确放在患者皮肤处（一块电极板放在胸骨右缘第二肋间（心底部），另一块放在左腋前线第五肋间（心尖部），两块电极板之间的距离不应<10cm），并施以适当压力使电极板与患者皮肤接触完好，双手大拇指同时按下电极板上的放电键
	观察心电图	除颤完毕立即观察患者心电图是否转复为窦性心律
	重新除颤	如果室颤，室扑等持续出现，复律失败，应重新充电,间隔一定时间后重复步骤
	安置患者	操作完成后，将能量开关恢复至零位，安置患者，监测心率及心律，并遵医嘱用药，做好记录

注意事项

1. 除颤仪定时检查性能，及时充电，使用后清洁整理，自检合格备用。

2. 电极板的位置准确，距离至少在 10cm 以上。

3. 电极板应与患者皮肤密切接触，保证导电良好。

4. 患者体内如植有起搏器，应避开起搏器 10cm 以上。

5. 两个电极板之间要保持干燥，避免因导电糊或盐水相连而造成短路。也应保持电极板把手干燥，不能被导电糊或盐水污染，以免伤及操作者。

6. 除颤前确定周围人员无直接或间接与患者接触。

7. 操作者身体不能与患者接触，不能与金属类物品接触。

8. 电除颤后，一般需要 20～30 秒才能恢复正常窦性节律，因此电击后仍应继续进行 CPR，直至能触及颈动脉搏动为止。

9. 误充电时须在除颤器上放电，不能空放电，两电极板不能对击。

附录 16 电动气压止血带使用标准规程

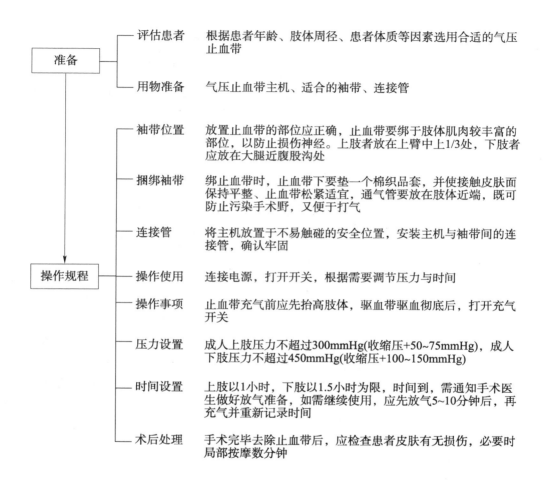

准备
- 评估患者 根据患者年龄、肢体周径、患者体质等因素选用合适的气压止血带
- 用物准备 气压止血带主机、适合的袖带、连接管

操作规程
- 袖带位置 放置止血带的部位应正确，止血带要绑于肢体肌肉较丰富的部位，以防止损伤神经。上肢者放在上臂中上1/3处，下肢者应放在大腿近腹股沟处
- 捆绑袖带 绑止血带时，止血带下要垫一个棉织品套，并使接触皮肤面保持平整、止血带松紧适宜，通气管要放在肢体近端，既可防止污染手术野，又便于打气
- 连接管 将主机放置于不易触碰的安全位置，安装主机与袖带间的连接管，确认牢固
- 操作使用 连接电源，打开开关，根据需要调节压力与时间
- 操作事项 止血带充气前应先抬高肢体，驱血带驱血彻底后，打开充气开关
- 压力设置 成人上肢压力不超过300mmHg(收缩压+50~75mmHg)，成人下肢压力不超过450mmHg(收缩压+100~150mmHg)
- 时间设置 上肢以1小时，下肢以1.5小时为限，时间到，需通知手术医生做好放气准备，如需继续使用，应先放气5~10分钟后，再充气并重新记录时间
- 术后处理 手术完毕去除止血带后，应检查患者皮肤有无损伤，必要时局部按摩数分钟

注意事项

1. 严格掌握止血带的使用时限，单肢体第 1 次使用不超过 90 分钟，第 2 次使用不超过 60 分钟，2 次间隔为 5 ~ 10 分钟。

2. 多个肢体同时使用止血带，放松时，应先放松一肢体，待血压平稳后，再放松另一肢体。每一肢体的使用时限为 60 分钟。防止静脉缺血时间过长，肢体坏死及有效循环血量突然加快，使心脏负担加重。

3. 驱赶血液时，驱血带环绕重叠大于或等于 1/3，且由肢体远端向近端逐渐驱赶血液至止血带边缘，以达到充分止血目的。

附录 17 电动手术床使用标准操作规程

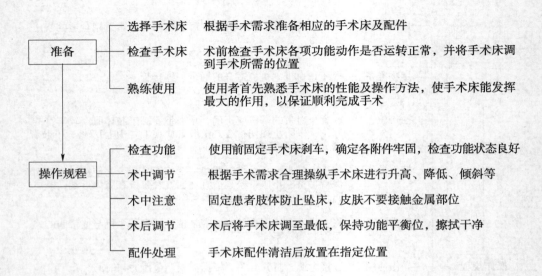

准备	选择手术床	根据手术需求准备相应的手术床及配件
	检查手术床	术前检查手术床各项功能动作是否运转正常，并将手术床调到手术所需的位置
	熟练使用	使用者首先熟悉手术床的性能及操作方法，使手术床能发挥最大的作用，以保证顺利完成手术

操作规程	检查功能	使用前固定手术床刹车，确定各附件牢固，检查功能状态良好
	术中调节	根据手术需求合理操纵手术床进行升高、降低、倾斜等
	术中注意	固定患者肢体防止坠床，皮肤不要接触金属部位
	术后调节	术后将手术床调至最低，保持功能平衡位，擦拭干净
	配件处理	手术床配件清洁后放置在指定位置

注意事项

1. 手术床在使用时应把电源断开，以免术中发生电击危险。

2. 在调节体位时，排查患者周边障碍物，防止患者发生挤压伤或床体损坏。

3. 定期充电，不仅能保证手术床有充足电量，而且能延长电池寿命。

4. 专人定期检查，调试各个部件功能，特别注意细小部件，发现问题及时维修。

附录 18　无影灯使用标准操作规程

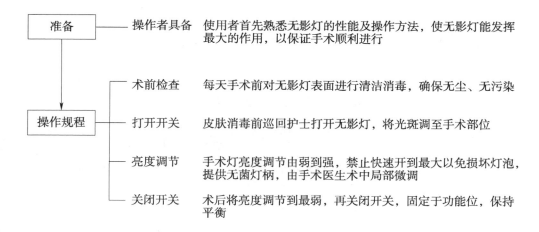

| 准备 | —— 操作者具备 | 使用者首先熟悉无影灯的性能及操作方法，使无影灯能发挥最大的作用，以保证手术顺利进行 |

操作规程	—— 术前检查	每天手术前对无影灯表面进行清洁消毒，确保无尘、无污染
	—— 打开开关	皮肤消毒前巡回护士打开无影灯，将光斑调至手术部位
	—— 亮度调节	手术灯亮度调节由弱到强，禁止快速开到最大以免损坏灯泡，提供无菌灯柄，由手术医生术中局部微调
	—— 关闭开关	术后将亮度调节到最弱，再关闭开关，固定于功能位，保持平衡

注意事项

1. 设专人管理、维修、保养。定期检查无影灯螺丝是否松动，防止发生坠落。

2. 每年由专业人员对无影灯进行检修，非专业人员不能随意拆卸无影灯或电路。

3. 避免刺激性的化学消毒剂腐蚀无影灯。

4. 调节无影灯时注意调节距离，避免碰撞、污染无菌灯柄。

5. 打开无影灯时应从弱到强，不要直接开到最大，以防减少灯泡寿命。

6. 手术结束后应将无影灯回归到功能位，减轻悬臂负重，防止损伤机械性能，影响固定功能。

7. 及时更换烧掉的灯泡，避免两个同时坏掉而影响手术进行，手术灯灯座基本上一年更换一次。

附录 19 显微镜使用标准操作规程

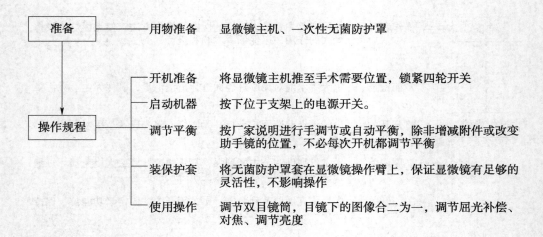

准备 ——— 用物准备 　显微镜主机、一次性无菌防护罩

操作规程 ———

开机准备 　将显微镜主机推至手术需要位置，锁紧四轮开关

启动机器 　按下位于支架上的电源开关。

调节平衡 　按厂家说明进行手调节或自动平衡，除非增减附件或改变助手镜的位置，不必每次开机都调节平衡

装保护套 　将无菌防护罩套在显微镜操作臂上，保证显微镜有足够的灵活性，不影响操作

使用操作 　调节双目镜筒，目镜下的图像合二为一，调节屈光补偿、对焦、调节亮度

注意事项

1. 使用之前要对设备和附件进行清洁。

2. 保护光学元件的表面，防灰尘，防划痕。

3. 勿使用化学清洁剂或者刺激性物质清洁显微镜表面。

4. 建议使用防雾剂防止目镜元件发生雾化。

附录20 超声吸引器标准操作规程

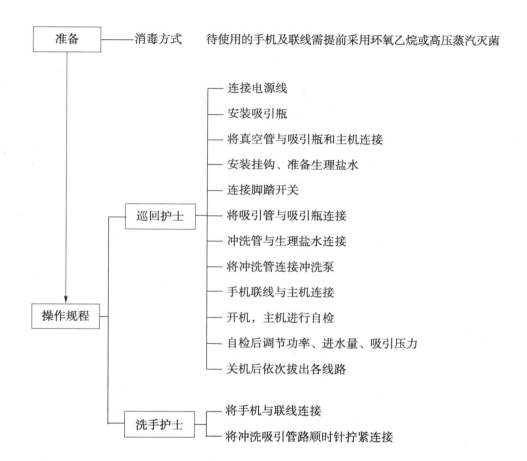

注意事项

1. 使用前应确保手机及连线的接头处干燥。

2. 术中避免与其他金属器械碰撞。

3. 术中应经常吸引生理盐水，以保证管路畅通。

4. 严禁打开换能器外壳。

5. 术后应先关闭电源然后再将各连线取下。

6. 清洗手机、连线以及吸引瓶，切勿冲洗手机与连线的插孔。

7. 每次手术后一定要先用疏通器疏通。

8. 手机在不用和灭菌消毒时，套上护套并且轻拿轻放。

附录 21　C 型臂使用标准操作规程

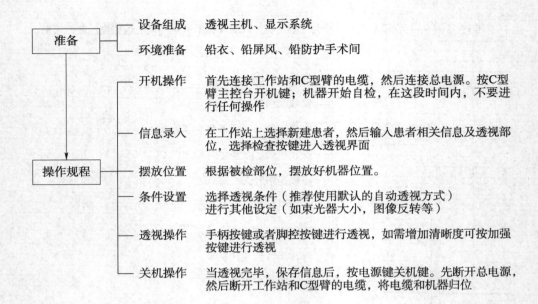

准备
- 设备组成　透视主机、显示系统
- 环境准备　铅衣、铅屏风、铅防护手术间

操作规程
- 开机操作　首先连接工作站和C型臂的电缆，然后连接总电源。按C型臂主控台开机键；机器开始自检，在这段时间内，不要进行任何操作
- 信息录入　在工作站上选择新建患者，然后输入患者相关信息及透视部位，选择检查按键进入透视界面
- 摆放位置　根据被检部位，摆放好机器位置。
- 条件设置　选择透视条件（推荐使用默认的自动透视方式）进行其他设定（如束光器大小，图像反转等）
- 透视操作　手柄按键或者脚控按键进行透视，如需增加清晰度可按加强按键进行透视
- 关机操作　当透视完毕，保存信息后，按电源键关机键。先断开总电源，然后断开工作站和C型臂的电缆，将电缆和机器归位

注意事项

1. C 型臂属于放射设备，对人体有一定伤害，使用过程中务必做好安全防护，穿戴铅防护服和适用铅屏蔽玻璃。

2. 关机后，需等待数秒后方可再次开机。

3. 应先关闭电源，拔下电源插头，方可将电缆取下。机器开机时，不能拔下大电缆。

4. 使用过程和维护过程中，小心不要让液体溅进或渗进机器内部；在消毒时，若有水蒸气产生，应将机器移出。

5. 当进行机械转动或移动等调整时，务必确认刹车已释放，切勿暴力操作，如转动不灵，请仔细检查。

6. 在移动机器过程中，尽量避免碰撞和颠簸，以免损坏机器。

7. 避免连续 3 个月不使用机器，会导致损坏机器。

附录 22　转运床使用标准操作规程

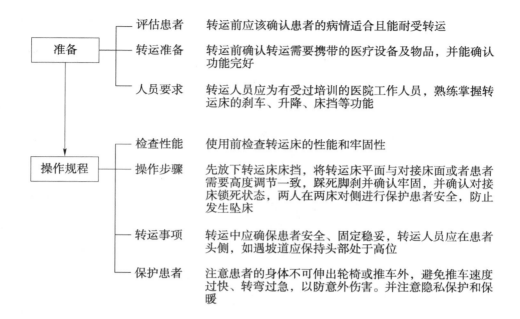

准备	评估患者	转运前应该确认患者的病情适合且能耐受转运
	转运准备	转运前确认转运需要携带的医疗设备及物品，并能确认功能完好
	人员要求	转运人员应为有受过培训的医院工作人员，熟练掌握转运床的刹车、升降、床挡等功能
操作规程	检查性能	使用前检查转运床的性能和牢固性
	操作步骤	先放下转运床床挡，将转运床平面与对接床面或者患者需要高度调节一致，踩死脚刹并确认牢固，并确认对接床锁死状态，两人在两床对侧进行保护患者安全，防止发生坠床
	转运事项	转运中应确保患者安全、固定稳妥，转运人员应在患者头侧，如遇坡道应保持头部处于高位
	保护患者	注意患者的身体不可伸出轮椅或推车外，避免推车速度过快、转弯过急，以防意外伤害。并注意隐私保护和保暖

注意事项

1. 根据手术患者病情，确定转运人员，适宜时间、医疗设备、目的地、药品及物品等。

2. 防止意外伤害的发生，如坠床、滑行、肢体挤压等。

3. 转运设备应保持清洁，定期维护保养、转运被单应一人一换。

4. 做好突发应急预案的相应措施。如突遇设备意外故障，备好相应的急救用物和紧急呼叫措施。

5. 定期专人检查、保养与维护。

附录23　导航机器人使用标准操作规程

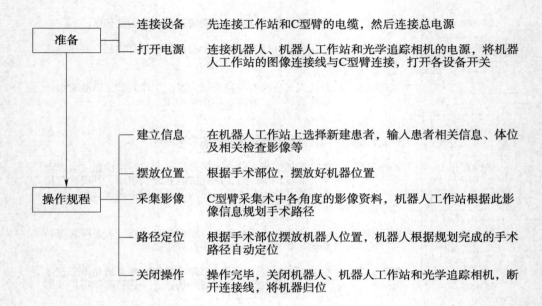

准备	连接设备	先连接工作站和C型臂的电缆，然后连接总电源
	打开电源	连接机器人、机器人工作站和光学追踪相机的电源，将机器人工作站的图像连接线与C型臂连接，打开各设备开关
操作规程	建立信息	在机器人工作站上选择新建患者，输入患者相关信息、体位及相关检查影像等
	摆放位置	根据手术部位，摆放好机器位置
	采集影像	C型臂采集术中各角度的影像资料，机器人工作站根据此影像信息规划手术路径
	路径定位	根据手术部位摆放机器人位置，机器人根据规划完成的手术路径自动定位
	关闭操作	操作完毕，关闭机器人、机器人工作站和光学追踪相机，断开连接线，将机器归位

附录 24 直流电电钻使用标准操作规程

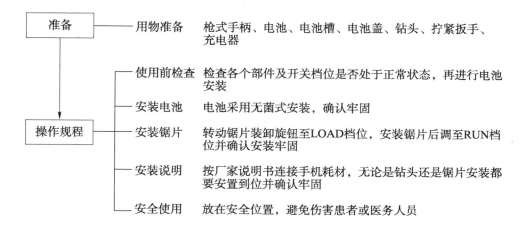

准备	用物准备	枪式手柄、电池、电池槽、电池盖、钻头、拧紧扳手、充电器
操作规程	使用前检查	检查各个部件及开关档位是否处于正常状态，再进行电池安装
	安装电池	电池采用无菌式安装，确认牢固
	安装锯片	转动锯片装卸旋钮至LOAD档位，安装锯片后调至RUN档位并确认安装牢固
	安装说明	按厂家说明书连接手机耗材，无论是钻头还是锯片安装都要安置到位并确认牢固
	安全使用	放在安全位置，避免伤害患者或医务人员

注意事项

1. 新电池第一次使用前应激活（连续充电大于 9 小时），消毒至少冷却 1 小时再充电。

2. 术后处理请勿将手机和接头浸泡，用软布擦洗手机或接头外表面，用尼龙软毛刷清理通道内腔。

3. 消毒后未冷却的手机请勿使用，影响寿命甚至损坏。

附录 25　交流电电钻使用标准操作规程

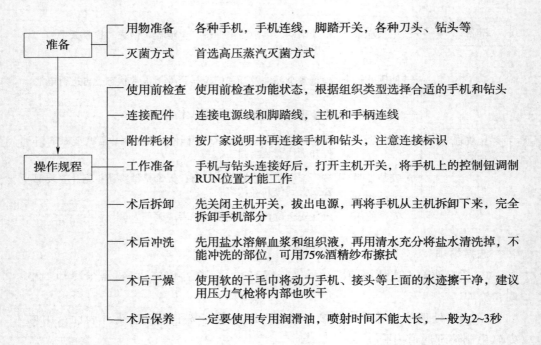

准备	用物准备	各种手机，手机连线，脚踏开关，各种刀头、钻头等
	灭菌方式	首选高压蒸汽灭菌方式

操作规程	使用前检查	使用前检查功能状态，根据组织类型选择合适的手机和钻头
	连接配件	连接电源线和脚踏线，主机和手柄连线
	附件耗材	按厂家说明书再连接手机和钻头，注意连接标识
	工作准备	手机与钻头连接好后，打开主机开关，将手机上的控制钮调制RUN位置才能工作
	术后拆卸	先关闭主机开关，拔出电源，再将手机从主机拆卸下来，完全拆卸手机部分
	术后冲洗	先用盐水溶解血浆和组织液，再用清水充分将盐水清洗掉，不能冲洗的部位，可用75%酒精纱布擦拭
	术后干燥	使用软的干毛巾将动力手机、接头等上面的水迹擦干净，建议用压力气枪将内部也吹干
	术后保养	一定要使用专用润滑油，喷射时间不能太长，一般为2~3秒

注意事项

1. 耗材不可过度使用，否则容易造成设备故障。

2. 手机一旦在使用过程中发现过热、异响，应马上停止使用并报修。

3. 手机接入主机时，主机出现黑屏或重启，应马上关闭电源并报修。

4. 手机使用有一个间歇运转的要求，否则影响手机寿命。不同手机要求各不相同，基本原则是运转半分钟，休止半分钟。

5. 消毒后未冷却的手机请勿使用，影响寿命甚至损坏。

6. 清洗过程手机不可浸泡，对接头和手机分拆清洗，内部不能用棉签擦干，使用压力气枪吹干。

附录26 手术机器人使用标准操作规程

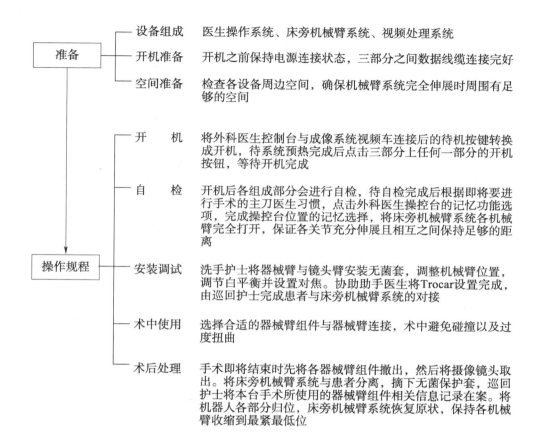

准备	设备组成	医生操作系统、床旁机械臂系统、视频处理系统
	开机准备	开机之前保持电源连接状态，三部分之间数据线缆连接完好
	空间准备	检查各设备周边空间，确保机械臂系统完全伸展时周围有足够的空间
操作规程	开 机	将外科医生控制台与成像系统视频车连接后的待机按键转换成开机，待系统预热完成后点击三部分上任何一部分的开机按钮，等待开机完成
	自 检	开机后各组成部分会进行自检，待自检完成后根据即将要进行手术的主刀医生习惯，点击外科医生操控台的记忆功能选项，完成操控台位置的记忆选择，将床旁机械臂系统各机械臂完全打开，保证各关节充分伸展且相互之间保持足够的距离
	安装调试	洗手护士将器械臂与镜头臂安装无菌套，调整机械臂位置，调节白平衡并设置对焦。协助助手医生将Trocar设置完成，由巡回护士完成患者与床旁机械臂系统的对接
	术中使用	选择合适的器械臂组件与器械臂连接，术中避免碰撞以及过度扭曲
	术后处理	手术即将结束时先将各器械臂组件撤出，然后将摄像镜头取出。将床旁机械臂系统与患者分离，摘下无菌保护套，巡回护士将本台手术所使用的器械臂组件相关信息记录在案。将机器人各部分归位，床旁机械臂系统恢复原状，保持各机械臂收缩到最紧最低位

注意事项

1. 床旁机械臂系统展开后体积较大，过往人员注意避免触碰。

2. 为机械臂安装无菌保护套，与患者对接时容易造成污染，此时应严格注意无菌技术。

3. 摄像镜头与机械臂组件均属于较为贵重的手术器械，使用时以及使用后的处理应小心谨慎。

参 考 文 献

[1] 吴秀娟. 护理管理工具与方法实用手册 [M]. 北京：人民卫生出版社，2015：203-215.

[2] 吴秀娟，张俊华. 护士长必读 [M]. 北京：人民卫生出版社，2013：15-45.

[3] 李继平. 护理管理学 [M]. 2版. 北京：人民卫生出版社，2008：178-193.

[4] 刘庭芳，刘勇. 中国医院品管圈操作手册 [M]. 北京：人民卫生出版社，2015：1-35.

[5] 朱丹，周力. 手术室护理学 [M]. 北京：人民卫生出版社，2008：211-276.

[6] 郭子恒. 医院管理学 [M]. 北京：人民卫生出版社，2012：117.

[7] 杨美玲，李国宏. 手术室护士分级培训指南 [M]. 南京：东南大学出版社，2016.

[8] 陈燕. 手术室全过程质量控制手册 [M]. 辽宁：辽宁科学技术出版社，2017.

[9] 方振邦. 战略性绩效管理 [M]. 北京：中国人民大学出版社，2014.

[10] 医院洁净手术部建筑技术规范 [S] GB50333-2013. 北京：中国建筑工业出版社，2014.

[11] 综合医院建筑设计规范 [S] GB51039-2014. 北京：中国计划出版社，2014.

[12] 杭元凤. 医用建筑规划 [M]. 南京：东南大学出版社，2013：160-162.

[13] 魏革，刘苏君，王方. 手术室护理学 [M]. 北京：人民军医出版社. 2016.

[14] 王宇. 手术室护理技术手册 [M]. 北京：人民军医出版社. 2011：10.

[15] 黄文霞，谭永琼. 图解手术室护理学 [M]. 北京：科学出版社. 2011：6-8.

[16] 许钟麟. 医院洁净手术部建筑技术规范实施指南技术基础 [M]. 北京：中国建筑工业出版社. 2014.

[17] 杨华明，易滨. 现代医院消毒学 [M]. 北京：人民军医出版社. 2013：295-297.

[18] 鲁中南，杨德武. 洁净手术部空气净化流程及故障维修 [M]. 中国医学装备，2010，6(6)：44.

[19] 赵爱萍. 手术室护理 [M]. 北京：人民卫生出版社. 2012：19-21.

[20] 张宝丽. 洁净手术部护理工作指南 [M]. 西安：西安交通大学出版社. 2013：5-8.

[21] 刘芳. 手术室护理技术规范与手术配合 [M]. 北京：科学技术文献出版社. 2011：11-15.

[22] 医院消毒卫生标准 [S]. GB15982-2012. 北京：中国标准出版社，2012.

[23] 医疗机构消毒技术规范 [S]. WS/T367-2012. 北京：中国标准出版社，2012.

[24] 医疗机构环境表面清洁与消毒管理规范 [S]. WS/T512-2016. 北京：中国标准出版社，2016.

[25] 医院洁净手术部污染控制规范 [S]. DB11/T 408-2016. 北京：北京市质量技术监督局，2017.

[26] 高菊玲，王桂菊，李雯婷. 手术室医院感染控制规范的实施效果 [J]. 护理实践与研究，2015，12(3)：87.

[27] 佟青，张钊华，刘馨. 医院感染规范化管理与控制 [M]. 北京：人民军医出版社.

2012：282 – 303.

［28］孟威宏．临床医院感染防控与质量管理规范［M］．沈阳：辽宁科学技术出版社，2014：18 – 25.

［29］医院手术部（室）管理规范（试行）［S］．中华人民共和国卫生部．卫医政发【2009】90 号．

［30］武迎宏．医院手术部（室）感染控制规范的起草背景［M］．中国护理管理，2009，10（10）：9 – 10.

［31］刘秋秋．图解手术部标准工作流程［M］．长沙：湖南科学技术出版社．2014.

［32］胡必杰，刘荣辉，刘滨，等．医院感染预防与控制操作图解［M］．上海：科学技术出版社．2015：211 – 233.

［33］吴裕华．手术室无菌物品管理的技巧［J］．中华现代护理杂志，2016，22（25）：3591 – 3591.

［34］王莉．信息系统在手术室管理中的应用［J］．解放军医院管理杂志，2016，23（12）：1158 – 1161.

［35］陆燕弟，张兰梅．手术室无菌物品间无菌包上架指引牌的应用与效果评价［J］．医疗设备，2015，28（11）：90 – 92.

［36］李若琳．综合管理模式在手术室无菌物品管理中的应用［N］．右江民族医学院学报，2017，39（1）.

［37］汪昱妍，刘小玲．柏拉图分析在手术室一次性低值无菌物品质量管理中的应用［J］．医学临床研究，2016，33（3）：608 – 609.

［38］曹红，刘凤霞，杨岩岩．手术室一次性无菌耗材管理流程再造［J］．护士进修杂志，2012，27（12）：1579 – 1581.

［39］吴巧琴，沈惠青．高效模式下医院手术室一次性无菌物品的管理［J］．医学信息，2014，27（17）：13 – 14.

［40］满春霞，邹武捷，杨淑苹，等．麻醉药品和精神药品管制研究Ⅳ——我国麻醉药品和精神药的管制历程与现状［J］．中国药房，2017，28（1）：18 – 22.

［41］满春霞，邹武捷，杨淑苹，等．麻醉药品和精神药品管制研究Ⅴ——国内外麻醉药品和精神药品管制制度比较研究［J］．中国药房，2017，28（1）：23 – 26.

［42］刘怀燕，周爱芹，孙青中．手术室存放危化品的风险认知及管理［J］．中国护理管理杂志，2016，16（6）：1672 – 1756.

［43］刘玉村，梁铭会．医院消毒供应中心岗位培训教程［M］．北京：人民军医出版社，2014：136 – 142.

［44］钟秀玲，郭燕红．医院消毒供应中心的管理理论与实践［M］．北京：中国协和医院大学出版社，2014：152.

［45］张流波，徐燕．现代消毒学进展［M］．北京：人民卫生出版社，2017：119 – 125.

［46］郭莉．手术室护理实践指南［M］．北京：人民卫生出版社，2018：59 – 68

［47］李胜云，手术室优质护理实践指南［M］．北京：人民卫生出版社，2012.

［48］宋烽，王建荣. 手术室护理管理学［M］. 北京：人民军医出版社，2004：105－152；229－230.

［49］毛淑芝，侯蕊，薛霞. 现代手术室护理与创新管理［M］. 济南：山东科学技术出版社，2006：90－92.

［50］王宇，胡雪慧. 西京手术室临床工作手册［M］. 西安：第四军医大学出版社，2012：136－156.

［51］杨树源，张建宁. 神经外科学［M］. 北京：人民卫生出版社，2015：403－407.

［52］广东省卫生厅. 广东省2009年度手术护理安全质量目标［J］. 广东省卫生厅（粤卫函［2009］609号）：1－5.

［53］王彩燕. JCI标准下手术患者的安全管理［J］. 医药卫生，2015，44（8）：120－121.

［54］周力，吴欣娟. 安全手术体位图谱［M］. 北京：人民卫生出版社，2011：12.

［55］耿小平，郭莉，高威. 电外科技术的发展与应用［M］. 北京：人民军医出版社，2015：9.

［56］何丽，高健萍，董薪. 手术室医疗设备规范化管理及操作［M］. 北京：人民军医出版社，2014.

［57］邓欣，吕娟，陈佳丽，宁宁. 2016年最新压疮指南解读［J］. 华西医学，2016，31（9）：1496－1498.

［58］冯新韦，曹英，汤利萍. 手术室压疮的研究进展［J］. 南昌大学学报（医学版），2017，57（3）：94－97.

［59］任之珺，夏欣华，程安琪，等. 力学因素致压力性损伤的预防新进展［J］. 护理研究2017，31（10）：1167－1169.

［60］李一美，陈爱华，贾玉双，等. 智能型婴儿保暖被对极低出生体重儿入室体温及并发症的影响［J］. 中华现代护理杂志，2014，20（5）：505－509.

［61］刘辉，李韶玲，海燕，等. 系统性保温干预对小儿微创取石术围手术期体温影响的研究［J］. 护理管理杂志，2015，15（1）：51－52.

［62］谷雪红. 综合保温护理对老年患者术中低体温及术后并发症的影响作用探析［J］. 实用临床护理学杂志，2017，2（30）：76.

［63］张冬梅，胡小灵. 手术室护士规范操指南［M］. 北京：中国医药科技出版社，2016：11.

［64］何丽，李丽霞，李冉. 手术体位安置及铺巾标准流程［M］. 北京：人民军医出版社，2014.

［65］马育璇. 实用手术室管理手册［M］. 2版. 北京：科学出版社，2017.

［66］赵体玉. 洁净手术部（室）护理管理与实践［M］. 武汉：华中科技大学出版社，2010：194.

［67］席明霞，邓长辉. 护理风险防范应急预案与处理流程［M］. 北京. 科学技术文献出版社. 2016.

［68］王秀梅，蔚玲. 手术室30项护理应急预案［M］. 山西：山西科学技术出版社，2016.

［69］ 王晓伟，何冰娟．护理不良事件管理与案例分析［M］．北京：中国医药科技出版社，2017.

［70］ 任南，文细毛，吴安华．2014 年全国医院感染横断面调查报告［J］．中国感染控制杂志，2016，15（2）：83－89.

［71］ 胡必杰，刘荣辉，陈文森．SIFIC 医院感染预防与控制临床实践指引［M］．上海科学技术出版社，2013.

［72］ WHO. Global guidelines for the Prevention of Surgical Site Infection［S］．2016.

［73］ Berríos－Torres SI，Umscheid CA，Bratzler DW，et al．Centers for Disease Control and Prevention guideline for the prevention of surgical site infection［J］．JAMA surgery，2017.

［74］ Alicia J. Mangram MD，Teresa C. Horam MPH CIC，Michele L. Person MD，et al．Guideline for prevention of surgical site infection［J］．Infection Control and Hospital Epidemiology，1999，20（4）：247－278.

［75］ 赵永青，胡梦强，李瑞博，等．手术室综合护理干预策略对手术部位感染控制的效果评价［J］．中华医院感染学杂志，2017，27（7）：1670－1672.

［76］ 何文英，张焱，黄新玲，等．NNIS 风险指数在手术部位感染应用的效果评估［J］．中华医院感染学杂志，2017，27（8）：1832－1836.

［77］ 任南．实用医院感染监测方法与技术［M］．长沙：湖南科学技术出版社，2007.

［78］ 吴秀文，任建安，黎介寿．世界卫生组织手术部位感染预防指南介绍［J］．中国实用外科杂志，2017，17（7）：745－750.

［79］ Allegranzi B，Bagheri Nejad S，Combescure C，et al．Burden ofendemic healthcare－associated infection in developing countries：a systematic review and meta－analysis［J］．Lancet，2011，377（9761）：228－241.

［80］ 胡必杰，葛茂军，关素敏．手术部位感染预防与控制最佳实践［M］．上海：上海科学技术出版社，2012.

［81］ 胡必杰，胡国庆，卢岩．医疗机构空气净化最佳实践指南［M］．上海：上海科学技术出版社，2012.

［82］ 钱蒨健，周嫣．实用手术室护理［M］．上海：上海科学技术出版社，2005.

［83］ 吴安华，富强．医疗机构医疗废物管理培训教材．［M］．长沙：湖南科学技术出版社，2017.

［84］ 王红英．医疗废物职业损伤的危险因素及防护对策［J］．医疗装备，2016，29（01）：69－70.

［85］ 王庆梅，曾俊．新编手术室护理学［M］．军事医学出版社，2014.

［86］ 马建中，荣秋华，刘东华．洁净手术部护理工作手册［M］．北京：军事医学科学出版社，2010.

［87］ 魏革，马育璇．手术室护理必备［M］．北京：北京大学医学出版社，2011.

［88］ 徐梅．手术室护理工作指南［M］．北京：人民卫生出版社，2016.

［89］ 李宏彬．信息化管理在手术室管理中的应用［J］．护士进修杂志，2014，29（03）：

212 – 215.

[90] 王莉. 信息追溯系统在植入性医疗器械中的管理及应用 [J]. 天津护理，2017，25 (04)：331 – 332.

[91] 赵鹏，田永昌. 医院医疗设备管理信息系统开发与应用 [J]. 医疗卫生装备，2016，37 (07)：59 – 61.